Die erste Hilfe

bei

plötzlichen Unglücksfällen

Ein Leitfaden

für

Samariter-Schulen

in sechs Vorträgen

von

weil. Friedrich von Esmarch
Begründer des Deutschen Samariter-Vereins

Neu bearbeitet

von

Professor Dr. L. Kimmle

50. Auflage

254.—283. Tausend

Mit 320 Abbildungen

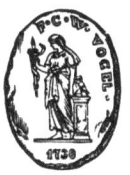

Berlin
Verlag von F. C. W. Vogel
1931

Hilfeleistung in den Notständen des Friedens ist für eine lebenskräftige Entwicklung der Hilfsvereine notwendig und der Vorbereitung für den Krieg förderlich.
Resultate der internationalen Konferenz vom Roten Kreuz zu Berlin 1869 S. 10 § 19.

Gutes gewollt mit Vertrauen und Beharrlichkeit führet zum Ausgang.
J. H. Voss. (70. Geburtstag.)

ISBN 978-3-642-49498-7   ISBN 978-3-642-49784-1 (eBook)
DOI 10.1007/978-3-642-49784-1

Alle Rechte, insbesondere das der Übersetzung in fremde Sprachen, vorbehalten.
Copyright 1931 by F. C. W. Vogel in Berlin.
Softcover reprint of the hardcover 50th edition 1931

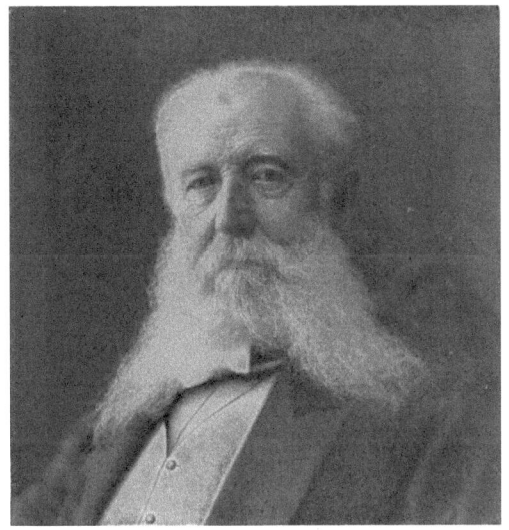

Friedrich von Esmarch

geboren am 9. Januar 1823 in Tönning in Schleswig-Holstein,
gestorben am 23. Februar 1908 in Kiel.

Vorwort zur fünfzigsten Auflage.

Die fünfzigste Auflage des EsmarchSchen Leitfadens tritt heute vor einen weiten Kreis ernst denkender, auf das Wohl ihrer Mitmenschen selbstlos bedachter Männer und Frauen. Möge ihr Weg ein glücklicher sein.

Pietätvoll ist auch dieses Mal an dem, was der Altmeister der Samariterhilfe bei der ersten Herausgabe im Jahre 1882 in seinem Buch geschrieben und von da ab mit der ihm eigenen Sachkenntnis und Herzenswärme immer wieder geklärt und vervollständigt hat, in seiner ursprünglichen Form nach Möglichkeit festgehalten worden. Nur das Bildwerk hat nach und nach durchgreifende Änderungen, Verbesserungen und Ergänzungen erfahren.

Aber auch im Text mußte noch allerlei eingefügt werden, was den Fortschritten der Wissenschaft, dem praktischen Bedürfnis und den Wünschen und Anregungen von Freunden und Interessenten entsprach. Und doch blieb es auch hier im allgemeinen bei der bewährten Anlage des Buches und der eindringlichen Lehrweise Esmarchs. Freilich hat der Leitfaden allmählich den doppelten Umfang erreicht. Aber die Tatsache, daß seit der Umarbeitung und Vervollständigung (1920) 15 weitere Auflagen erforderlich wurden, beweist wohl am besten, daß durch seine Neugestaltung das Buch in seiner Wertschätzung bei der Bevölkerung nichts eingebüßt hat.

Schon früh ergab sich das Bedürfnis, die Darstellung des Krankentransportwesens zu vervollständigen. Dem ist durch Zugabe zahlreicher Illustrationen, namentlich auf dem Gebiete der Improvisationstechnik, entsprochen worden.

Auch durch vermehrte Bilder in dem Kapitel „Verbandübungen" wurde der Anschauungsunterricht zu fördern gesucht.

Überzeugt von der Richtigkeit der Auffassung, daß die Frau die geborene Krankenpflegerin ist, haben Verlag und Herausgeber sich bemüht, sie mit immer größeren Kenntnissen und Fertigkeiten auszustatten, die zur erfolgreichen Ausübung ihres hehren Berufes erforderlich erschienen. Zu diesem Zweck hat die Abhandlung über die Entstehung, Verhütung und Bekämpfung ansteckender Krankheiten entsprechend dem fürsorglichen Erlaß des Preußischen

Ministers für Volkswohlfahrt vom 8. Februar 1921 eine neue, gründliche Überarbeitung gefunden, und insbesondere der Anleitung zur Zubereitung und sachgemäßen Verwendung der wichtigsten Desinfektionsmittel während und nach einer Krankheit (laufende und Schlußdesinfektion) wurde vermehrte Beachtung geschenkt.

Zwar blieb nicht unbeachtet, daß das Desinfektionsverfahren, die Vernichtung ansteckender Stoffe, streng genommen, nicht mehr eine Aufgabe der *ersten* Hilfe ist. Aber die häusliche Krankenpflege, wie sie sich an plötzliche Unglücksfälle, aber auch an unerwartet rasch auftretende innere Erkrankungen anschließt, ist nicht zu trennen von der Pflicht, die Entwicklung infektiöser Krankheiten unausgesetzt im Auge zu behalten und vor allem die Übertragung der Krankheitskeime auf andere zu verhüten. Den Inhalt des Leitfadens nach dieser Richtung weiter auszubauen war also nicht zu umgehen.

Aus ähnlichen Erwägungen sind auch Ratschläge aufgenommen worden, wie ein Operationsraum in bürgerlichem Hause aus einfachsten Mitteln rasch herzurichten und das unentbehrliche Gerät dazu bereitzustellen ist, wenn nach einem besonders ernsten Unfall ein operativer Eingriff unaufschiebbar und ein Transport in ein Krankenhaus unzulässig erscheint. Auch über die so wichtige Händedesinfektion, die Sterilisierung der Instrumente und Geräte sowie die Vorbereitung des Operationsfeldes mußte in diesem Zusammenhang das Allernötigste gesagt werden.

Durch eine kurze Belehrung über den Schutz gegen Gasvergiftungen, wie sie nicht bloß bei der Alltagsarbeit sich ereignen, sondern auch bei den ausgedehnten Rüstungen unserer Nachbarn zum Gas- und Luftkrieg von der Bevölkerung in wachsendem Maße befürchtet werden, ist einem von vielen Seiten geäußerten Wunsche entsprochen worden. Aus den gleichen Gründen hat eine Beschreibung und bildliche Darstellung neuer *Apparate* zur Wiederbelebung Erstickter Aufnahme gefunden.

Auch in mancherlei anderer Hinsicht kann wohl von einer Verbesserung und Bereicherung des Leitfadens gesprochen werden.

So ist wohl die Hoffnung berechtigt, daß unser Buch neue Freunde gewinnen und sich auch in der Zukunft bewähren wird nicht nur als ein brauchbares Hilfsmittel beim Unterricht, sondern auch als ein Ratgeber, zu dem man im Augenblick banger Zweifel und Not vertrauensvoll seine Zuflucht nehmen kann.

Berlin, 21. Juni 1931.

L. KIMMLE.

Vorwort zur ersten Auflage.

Die folgenden Vorträge, welche ich im vergangenen Winter in der von mir errichteten „Samariter-Schule" gehalten habe, übergebe ich hiermit der Öffentlichkeit, weil ich wünsche und hoffe, daß viele meiner Herren Kollegen meinem Beispiele folgen und ähnliche Schulen ins Leben rufen werden, und weil ich annehme, daß es denselben erwünscht sein könnte, für diesen Zweck einen Leitfaden zu besitzen.

Um derartige populäre Vorträge für die Zuhörer anschaulicher zu machen, haben sich mir große, weit sichtbare Abbildungen und Modelle besonders nützlich erwiesen, und der am 5. März d. J. hier gegründete „Samariter-Verein" hat es sich unter anderm zur Aufgabe gestellt, meine Abbildungen durch den Druck vervielfältigen zu lassen, um damit, wie mit den für die Übungen notwendigen Verbandgegenständen, den an andern Orten zu errichtenden Samariter-Schulen nach Kräften zu Hilfe kommen zu können.

Der Verein hofft, bald imstande zu sein, die von uns zusammengestellte Kollektion für einen möglichst billigen Preis abzugeben, und bitte ich die Herren Kollegen, sich in dieser Angelegenheit an den Deutschen Samariter-Verein in Kiel zu wenden.

Möge es uns gelingen, auf diese Weise die Ausbreitung der Samariterbewegung über ganz Deutschland fördern zu helfen.

Kiel, den 24. März 1882.

ESMARCH.

Inhaltsverzeichnis.

Erster Vortrag.
Bau des Körpers.

	Seite
Einleitung	1
Die Knochen	4

Kopf S. 6. — Wirbelsäule S. 6. — Brustkorb S. 6. — Becken S. 7. — Glieder S. 7. — Gelenke S. 7, 8, 9.

Die Muskeln	7
Das Nervensystem	12

Gehirn S. 12. — Rückenmark S. 13. — Nerven S. 13.

Der Blutkreislauf	15

Herz S. 16. — Schlag- oder Pulsadern (Arterien) S. 16. — Blutadern (Venen) S. 18. — Blut S. 18.

Die Atmung (Lungen)	21
Die Ausscheidungen	22

Nieren S. 23. — Haut S. 24.

Die Nahrung	24

Magen S. 24.

Zweiter Vortrag.
Verletzungen.

Quetschungen (Kontusionen)	27
Wunden	28

Wie heilen die Wunden? S. 28. — Blutungen aus Wunden S. 38. — Blutungen aus inneren Organen S. 51. — Vergiftete Wunden S. 53. — Fremdkörper in Wunden S. 54.

Dritter Vortrag.
Knochenbrüche und andere Unfallfolgen.

Knochenbrüche	58

Wie heilt ein Knochenbruch? S. 61. — Wie unterstützt der Arzt die Heilung? S. 62. — Stroh als Binde-, Stütz- und Lagerungsmaterial S. 73.

Verrenkungen	77
Verstauchungen	79
Quetschungen	79
Stichwunden	79
Hieb- und Schnittwunden	80
Schußverletzungen	80
Unterleibsbrüche	80
Verbrennungen	81

Inhaltsverzeichnis.

Vierter Vortrag.
Wiederbelebungsverfahren bei Scheintod durch

Seite

Ertrinken (künstliche Atmung) 86
Erfrierung 115
Erstickung 117
Gasvergiftung 119
Bewußtlosigkeit 122
Hitzschlag 125
Unfälle infolge elektrischer Einwirkungen 126
   a) durch Blitzschlag 126
   b) in elektrischen Betrieben 128
Vergiftungen 131
Kennzeichen des Todes 133

Fünfter Vortrag.
Das Fortschaffen Verunglückter (Transport).

Tragen, Bahren 134
Nottragen 143
Transport ohne Tragen 152
Transport in Wagen, auf Schleifen, in der Eisenbahn 159

Sechster Vortrag.
Krankenpflege.

Allgemeines 173
Krankenzimmer 174
Krankenbett 181
Pflege des Kranken selbst 184
Ausführung der ärztlichen Verordnungen 199
Schutz vor Erkrankung (Desinfektion) 209
   Tuberkulose S. 217. — Diphtherie S. 220. — Scharlach S. 221. —
   Genickstarre S. 222. — Typhus S. 223. — Ruhr S. 224. — Körnerkrankheit S. 225. — Masern S. 226. — Grippe S. 227. — Kopfgrippe S. 227. — Keuchhusten S. 227.

Verbandübungen 228
Sachverzeichnis 251

Erster Vortrag.
Einleitung: Bau des Körpers.

Wenn ich Sie eingeladen habe, sich von mir über die *erste Hilfe bei plötzlichen Unglücksfällen* unterrichten zu lassen, so beabsichtige ich keineswegs, dadurch die Hilfe der Ärzte unnötig zu machen; ich hoffe im Gegenteil, Sie davon zu überzeugen, daß in den meisten Fällen derart rasche ärztliche Hilfe dringend notwendig ist. Ich wünsche aber, Sie in den Stand zu setzen, die *richtige* Hilfe anzuwenden, *bis der Arzt kommt*, damit nicht unterdessen durch falsche Maßregeln unheilbarer Schaden angerichtet werde, oder gar das Leben Ihrer Angehörigen oder Mitmenschen, während Sie untätig zuschauen, verloren gehe.

Wenn ich zurückblicke auf meine chirurgische Tätigkeit, so kann ich wohl behaupten, ich habe es unzählige Male bedauert, daß so *wenige* Menschen wissen, wie bei plötzlichen Unglücksfällen die erste Hilfe zu leisten sei.

Dies gilt natürlich vor allem von den *Schlachtfeldern,* zu denen ja früher Tausende, von Menschenliebe gedrängt, geeilt sind, um zu helfen. Doch wie wenige unter ihnen wußten, *wie* zu helfen sei!

Das gilt aber ebenso von den Verhältnissen des *gewöhnlichen Lebens*, besonders in den großen Fabrikanlagen und sonstigen Betrieben. Wie viele, die durch rasche Hilfe zu retten gewesen wären, starben nicht alljährlich eines elenden Todes, weil niemand da war, der zu helfen verstand. Ist es doch zahlenmäßig nachgewiesen worden, daß allein in Deutschland jährlich mehr als 30 000 Menschen infolge von Unglücksfällen sterben; wie viele aber überhaupt *verunglücken,* läßt sich gar nicht sicher feststellen. Jedenfalls ist es eine ungeheure Zahl.

Es ist ein schreckliches Gefühl, einem solchen Unglücksfalle gegenüberzustehen, zu sehen, wie der rote Blutstrom unaufhaltsam aus der Wunde quillt, wie mit jedem Augenblick der Tod näherrückt, und nicht zu wissen, wie das Unheil abzuwenden sei.

Den *Drang,* in Unglücksfällen Hilfe zu leisten, empfindet *jeder gute Mensch*; aber die meisten schrecken davor zurück, selbst Hand anzulegen, weil sie nicht wissen, ob sie nicht Verkehrtes tun und mehr Schaden als Nutzen bringen.

Es bewegt mich deshalb ein freudiges Gefühl, daß Sie so zahlreich meinem Aufrufe gefolgt sind, um zu lernen, was in solchen

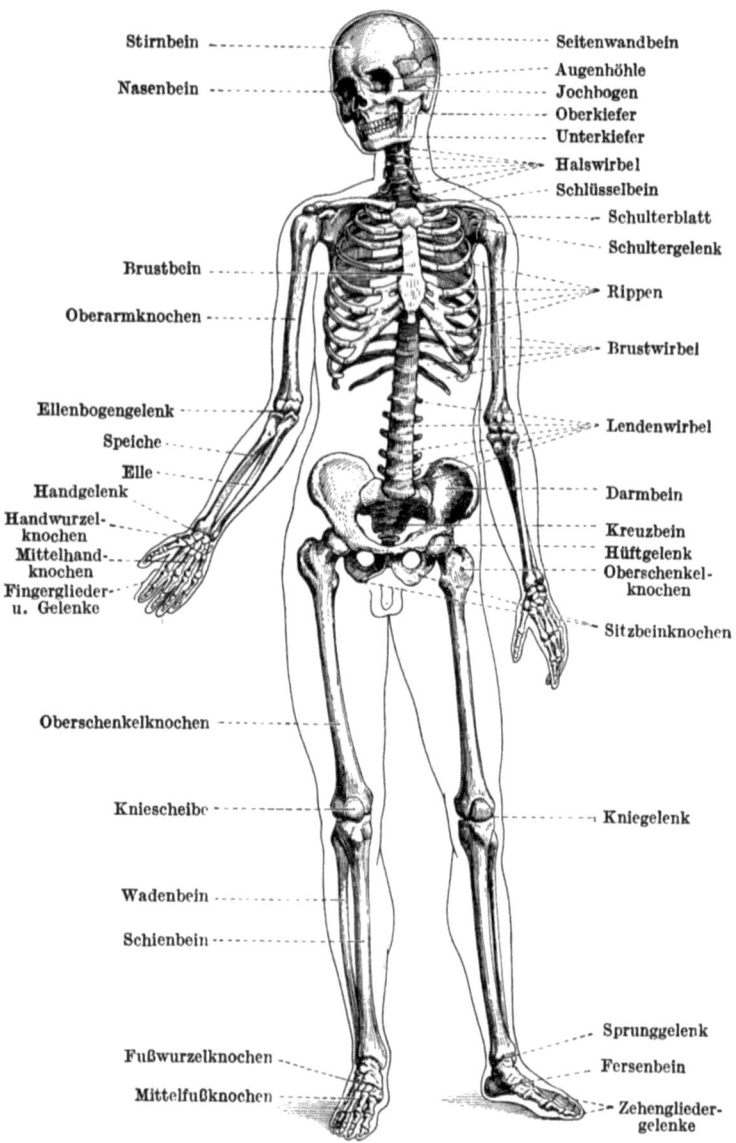

Abb. 1. Knochengerüst, von vorn gesehen.

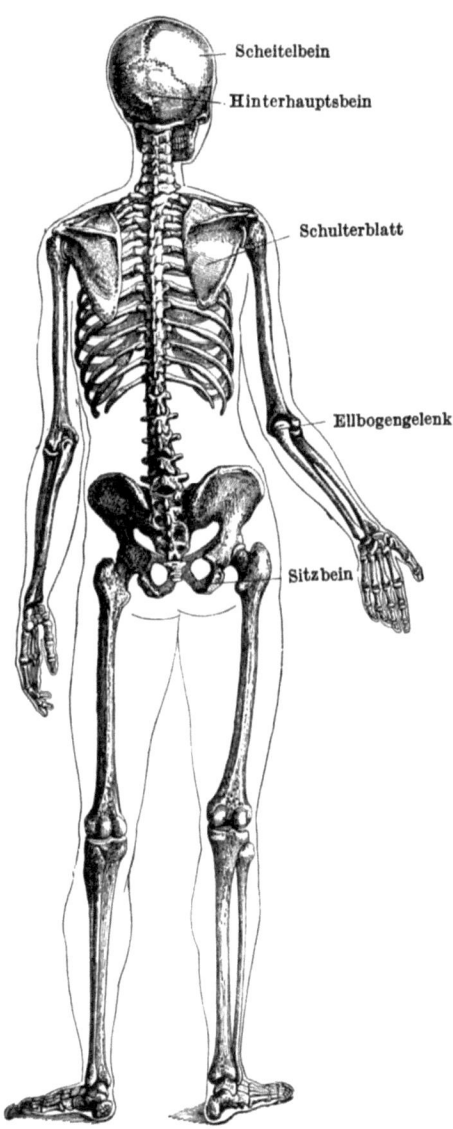

Abb. 2. Knochengerüst, von hinten gesehen.

Nöten zu tun ist. Es wird ihnen vielleicht bekannt sein, daß ich hier dem Beispiele der englischen Johanniterritter folge, die seit 1877 mit Hilfe der angesehensten Ärzte überall in England derartige Schulen errichtet haben. Die *Tatsache, daß dort bereits mehr als eine halbe Million Menschen* beiderlei Geschlechts in solchen Schulen ausgebildet sind, spricht für den unermeßlichen Nutzen, den sie schon gestiftet haben. Ich nenne sie hier „*Samariter-Schulen*", weshalb, brauche ich wohl nicht auseinanderzusetzen (Ev. Lucae 10, 30—35).

Als Mitglied des Vereins vom Roten Kreuz habe ich diese Schulen ins Leben gerufen. — Es sind unter Ihnen viele, die schon im Kriege Samariterdienste geleistet haben, viele, die dazu bereit sein würden, wenn ein Krieg entbrennen sollte. So werde ich denn auch in diesen Vorträgen stets auf das *Schlachtfeld* Rücksicht zu nehmen haben. Denn so freudig auch jeder von uns den Gedanken begrüßt „Nie wieder Krieg!" — wer die waffenstarrenden Völker und ihre immer noch fortgesetzten Rüstungen betrachtet, der kann der so schönen Verheißung nicht recht Glauben schenken. Und wir werden daher, so sehr wir auch selbst den Wunsch nach einem recht lange dauernden Frieden hegen, die Möglichkeit eines Krieges nicht außer acht lassen dürfen.

Ich wünsche und hoffe, daß überall in Deutschland ähnliche Samariter-Schulen entstehen und, sei es im Kriege, sei es im Frieden, der Menschheit zum Segen gereichen werden.

Ehe ich Ihnen nun auseinandersetze, wie Sie bei Verletzungen und anderen plötzlichen Unglücksfällen zweckmäßige Hilfe leisten können, muß ich eine *kurze Übersicht über den Bau und die Lebenstätigkeit* des menschlichen Körpers vorausschicken.

Ich werde Ihnen heute zu zeigen haben, wie die *Knochen* das Gerüst des ganzen Körpers bilden, wie durch die *Muskeln* alle Bewegungen bewirkt, wie durch die *Nerven* alle Sinnestätigkeiten, alle Empfindungen und Bewegungen vermittelt werden; wie ferner das *Blut* durch die Tätigkeit des *Herzens* im ganzen Körper verteilt wird, wie durch die *Atmung* dem Blute stets der zum Leben notwendige *Sauerstoff* zugeführt, und wie die eingenommene *Nahrung* durch den Magen und Darmkanal *verarbeitet,* in die *Säfte übergeführt* wird und zur Erhaltung und zum Aufbau aller Körperteile dient.

Beginnen wir mit dem Knochen.

Die Knochen

bilden das *Gerüst* (Gerippe, Skelet), die feste Grundlage des Körpers, und sind hart, fest und dauerhaft; sie tragen und unter-

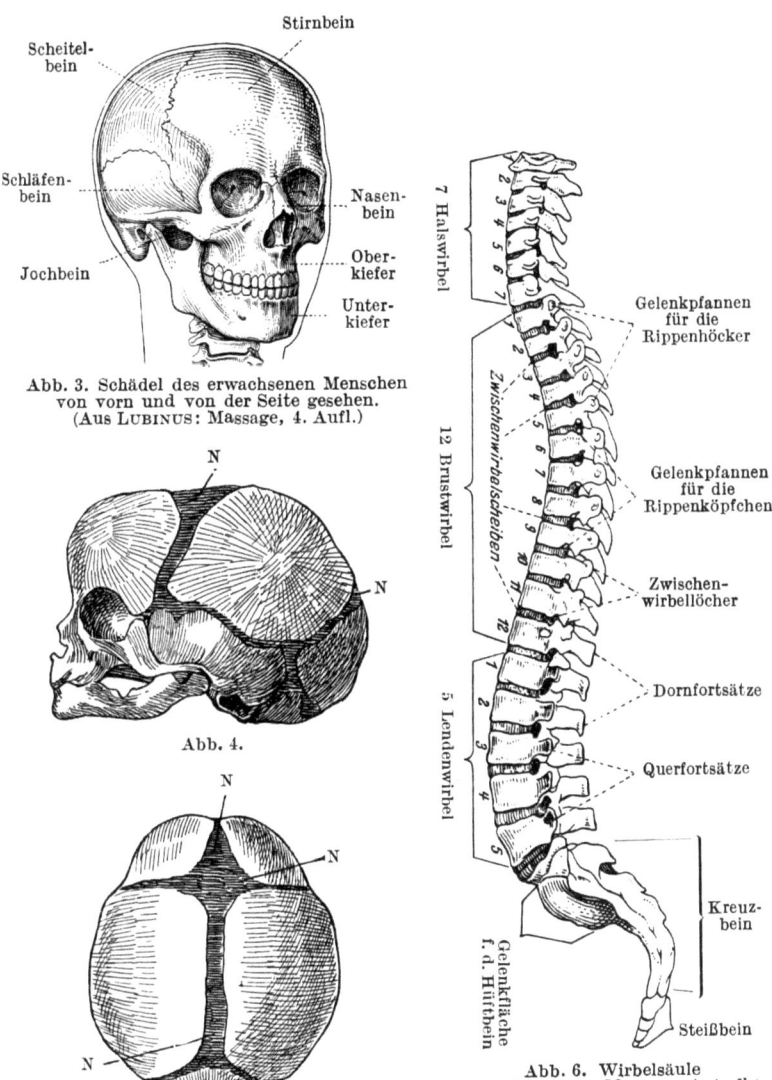

Abb. 3. Schädel des erwachsenen Menschen von vorn und von der Seite gesehen. (Aus LUBINUS: Massage, 4. Aufl.)

Abb. 4 u. 5. Schädel des Säuglings von der Seite und von oben gesehen. N Nähte. (Die Nähte sind hier noch nicht knöchern verwachsen, die Knochen können sich daher beim Geburtsakt zusammenschieben.)

Abb. 6. Wirbelsäule (Aus LUBINUS: Massage, 4. Aufl.)

stützen die weicheren, zarteren Teile; sie umschließen und schützen die wichtigsten Lebensorgane (Hirn, Rückenmark, Herz, Lungen, Baucheingeweide), ermöglichen die Bewegungen des Körpers mit Hilfe der Gelenke und Muskeln.

Wie Sie aus Abb. 1 u. 2 ersehen, besteht das Skelet aus dem Kopf, dem Rumpf und den Gliedmaßen.

Der Kopf.

20 Knochen bilden *Schädel* und *Gesicht,* alle fest untereinander vereinigt, mit Ausnahme des Unterkiefers, der sich im Kiefergelenk bewegen kann (Abb. 1, 2, 3, 4 u. 5).

Die platten *Schädelknochen,* durch sog. Nähte zackenartig miteinander verbunden, umschließen die *Schädelhöhle,* in der wohlgeschützt das Hauptorgan des Lebens, das *Gehirn,* liegt. — Der *Gesichtsteil* enthält in seinen Höhlen die *Sinnesorgane: Augen* (Gesicht), *Ohren* (Gehör), *Nase* (Geruch), *Zunge* (Geschmack; daneben Sprache, Schlingakt).

Die Wirbelsäule (das Rückgrat)

trägt den Rumpf, Kopf und die Arme, umschließt in einem Kanal das *Rückenmark* (die Fortsetzung des Gehirns) und besteht aus 24 *Wirbeln,* die elastisch verbunden sind durch knorpelige Scheiben (Zwischenwirbelscheiben), welche das Biegen und Drehen des Körpers gestatten und wie Puffer die Stöße in der Längsrichtung abschwächen (beim Springen und Fallen). Wir haben (Abb. 6) 7 Hals-, 12 Brust- und 5 Lendenwirbel. Als Fortsetzung der Wirbelsäule sind das platte *Kreuzbein* und das kleine schwanzartige *Steißbein* anzusehen.

Der Brustkorb (Brustkasten)

wird gebildet aus 12 *Rippenpaaren* (7 wahren, 5 falschen), die hinten beweglich mit den Brustwirbeln verbunden sind, und aus dem *Brustbein,* mit dem die Rippen durch elastische Knorpel zusammenhängen. Der untere Rand der letzten 5 miteinander knorpelig verwachsenen Rippen heißt *Rippenbogen;* in der Mitte zwischen den beiden Rippenbögen befindet sich der Schwertfortsatz des Brustbeins. — Der Brustkorb umschließt die *Brusthöhle,* in der die wichtigsten Organe des Blutkreislaufes und der Atmung, das *Herz* und die *Lungen,* liegen. — Nach unten gegen die Bauchhöhle ist die Brusthöhle abgeschlossen durch eine muskulöse (fleischige) Scheidewand, das *Zwerchfell* (von der Form einer annähernd wagerechten flachen Glocke), dessen Zusammenziehung den Brustraum durch Abflachung seiner Kuppel vergrößert (Einatmung).

Das Becken

ist ein weiter, starker Knochenring, der aus drei großen Knochen, den beiden *Hüft-* oder *Darmbeinen* und dem *Kreuzbein,* besteht. Es bildet eine feste Stütze für den Leib, trägt die Eingeweide des Unterleibes und verbindet Rumpf und Beine durch feste, aber sehr ausgiebige Bewegungen gestattende Gelenke (die *Pfannen* der Hüftgelenke).

Die Glieder.

Jedes obere Glied *(Arm)* besteht aus dem *Schlüsselbein,* dem *Schulterblatt,* dem *Oberarmbein,* den *zwei Knochen des Vorderarmes (Speiche und Elle)* und aus der *Hand,* die aus vielen kleinen Knochen (der Handwurzel, der Mittelhand und den Fingern) zusammengesetzt ist (Abb. 7—14). — Die oberen Glieder sind viel freier beweglich als die unteren, weil sie nur an dem Schlüsselbein und dem beweglichen Schulterblatt hängen (Kugelgelenk).

Jedes untere Glied *(Bein)* besteht aus dem *Oberschenkelknochen,* den zwei Knochen des *Unterschenkels (Schienbein* und *Wadenbein)* und dem Fuß, der wieder — wie die Hand — aus vielen kleinen Knochen zusammengesetzt ist, von denen je eine Anzahl die *Fußwurzel,* den *Mittelfuß* und die *Zehen* bildet.

Die Knochen sind miteinander durch feste *Bänder* verbunden, die auch nach gewissen Richtungen freie Bewegungen gestatten (Abb. 15).

Die Gelenke (Abb. 7—14).

Die Gelenkenden der Knochen sind mit *glattem, weißlichem Knorpel* überzogen, so daß ihre Flächen ohne Reibung aneinander hingleiten. Sie sind in einem weiten, nachgiebigen häutigen Sack, der *Gelenkkapsel,* luftdicht eingeschlossen, welche eine schleimige Flüssigkeit, die *Gelenkschmiere* (entsprechend dem Maschinenöl) absondert (Kugel- und Winkelgelenke).

Die Bewegungen der Knochen in den Gelenken werden ausgeführt durch

die Muskeln (das Fleisch).

Diese sind weiche, rote Massen, die aus Fasern bestehen und die Fähigkeit besitzen, sich zusammenzuziehen. Sie werden dabei kürzer und dicker und bringen die Punkte der Knochen, zwischen denen sie elastisch ausgespannt sind, einander näher. (Beispiel: der zweiköpfige Oberarmmuskel, Abb. 16 u. 17.)

Viele Muskeln laufen in weißglänzende, nicht dehnbare, aber sehr feste Stränge aus, die *Sehnen,* wenn die Muskelansatzstellen weit auseinanderliegen und über Gelenke, z. B. an den Händen, Fingern, Füßen, Zehen hinwegziehen müssen, ohne diese behindern

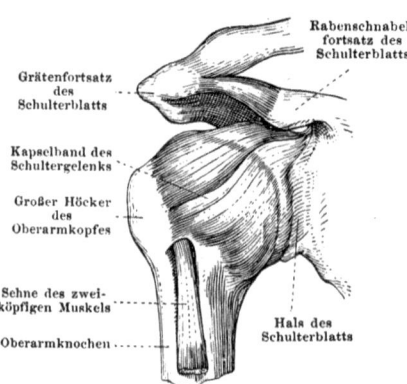

Abb. 7. Rechtes Schultergelenk.

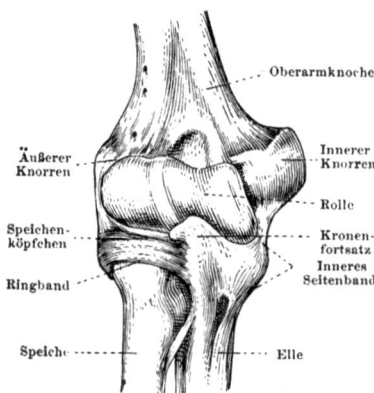

Abb. 8. Rechtes Ellenbogengelenk.

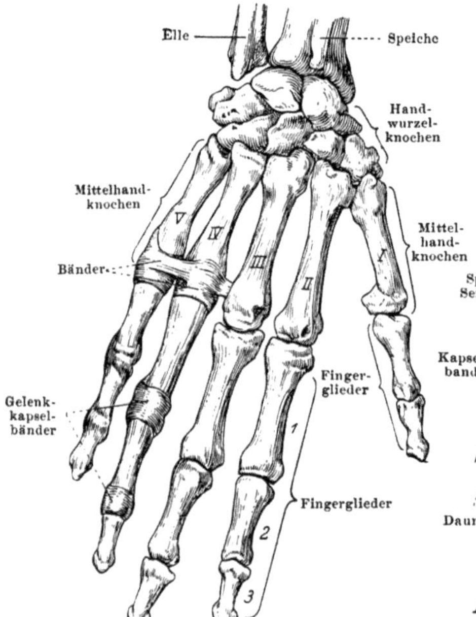

Abb. 9. Knochen der rechten Hand.

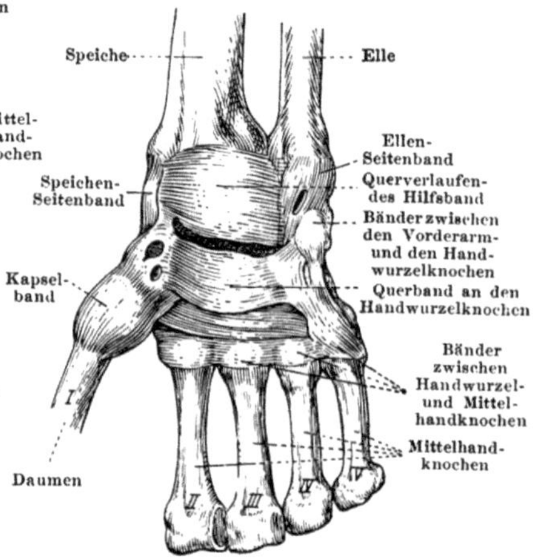

Abb. 10. Bänder an der Handfläche.

Die Gelenke.

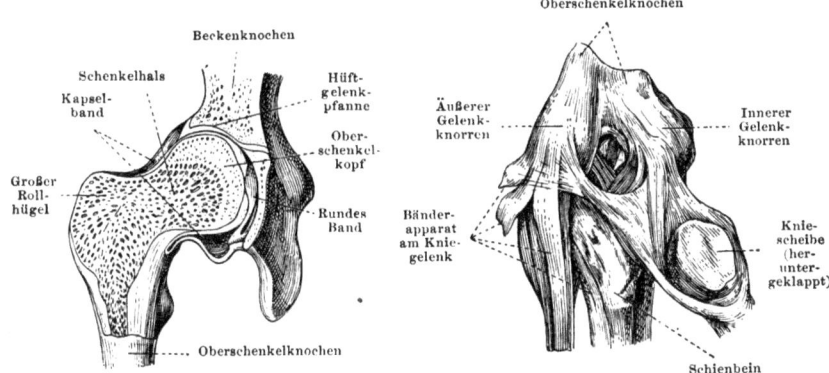

Abb. 11. Rechtes Hüftgelenk im Durchschnitt.

Abb. 12. Kniegelenk.

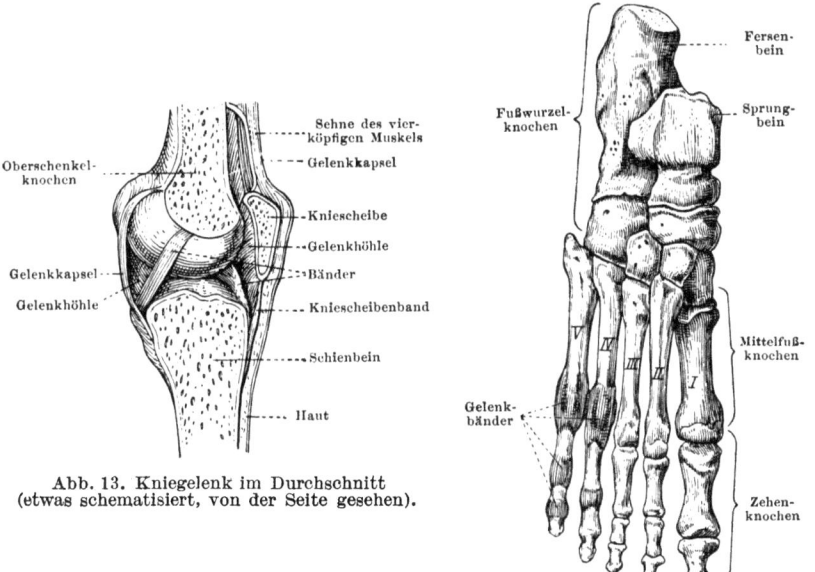

Abb. 13. Kniegelenk im Durchschnitt
(etwas schematisiert, von der Seite gesehen).

Abb. 14. Knochen des Fußes.

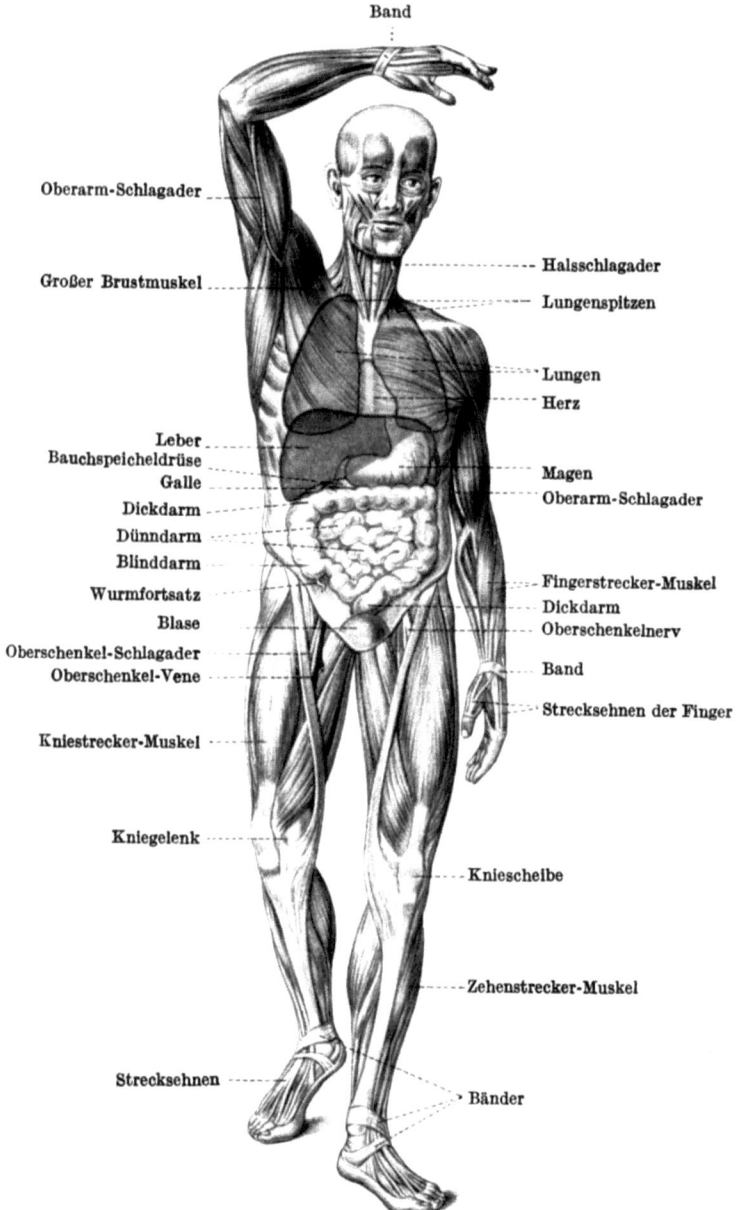

Abb. 15. Muskeln und Eingeweide.

Die Muskeln und Eingeweide.

zu dürfen (vgl. Abb. 15) (wunderbare Einrichtungen, wie Hebel, Stränge und Räder der kunstvollsten Maschinen). — Beispiel: Fingermuskeln am Vorderarm (Geigerfertigkeit).

Ein großer Vorzug ist der, daß sich die Muskeln durch den Gebrauch nicht abnutzen, sondern immer stärker werden (Beispiel: die Arme eines Schmiedes, Athleten, Turners usw.).

Die *Zusammenziehung* geschieht durch den *Einfluß des Willens* (Gehirn) willkürlich und wird durch die *Nervenstränge* vermittelt, die nebst den Adern zwischen den Muskeln verlaufen und Fäden in jede einzelne Muskelfaser hineinschicken. Es gibt aber auch Muskeln, die sich *unabhängig*

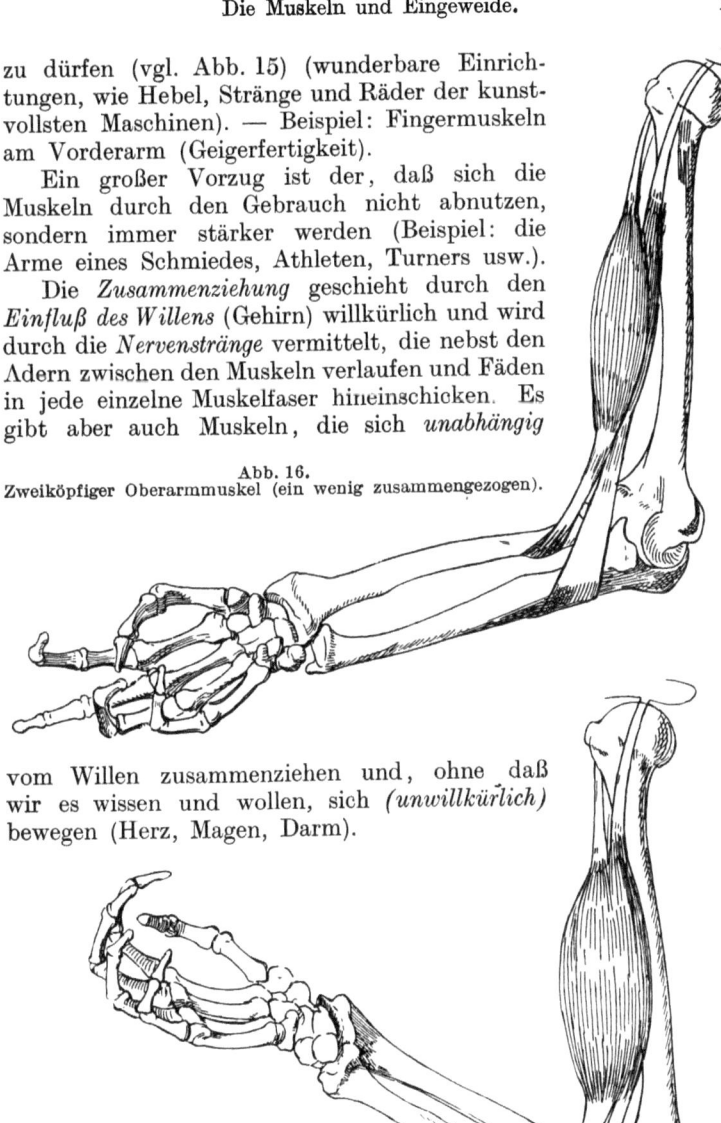

Abb. 16.
Zweiköpfiger Oberarmmuskel (ein wenig zusammengezogen).

vom Willen zusammenziehen und, ohne daß wir es wissen und wollen, sich *(unwillkürlich)* bewegen (Herz, Magen, Darm).

Abb. 17.
Zweiköpfiger Armmuskel, stark zusammengezogen
(Vorderarm dem Oberarm erheblich genähert).

Das Nervensystem

zeigt höchst verwickelte und wunderbare Einrichtungen, über deren Natur von unzähligen Ärzten und Gelehrten immer wieder Forschungen angestellt werden.

Die Hauptteile sind: Das *Gehirn*, das *Rückenmark* und die von ihnen ausgehenden *Nervenstränge*.

Das Gehirn

liegt in der Schädelhöhle eingeschlossen, ein weißgrauer, weicher, rundlicher Klumpen, aus Nervenmasse bestehend. Auf seiner Oberfläche sieht man vielfach verschlungene Windungen und Furchen;

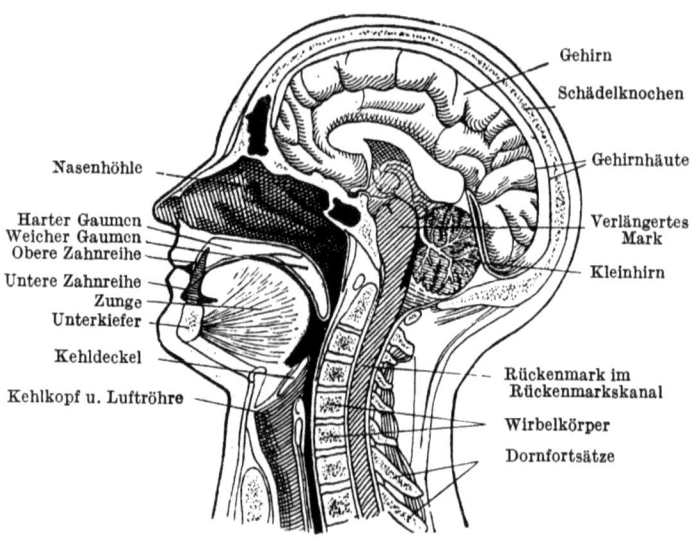

Abb. 18 a. Durchschnitt durch Kopf und Hals (in der Richtung von vorn nach hinten).

der Bau ist höchst verwickelt. Es besteht aus dem sog. *Großhirn*, das den größten Teil der Schädelhöhle ausfüllt und durch eine Längsspalte in zwei *Hälften* geteilt wird, und aus dem *Kleinhirn*, das im Hinterhaupt (zwischen den beiden Ohren) liegt (Abb. 18a u. b u. 19).

Das Gehirn zeigt deutliche Abgrenzung zwischen seinem *weißen* Innern und der *grauen* Rinde, welche die Wulstungen und Furchen bildet; letztere ist der Sitz des Verstandes, des Willens, der Bewegungen und der Empfindung. Vom Gehirn aus wird die ganze Lebenstätigkeit geleitet. Deshalb der auffallende Größenunterschied

Das Gehirn. Das Rückenmark. Die Nerven.

bei Menschen und Tieren (beim Menschen $1/_{40}$ des Körpergewichtes, beim Elefanten $1/_{500}$, beim Walfisch $1/_{3000}$).

Das Gehirn sendet zunächst zu den *Sinnesorganen* Nervenstränge, welche durch die Löcher des Schädels heraustreten. (Riech-, Seh-, Gehör-, Geschmacksnerv Abb. 18a u. b). Seine Hauptfortsetzung bildet

das Rückenmark,

ein langer, runder, weißgrauer Strang, der aus weicher Nervenmasse und Nervenbündeln besteht (Abb. 18a u. b u. 19). Es liegt im *Wirbelkanal* inmitten der Wirbelsäule und sendet seitwärts durch die Wirbellöcher mit je zwei Wurzeln *Nervenstränge* heraus,

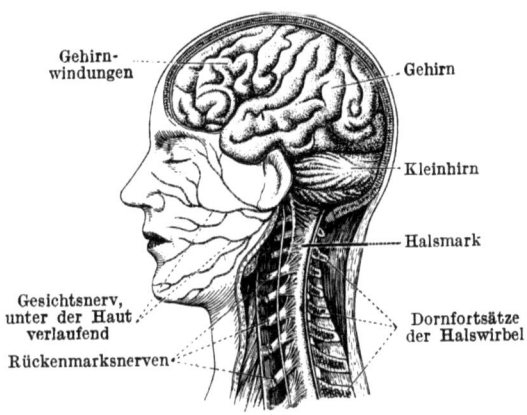

Abb. 18b. Gehirn und Rückenmark.

welche paarweise zu allen Teilen des Körpers gehen und die *Bewegungen* (vordere Wurzeln) und die *Empfindung* (hintere Wurzeln) vermitteln.

Die Nerven

sind weiße Stränge, die sich von der Dicke eines Bleistiftes an (Hüftnerv) in immer feinere Fäden verzweigen. (Die feinsten sind nur mit dem Mikroskop erkennbar.) Sie gehen zu allen Teilen des Körpers und vermitteln die *Empfindung* (Gefühl), die *Bewegung* (der Muskeln), die *Absonderung* (in den Drüsen) und die *Ernährung* (den Stoffwechsel). Ihr Ursprung liegt im Gehirn. — Man kann das ganze Nervensystem vergleichen mit einem Telegraphennetz, das Gehirn mit dem Hauptamt, während die Nebenämter und die Hauptleitungen sich im Rückenmark befinden. Die Befehle gehen fast mit Blitzesschnelle *(Reflex)*. (Beispiele: Stechen, Zucken, Zurückziehen der Hand; Notenlesen, Klavierspielen; Kommandohören, „Marsch" oder „Halt"; Denken, Schreiben.)

Nach *Verletzung* des Gehirns (oder *Bluterguß* in dasselbe) folgen: Bewußtlosigkeit, Verlust der Bewegung, der Empfindung, der Sprache (Kreuzung der Leitungsfasern!). — Nach Verletzung des

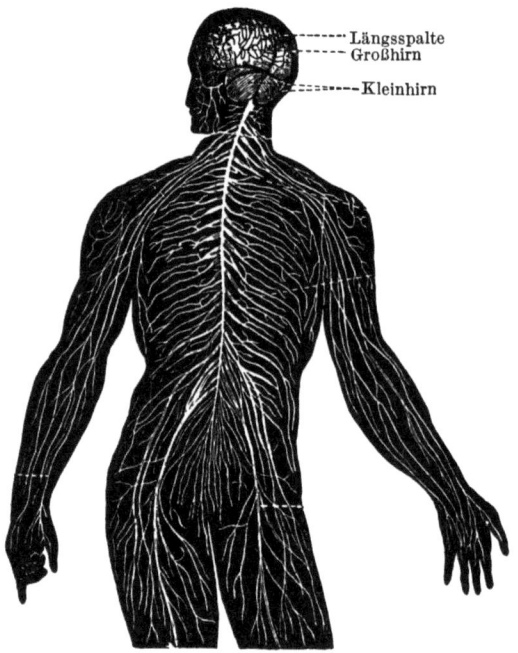

Abb. 19. Hirn, Rückenmark, Nervenstränge.

Rückenmarkes: Lähmung unterhalb der betreffenden Stelle (Unterbrechung der Leitung.) Nach Durchschneidung eines Nerven (Hieb, Schuß, Stich) folgt Lähmung des Gefühls oder der Bewegung (Nervennaht). — Nach Verletzung des verlängerten Markes (Lebensknotens zwischen Kopf und Hals) tritt plötzlicher Tod ein (Aufhängen, Genickbrechen).

Alle diese Kenntnisse sind gewonnen durch genaue Beobachtung am verletzten Menschen, dann aber auch erprobt durch *Versuche* an *Tieren*. Letztere haben schon unermeßlichen Nutzen für die ganze Menschheit gebracht, weshalb sie ebenso berechtigt sind wie die *Vivisektionen*, die aus irregeleiteter Weichherzigkeit in vereinzelten Ländern den Ärzten verboten sind und auch in Deutschland neuerdings wieder vielfach bekämpft werden.

Der Blutkreislauf.

Außer dem bisher beschriebenen Nervensystem gibt es noch ein anderes, welches dem Willen *nicht* unterworfen ist, sondern unabhängig von ihm die zum Leben nötigen Tätigkeiten des Körpers (den Blutkreislauf, die Bewegungen der Eingeweide) in Gang und Ordnung hält. Wir nennen es das *sympathische oder Ganglien-Nervensystem*. Es besteht aus zwei langen, *grauen* Strängen, welche zu beiden Seiten der Wirbelsäule liegen, viele knotige Anschwellungen (Ganglien) haben und zahllose feine Fäden aussenden, vorzugsweise zu den unwillkürlich tätigen Organen (Herz, Lungen, Magen, Darm usw. Durch zahlreiche Verbindungen steht es mit dem willkürlichen Nervensystem in Beziehung, so daß die Tätigkeit beider vielfach ineinandergreift. — Es wirkt regelmäßig weiter, auch wenn der Mensch schläft oder bewußtlos ist (Schlaganfall, Verletzung des Schädels, Alkoholvergiftung).

Der Blutkreislauf.

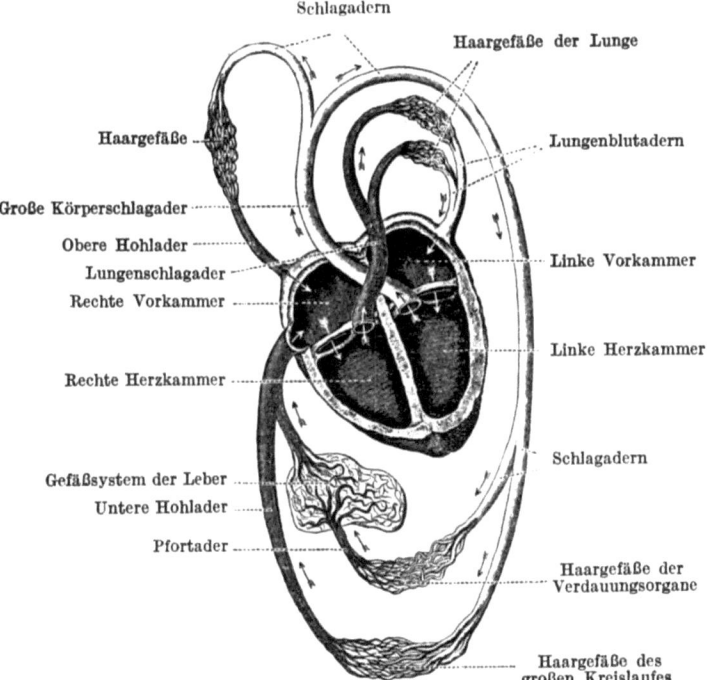

Abb. 20. Schematische Darstellung des Blutkreislaufes im Körper.
(Aus Gesundheitsbüchlein, bearbeitet im Reichsgesundheitsamt.)

Die rote, warme Lebensflüssigkeit, welche wir *Blut* nennen, wird beständig mit großer Schnelligkeit durch ein vielverzweigtes Röhrennetz *(Adern)* getrieben, welches alle Körperteile durchzieht. Das Organ, welches die Blutmenge in Bewegung setzt, ist das Herz.

Das Herz.

Dasselbe ist nicht der Sitz der Empfindungen und Gefühle, sondern ein höchst kunstvolles fleischiges *Pumpwerk*, ein hohler Muskel mit Schließklappen im Innern, der sich in gleichmäßigem Wechsel zusammenzieht und wieder ausdehnt (Vergleich mit einer

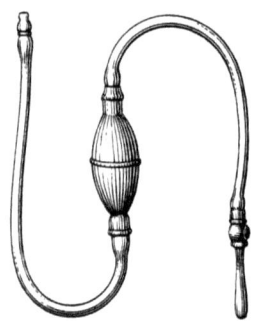
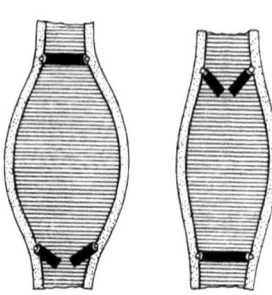

Abb. 21. Kautschukspritze. Abb. 22. Klappen in der Kautschukspritze.

Kautschukspritze, Abb. 21 u. 22, oder mit Flügeltüren oder Schleusentoren). — Hört diese Bewegung auf, steht das Herz still, so erfolgt der Tod.

Das Herz liegt zwischen den beiden Lungen in der Brusthöhle und ist vom Herzbeutel umgeben; seine Gestalt ist kegelförmig mit der Spitze nach unten und *links* gerichtet, seine Größe etwa die einer Faust. — Es ist durch eine muskulöse Scheidewand in *zwei Hälften* geteilt, die linke, stärkere, versorgt den Körper mit Blut, die rechte treibt das Blut in die *Lungen* (Abb. 24).

Von der linken Herzhälfte führt ein daumendickes Rohr (Aorta) die Blutwelle in den Körper fort. Dieses teilt sich in immer engerwerdende elastische Röhren (Stamm, Äste, Zweige),

die *Schlag-* oder *Pulsadern* (Arterien),

die nach den Körperteilen benannt werden, zu denen sie gehen, und die sie mit Blut versorgen (Kopf-, Hals-, Armpuls, s. Abb. 25).

Puls nennen wir das regelmäßige Anschlagen der Blutwelle an die Aderwand, das an den verschiedensten Körperteilen fühlbar ist (nicht bloß am Handgelenk, auch am Oberarm, am Hals, Kopf, an der Schläfe und in der Leistenbeuge).

Die Pulsadern verästeln sich zu immer feineren Zweigen und bilden zuletzt ein dichtes Netz von haarfeinen Röhrchen bis zum

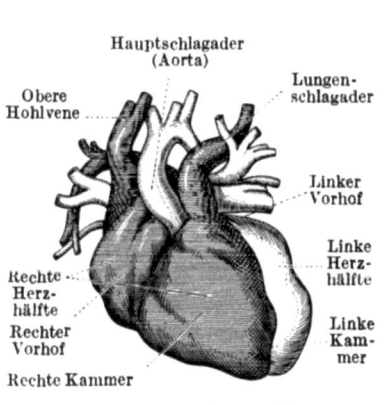

Abb. 23. Herz und Gefäßstämme.

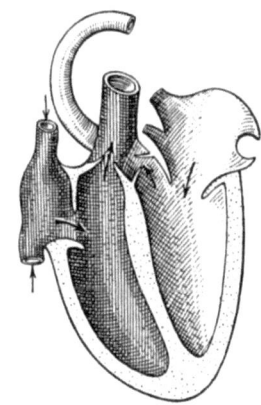

Abb. 24. Durchschnitt durch das Herz.

Durchmesser von einem Zweitausendstel-Millimeter (nur durch das Vergrößerungsglas sichtbar). Wir nennen sie

Haargefäße (Kapillaren, Abb. 26).

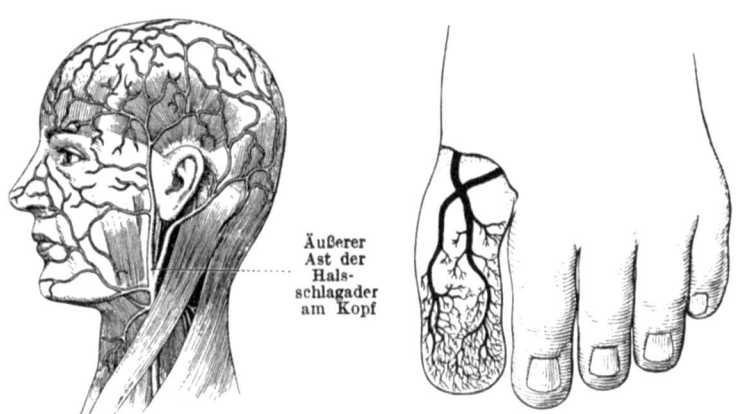

Abb. 25. Verzweigung der Schlagadern am Kopf.

Abb. 26. Verzweigung der Schlagadern an der großen Zehe (Haargefäße).

Diese sind überall vorhanden und geben der Haut die rosige Farbe. Drücken Sie mit dem Finger eine Hautstelle, so entsteht ein weißer Fleck, der beim Nachlassen des Druckes sich wieder rötet: der Druck verdrängt das Blut aus den feinsten Adern, und langsam kehrt es in diese zurück. Das *Erröten* der Wangen entsteht durch eine rasche Überfüllung dieser feinen Adern mit Blut. Beim Erbleichen durch seelische Erregungen wird das Blut aus ihnen heraus- und zu den inneren Teilen gedrängt. — Kleine Stiche oder Schnitte in die Haut eröffnen überall feinste Adern, das Blut fließt wie aus einem Schwamm.

Diese feinsten Gefäße vereinigen sich in ihren letzten Endigungen wieder zu größeren Ästen, und diese zu größeren Stämmen, in welchen das Blut zum Herzen zurückkehrt. Wir nennen sie:

die *Blutadern* (Venen).

Es sind die bläulichen Stränge, welche unter der Haut sichtbar werden, wenn Sie den Arm herabhängen lassen, und fast verschwinden, wenn Sie ihn hoch emporheben.

Wird eine *Blutader* angestochen, so fließt dunkelrotes (schwarzes) Blut in gleichmäßigem Strome heraus; wird eine *Schlagader* verletzt, so *spritzt hellrotes Blut im Strahle*, d. h. mit großer Gewalt und Schnelligkeit und *stoßweise*, weil durch die Pumpenstöße des Herzens hervorgetrieben, heraus.

Woher kommt nun diese Verschiedenheit der *Farbe* des Blutes?

Das Blut

besteht aus einer gelblichen, klaren Flüssigkeit (*Blutwasser*, Serum, der Inhalt der Brandblasen) und kleinen roten, platten Scheiben *(Blutkörperchen)*. Diese sind so klein, daß sie nur durch ein starkes Mikroskop sichtbar gemacht werden können. In einem Kubikmillimeter Blut sind 4—5 Millionen Blutkörperchen enthalten und in der Gesamtmenge des Blutes eines erwachsenen Menschen (die ungefähr den 13. Teil seines Körpergewichtes beträgt, also etwa 10 Pfd. bei einem Körpergewicht von 130 Pfd.) ungefähr 25 Milliarden. (Trennung beider im Aderlaßblut nach der Gerinnung.) Außer den roten Blutzellen enthält das Blut auch noch in geringer Anzahl die „weißen Blutkörperchen", welche vorzugsweise den Eiter bilden und durch ihre Lebenstätigkeit den Körper schützen. Ebenso ist das Blutwasser, die Lymphe, in hohem Maße imstande, Schutzstoffe zu bilden (Heilserum). Von dem Kapillarnetz aus durchdringt es alle Gewebe des Körpers und sammelt sich wieder in den *Lymphgefäßen*, die das Serum in die Blutbahn zurückführen. Auf diesem Wege geht es durch zahlreiche *Lymphdrüsen* hindurch, in denen schädliche Stoffe zurückgehalten und vernichtet werden.

Das Blut dient *zur Ernährung* und *Erwärmung* des Körpers; beides wird vorzugsweise vermittelt durch die roten Blutscheiben (Blutkörperchen).

Das Blut.

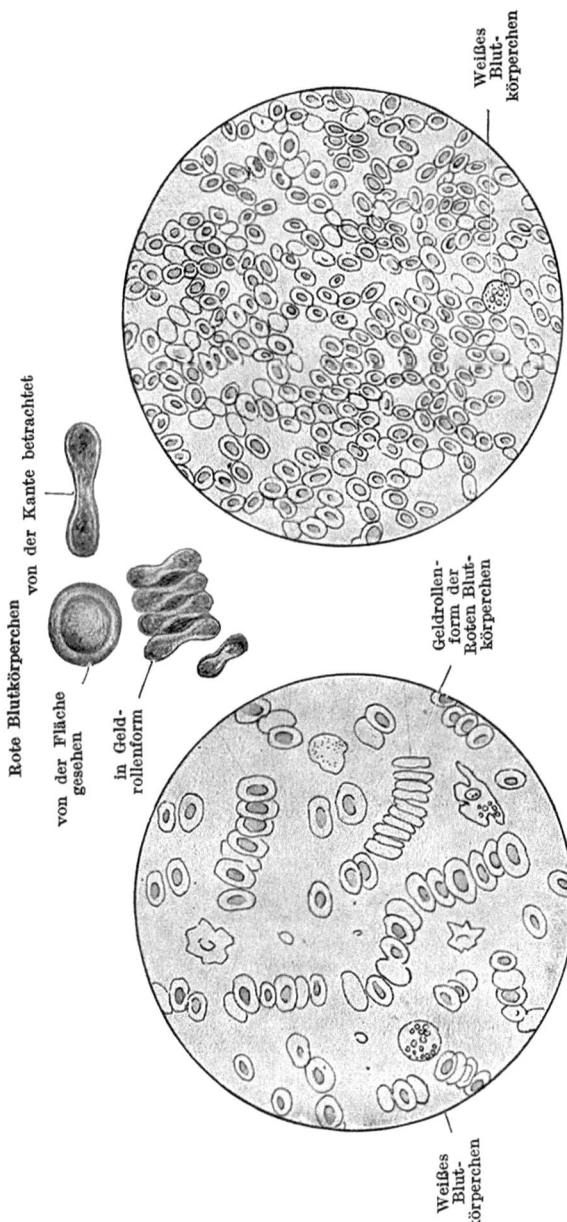

Abb. 27. Rote und weiße Blutkörperchen, unter dem Mikroskop gesehen.

Das dunkle Blut enthält mehr Kohlensäure, das helle mehr Sauerstoff. Das hellrote Blut muß also auf dem Wege durch die kleinsten Adern Sauerstoff abgegeben und Kohlensäure aufgenommen haben. — In der Tat finden in den Adern Vorgänge statt, die wir mit der *Verbrennung* vergleichen können, bei der ja auch Sauerstoff verbraucht wird, und Kohlensäure entsteht, und diese Vorgänge bewirken eben die *Erwärmung* und *Ernährung*.

Wenn nun das ausgenutzte und mit den Endprodukten der Verbrennung, namentlich der Kohlensäure, beladene dunkle Blut wieder durch die Blutadern zum Herzen zurückgekehrt ist, so muß es wieder gereinigt werden, d. h. es muß seine Kohlensäure abgeben und wieder Sauerstoff aufnehmen, wodurch es dann hellrot wird.

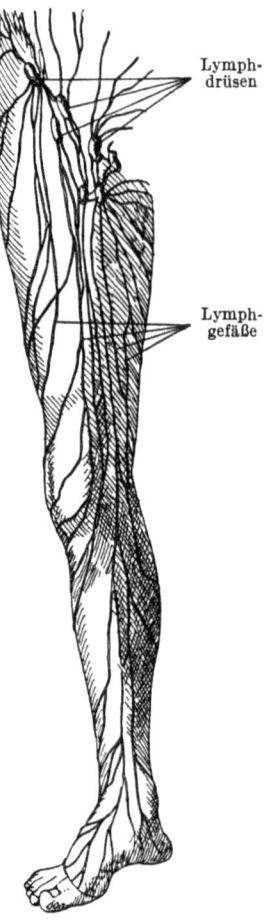

Abb. 29. Saugadern (Lymphgefäße) am rechten Bein.

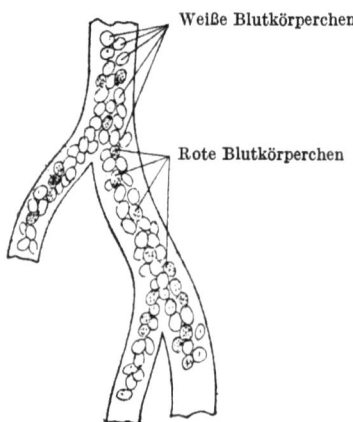

Abb. 28. Rote und weiße Blutkörperchen in einem Blutgefäß (vergrößert).

Dies geschieht mittels des sog. kleinen Blutkreislaufes in den *Lungen* durch die *Atmung*.

Die Lungen (Abb. 30, 31, 32, 33 u. 35),

zwei schwammige, gelappte, blutreiche Säcke, liegen zu beiden Seiten des Herzens in der Brusthöhle luftdicht eingeschlossen

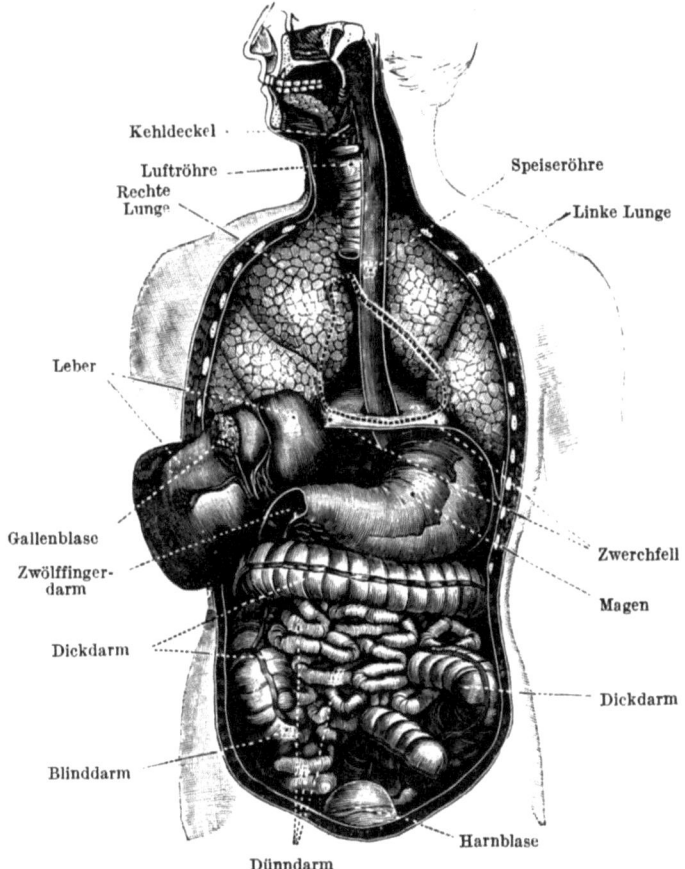

Abb. 30. Brust- und Baucheingeweide des Menschen. Die Luftröhre ist vor ihrer Teilung abgeschnitten, die Speiseröhre und der Zwölffingerdarm sind eröffnet. Die punktierte Linie bezeichnet die Umrisse des Herzens, welches der Übersichtlichkeit halber als herausgenommen gedacht ist. Die Leber ist nebst der Gallenblase nach oben umgeschlagen.

und umgeben vom Brustfell; in sie wird durch die regelmäßigen Blasebalgbewegungen des Brustkorbes und die Zusammenziehungen des Zwerchfells die Luft *eingepumpt*. Ebenso wird sie wieder ausgepreßt. Die Luft dringt durch den Kehlkopf in die *Luftröhre*;

diese verzweigt sich baumförmig in immer feinere Äste, die schließlich in unzählige feine *Bläschen* (Lungenbläschen) endigen. Diese sind sämtlich umsponnen von einem reichen Netz von Adern des kleinen Blutkreislaufes (von der rechten Herzhälfte versorgt). Abb. 31—33. — Aus der Luft, die in diese feinen Bläschen eindringt, entnehmen die kleinen Adern den Sauerstoff und geben die Kohlensäure ab, welche sich dann in der ausgeatmeten Luft

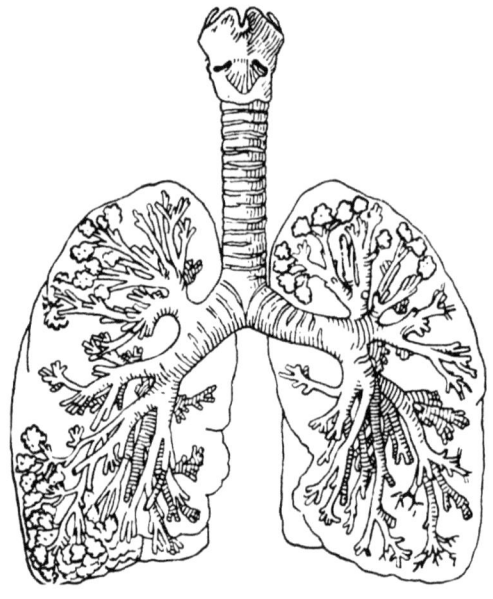

Abb. 31. Verzweigung der Luftröhrenäste in den Lungen.

befindet (Einblasen in Kalkwasser bewirkt Trübung). Das in den Lungenbläschen nach der Einatmung hellrot gewordene Blut wird der linken Herzhälfte wieder zugeführt, um aufs neue von hier aus über den ganzen Körper verteilt zu werden.

Der *Sauerstoff* ist der belebende, ernährende Bestandteil der Luft, die *Kohlensäure* ist das Ergebnis der Verbrennung, das Verbrauchte, die Asche: sie ist also zur Ernährung nicht mehr zu verwenden und muß ausgeschieden werden.

Wenn diese Ausscheidung verhindert wird (z. B. bei Verengerung der Luftröhre, Erstickung, beim Croup, so erfolgt bald der Tod (Kohlensäurevergiftung). Ebenso, wenn kein Sauerstoff mehr zugeführt wird (Maus unter Glasglocke, Verschüttung).

Außer der Kohlensäure gibt es aber noch andere Produkte des Stoffwechsels (der Verbrennung), die ausgeschieden werden müssen: vor allem *Wasser* und *Harnstoff*. Wasser wird entleert teils durch die Lungen (Feuchtigkeit der ausgeatmeten Luft), teils durch die Haut (Schweiß) und durch die Nieren (Harn, Urin). Der Harnstoff enthält die verbrauchten stickstoffhaltigen Bestandteile des Stoffwechsels und wird, in vielem Wasser gelöst, entfernt durch

die Nieren (Abb. 35).

Diese sind zwei länglich-platte, *bohnenförmige Körper*, die *oben* an der

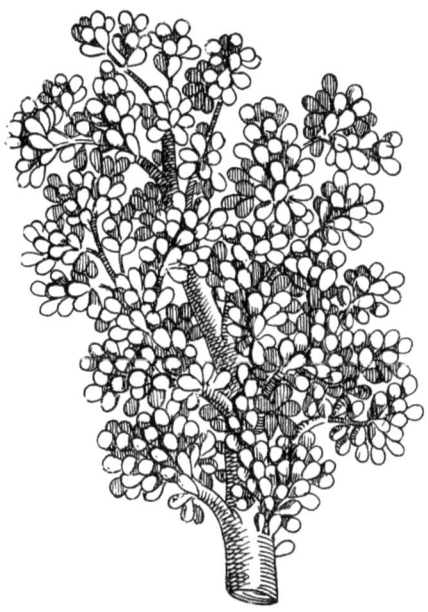

Abb. 32. Ast einer Luftröhre mit den Lungenbläschen.

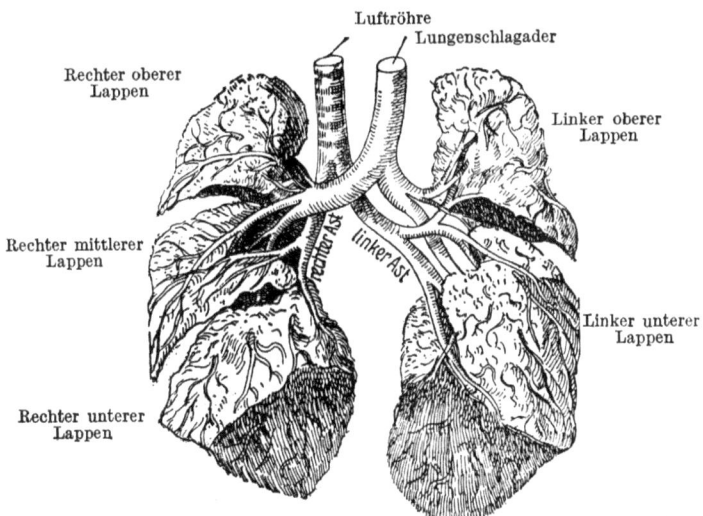

Abb. 33. Verästelung der Luftröhre und der Lungen-Schlagader. (Nach HEITZMANN: Anat. Atlas.)

Rückwand der Bauchhöhle zu beiden Seiten der Wirbelsäule liegen und durch zwei lange Röhren den Harn, Urin, in die unten vorn im Becken gelegene Blase leiten (Abb. 30).

Nicht minder wichtig für die Ausscheidung verbrauchter Stoffe ist

die Haut,

die den ganzen Körper überzieht und zunächst als schlechter Wärmeleiter eine *Schutzdecke* für die *Erhaltung* der *Körperwärme* bildet, wozu das darunterliegende *Fettpolster* nicht wenig beiträgt. — In der Haut eingebettet liegen zahlreiche *Schweißdrüsen* (etwa 3 Millionen), die in 24 Stunden ungefähr ebensoviel Wasser absondern wie die Nieren (etwa 1 kg in 24 Stunden), teils sichtbar durch den Schweiß *(Transpiration)*, teils durch unmerkliche Ausdünstung.

Auch in diesem Wasser sind nicht unbeträchtliche Mengen verbrauchter Stoffe enthalten (etwa 8 g, namentlich Salze), die der Gesundheit schädlich werden, wenn sie zurückbleiben (Wichtigkeit der Hautpflege, Bäder, Schädlichkeit von Gummikleidung).

Die Nahrung

dient dazu, die verbrauchten und ausgeschiedenen Bestandteile des Körpers zu ersetzen und neue Stoffe zu seinem Aufbau zuzuführen. — Sie muß zu diesem Zwecke einen langen häutigen und muskulösen Schlauch von wechselndem Durchmesser durchwandern, den *Verdauungskanal*. Auf diesem Wege werden den *Nahrungsmitteln* die verschiedenen nährenden Stoffe entzogen und in das Blut übergeführt.

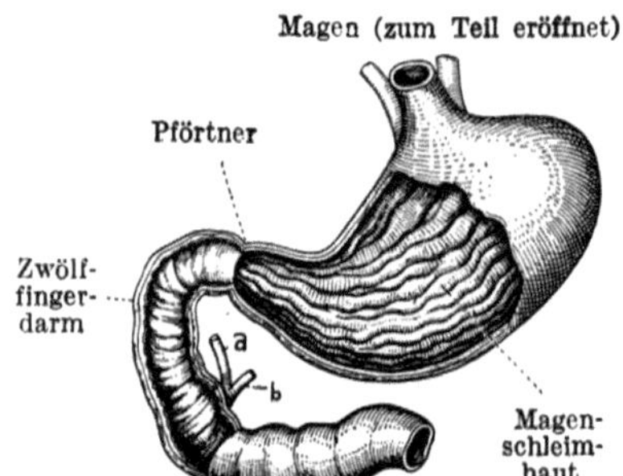

Durch den Mund aufgenommen, werden sie in der *Mundhöhle* durch die *Zähne* zerkleinert, mit *Speichel* vermischt und gelangen an den Mandeln vorbei durch den *Schlund* und die *Speiseröhre*, die hinter der Luftröhre liegt, in den Magen.

a Gallengang,
b Zuleitungsgang der Bauchspeicheldrüse.
Abb. 34. Magen und Zwölffingerdarm.

Der Magen (Abb. 34, 35).

Dies ist ein großer muskulöser Sack, dessen Wandungen an der Innenfläche mit Falten versehen sind und einen sauren auflösenden Saft (Salzsäure, Pepsin), den *Magensaft*, absondern. Durch stetige knetende Bewegungen des Magens vermischt sich dieser Verdauungssaft innig mit den Speisen (Abb. 34).

Der so entstandene *Speisebrei* wird durch die Zusammenziehungen des Magens durch den Pförtner hindurch in die Gedärme gedrängt und durch deren wurmartig fortschreitende Bewegungen

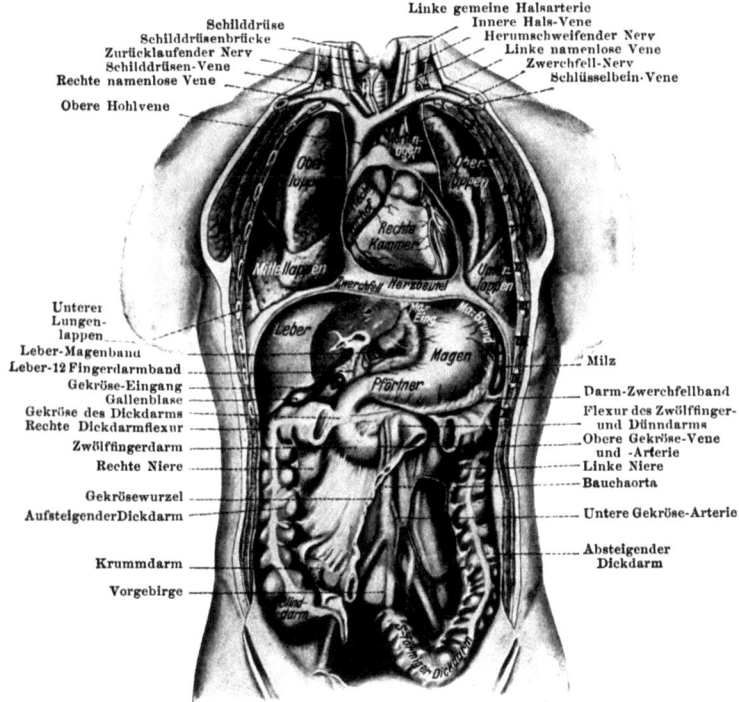

Abb. 35. Lage der Brust- und Baucheingeweide (Brust- und Bauchhöhle eröffnet). (Nach RAUBER-KOPSCH.)

durch den ganzen *Darmkanal* geschoben. An diesem unterscheiden wir den kurzen Zwölffingerdarm, an den sich der 5—6 m lange Dünndarm anschließt. In der rechten Leistengegend mündet dieser in den bedeutend weiteren Blinddarm und Dickdarm (Abb. 30 u. 35), der kranzförmig in der Bauchhöhle verläuft und an der linken Körperseite in den weiten Mastdarm übergeht. Auf diesem Wege saugen die *Lymphadern*, welche in den Wandungen der Gedärme liegen, die nahrhaften Bestandteile des Speisebreies auf und führen sie als milchigen Saft *(Chylus)* dem Blute zu.

Die Auslaugung des Speisebreies wird begünstigt durch den Zufluß gewisser verdauungsbefördernder Säfte, namentlich der *Galle*, welche von der *Leber* geliefert wird (diese liegt rechts unterhalb der Brusthöhle), und des *Bauchspeichels* von einer großen Drüse (Pankreas), die hinter dem Magen liegt.

Der Rest der Nahrungsmittel, dem die nährenden Bestandteile entzogen sind, gelangt zum Schlusse in das untere Ende des Darmkanales (Mastdarm), von wo aus dann die Entleerung stattfindet.

Wird durch beschleunigte Bewegungen des Darms die Aufsaugung der nährenden Bestandteile beeinträchtigt (Wirkung der Krankheitserreger bei Cholera, Ruhr, Typhus, Erfolg der Abführmittel), so leidet — abgesehen von anderen Krankheitseinflüssen — der Kräftezustand des Menschen (Schwäche, Ohnmacht, Abmagerung, Tod).

Zweiter Vortrag.
Verletzungen.

Quetschungen (Kontusionen) nennen wir die durch stumpfe Gewalt (Stoß, Schlag, Fall, Sturz) hervorgebrachten *inneren Zerreißungen,* namentlich der *kleinsten Adern.* (Vergleich mit den weichen Stellen des Fallobstes.)

Folgen derselben sind: *Blutergüsse* unter der Haut (Blutbeulen, Brauschen), rasch auftretende, schmerzhafte *Schwellung* und *Verfärbung* (erst blaurot, später braun, gelb, grün), vom Blutfarbstoff herrührend (braun und blau schlagen, mit einem blauen Auge davonkommen!). Nach einiger Zeit wird dieser Bluterguß durch die Lymphgefäße wieder aufgesogen. Bekannt sind die bei kleineren Quetschungen (Beulen) wirksamen Mittel: Auflegen eines kalten Umschlages, Aufdrücken eines kalten, harten Gegenstandes (Messerklinge) unmittelbar nach der Verletzung, weil durch die Kälte und den Druck ein weiteres Ausfließen von Blut verhindert wird. Ebenso wirksam ist später sachgemäßes Kneten und Reiben (Massage), wodurch die Aufsaugung der Flüssigkeit beschleunigt wird [1].

Wenn dabei aber außer der Haut noch wichtige *innere* Organe (Hirn, Rückenmark, Lunge, Leber, andere Eingeweide) eine Erschütterung erlitten haben, so zeigen sich sofort schlimme Erscheinungen davon, z. B. bei Erschütterung des *Gehirns:* Ohnmacht, Bewußtlosigkeit, dann Erbrechen; bei Erschütterung und Quetschung des *Unterleibes:* heftige Schmerzen im Leibe, Erbrechen, Totenblässe, Ohnmacht, bisweilen plötzlicher Tod.

Die Leber, die Milz, der Darm können zerrissen sein, so daß sich viel Blut oder Darminhalt in die Bauchhöhle ergießt. Dann pflegt sehr rasch der Tod zu erfolgen (innere Verblutung, Bauchfellentzündung).

Was kann in solchen Fällen der *Laie* tun?

1. Sofort zum Arzt schicken [2];

2. alle engen und einschnürenden Kleidungsstücke lösen (Kragen, Gürtel, Mieder);

---

[1] Zu unterlassen bei Entzündung, Eiterung und Verdacht auf solche!
[2] Mitteilung, um was es sich handelt, ist in allen Fällen geboten, um den Arzt in den Stand zu setzen, sofort die erforderlichen Instrumente, Schienen u. dgl. mitzunehmen.

28 Verletzungen.

3. den Verletzten bequem lagern, Kopf *niedrig*, wenn der Betroffene *blaß* aussieht oder *ohnmächtig* ist;
4. ihm Gesicht und Brust mit kaltem Wasser bespritzen, wenn der Puls nicht mehr zu fühlen ist;
5. wenn der Arzt zu weit entfernt und nicht zu erreichen ist, den Verletzten vorsichtig zu ihm hinschaffen. (Vom Transport später!)

Wunden

nennen wir Verletzungen, bei denen *auch die Haut* durchtrennt ist.

Wir unterscheiden *Schnitt-, Hieb-, Stich-, Schuß-, Quetsch-* und *Rißwunden*.

Die *Gefährlichkeit* der Wunden ist verschieden nach ihrer *Größe* und *Tiefe* und vor allem nach der *Wichtigkeit* der verletzten *inneren Teile* (Adern, Nerven, Knochen, Lunge, Herz, Gehirn, Baucheingeweide usw.).

Stich- und *Schußwunden* sind deshalb meist viel gefährlicher, als man nach der Kleinheit der Wunde vermutet, weil oft tieferliegende *wichtige Teile* durch die Spitze oder die Kugel verletzt, und weil häufig auch *fremde Körper* in der Wunde geblieben sind (abgebrochene Spitzen, Kugeln, Sprengstücke, Knochensplitter, Kleiderfetzen).

Bei Verletzungen durch *Maschinen* und durch *schweres Geschütz* pflegt im Innern des getroffenen Körperteils alles zerrissen, zerquetscht, zermalmt zu sein, so daß rasch der Tod erfolgt, oder, wenn es sich um Glieder handelt, *sofort* die *Amputation* notwendig ist.

Wie heilen die Wunden?

Auf zweierlei Weise.

I. *Rasch* durch *Verklebung*, ohne Eiterung, mit feiner strichförmiger *Narbe* (Abb. 36).

Diese Art der Heilung ist *stets zu erstreben*, erfolgt aber nur:

1. wenn die *Wundränder* genau *aneinandergelegt* werden können (Naht);
2. wenn die *Wundränder* nicht wieder durch das Blut oder die Wundflüssigkeiten *auseinandergedrängt* werden;

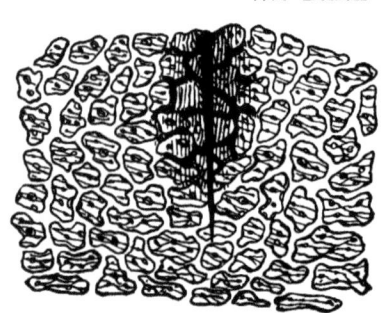

Abb. 36. Heilung einer Schnittwunde durch erste Verklebung.

3. wenn die Wunde *ruhig* gehalten und vor äußeren *Schädlichkeiten geschützt wird*;

4. wenn die Wunde *nicht verunreinigt* wurde (kein Schmutz hineingedrungen und daringeblieben ist).

II. *Die zweite Art der Wundheilung* verläuft *langsam mit Absonderung (Eiterung)* unter Bildung *einer breiten, roten Narbe* (Abb. 37). Sie tritt ein, wenn jene günstigen Bedingungen (I) fehlen, also wenn

1. die Wundränder *nicht* genau oder nicht früh genug vereinigt werden; oder wenn zu *viel Haut verloren ging*, so daß die Ränder nicht zusammengebracht werden können (Schälwunden, Skalpwunden), oder wenn die Ränder *gequetscht* und lebensunfähig geworden sind;

2. wenn *Blut oder Wundflüssigkeit* die aneinandergelegten Wundränder wieder *auseinanderdrängten*;

3. wenn der verletzte Teil *nicht ruhig gehalten* wurde (z. B. das Bein zum Stehen und Gehen, die Hand oder der Arm zum Arbeiten gebraucht, der Verwundete auf *unzweckmäßige Weise fortgeschafft* wurde, was im *Kriege* leider oft nicht zu vermeiden ist);

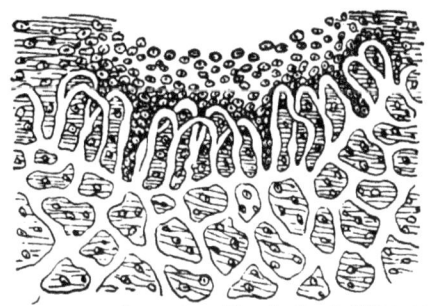

Abb. 37. Heilung einer Wunde durch Eiterung (granulierende Wunde).

4. wenn die Wunde *verunreinigt* war.

Jede Verunreinigung ruft selbst in der kleinsten Wunde Entzündung und Eiterung hervor.

Der Eiter aber drängt die Wundränder auseinander. Fängt dann die Wunde an zu heilen, so bilden sich in ihr jene roten Fleischwärzchen, die man im Volksmund wohl *wildes* oder *neues* Fleisch (Granulationen) nennt (Abb. 37). Sie füllen nach und nach unter beständiger Absonderung die Wundhöhle aus und bilden schließlich eine breite Narbe, die lange rot ist, später aber allmählich verblaßt.

Mit der *Entzündung* und *Eiterung* in der Wunde sind einer Menge von anderen gefährlichen Erscheinungen Tor und Tür geöffnet, den sog. *Wundkrankheiten*, an denen früher so viele Verwundete und Operierte starben, namentlich wenn sie in großer Menge zusammengehäuft wurden, wie z. B. in Kriegslazaretten.

Zu diesen *Wundkrankheiten* gehören: der Gasbrand, die Entzündungen und Eiterungen des Zellgewebes, die Blutvergiftung (Sepsis), das Eiterfieber (Pyämie), die Wundrose, der Hospitalbrand usw.

Die neuere Chirurgie hat nun außerordentlich große Fortschritte in der Wundbehandlung dadurch gemacht, daß es gelungen ist, die *Ursachen* der Eiterung genauer kennenzulernen und Mittel zu finden, durch die diese und die Wundkrankheiten *verhütet* werden können. Die Eiterung und Entzündung werden verursacht, wie jetzt sicher festgestellt und auch den Laien bekannt ist, durch unendlich kleine, nur mit dem Mikroskop wahrnehmbare Lebewesen (Mikroben, Bazillen, Bakterien), die überall an den Gegenständen haften, sich namentlich in jedem Schmutz finden und durch *Berührung* mit solchen, nicht gründlichst gereinigten Gegenständen (Kleidung, Verbandstücke, Finger) in die Wunde gelangen können. Wie außerordentlich gefährlich diese *Entzündungserreger* für den menschlichen Körper sind, sobald sie in eine Wunde oder gar ins Blut gelangen, zeigen Ihnen die *Berichte über Blutvergiftungen* nach ganz kleinen Fingerverletzungen, die Sie so oft in den Zeitungen lesen. Da heißt es, ein Mann stach sich mit einer Nadel oder Stahlfeder in die Hand und ist innerhalb weniger Tage gestorben, oder es mußte ihm der Arm abgenommen werden, weil Blutvergiftung eingetreten war. In derartigen Fällen ist stets solch' ein *Giftstoff* in die kleine Wunde gekommen, der entweder an der Spitze des verletzenden Instruments haftete oder später durch Berührung eines schmutzigen Gegenstandes hineingelangte (Infektion).

Wie leicht die *Ärzte* und das *Pflegepersonal* sich bei der Behandlung von Kranken in dieser Weise anstecken können, und wie viele von ihnen dadurch die Gesundheit oder gar das Leben verloren haben, ist allgemein bekannt.

Die Bakterien können wir durch *peinlichste Reinlichkeit* fernhalten. Das geschieht dadurch, daß wir unsere Hände, die Instrumente, das Verbandmaterial, kurz alles, was mit der Wunde in Berührung kommt, *keimfrei* machen (sterilisieren). Man benutzt dazu kochendes Wasser oder den Wasserdampf oder gewisse chemische Mittel, die auf die Bakterien mehr oder weniger schädigend — antiseptisch, d. h. fäulniswidrig — wirken.

Während aber kochendes oder auch nur sehr heißes Wasser sich für die Reinigung der Hände von selbst verbieten, und die wirksamsten chemischen Mittel für viele Personen nicht verwendbar sind, weil sie die Haut sehr angreifen und nicht selten Ausschläge verursachen, sind sie auch für die Wunden mehr oder weniger giftig und können schaden, wenn sie nicht von sachverständiger Hand mit Vorsicht gebraucht werden.

Die *Instrumente* werden nach vorheriger mechanischer Reinigung mittels Seife und Bürste durch 10—20 Minuten langes Auskochen, die Verbandstoffe durch ebensolange Einwirkung strömenden

Wasserdampfes völlig keimfrei gemacht (sterilisiert). Die Messer müssen beim Kochen in Watte eingewickelt oder in besondere Messerkästchen gelegt werden.

In den Krankenhäusern und privatärztlichen Kliniken erfolgt das Auskochen in eigens erdachten Apparaten, die durch elektrischen Strom, Gas oder Spiritus geheizt werden.

Für die *erste Hilfe* können aber Kocheinrichtungen zur Sterilisation der Instrumente auch *improvisiert* werden: In vielen Haushaltungen sind geeignete Kochtöpfe (Spargelkocher oder Fischkochkessel mit durchlöchertem Einsatz) vorhanden. Wo solche fehlen, sind aber sicher einfache Kochtöpfe zu finden, die als Notbehelfe dienen können. In diese Gefäße werden die Instrumente gelegt. Dann gießt man Wasser — wenn möglich vorgewärmtes — mit Sodazusatz (etwa 1 Eßlöffel auf 1 Liter Wasser) darüber, bis die Instrumente bedeckt sind, und stellt den Topf auf das Feuer. Nach 10—20 Minuten langem Kochen sind die Krankheitskeime vernichtet, und die Instrumente können unbedenklich benützt werden. (Stellt man den Topf nach dem Kochen in kaltes Wasser, so wird der Gebrauch der Instrumente rascher ermöglicht.)

Die Sterilisation der *Verbandstoffe* kann nur durch fachkundige, geübte Personen in besonderen, kunstvollen Apparaten vorgenommen werden, deren Beschreibung hier zu weit führen würde. Nach der Sterilisation werden die Verbandstoffe in sinnvoll konstruierten Behältern aufbewahrt, in denen sie ihre Keimfreiheit nicht verlieren. Für die erste Hilfe kommt als Verbandmaterial das von den Apotheken gelieferte, unter tadellosem Verschluß gehaltene in Frage (Mull, Watte, Binden). Zur Not können auch Wäschestücke aus Schränken benützt werden; doch ist dabei vorausgesetzt, daß die Stücke rein gewaschen und gebügelt waren, als sie in den Schränken aufgestapelt wurden.

Die *Händedesinfektion* wird unter den Ärzten verschieden geübt. Ein großer Teil von ihnen wäscht die Hände und Vorderarme mit Kaliseife und bürstet sie in fließendem oder oft gewechseltem, möglichst warmem Wasser mindestens 5 Minuten lang. Hierauf folgt eine gründliche Abreibung mit einem reinen trockenen Tuch, dann Waschen in $70^0/_0$igem Alkohol während 3—5 Minuten und daran anschließend ein ebenso langes Waschen in $1^0/_{00}$iger Sublimatlösung. Dem Raum unter den Nägeln wird besondere Beachtung geschenkt. Da aber auch so nicht immer völlige Keimfreiheit erzielt wird, so werden von den meisten Ärzten über die vorher desinfizierten Hände noch Gummihandschuhe gezogen, die eine nachhaltigere Sterilisation zulassen als die Hände und überdies auch ihren *Träger vor Ansteckung schützen*.

Samariter sollen sich die Händedesinfektion der Ärzte zu eigen machen. Wo die nötigen Hilfsmittel dazu fehlen, muß eine sorgfältige und gründliche Waschung mittels Seife und Bürste in reichlichem heißem Wasser jedem Hilfsakt vorausgehen, wenn es sich um offene Wunden handelt.

Die chemischen antiseptischen Mittel werden bei reinen Wunden kaum mehr angewendet. Selbst bei Wunden, die verunreinigt sind oder zu sein scheinen, ist ihr Gebrauch nicht mehr allgemein üblich. Auch auf die früher so viel ausgeführte Wunddusche, das Ausspülen, das „Reinigen" der Wunden, verzichtet man nach Möglichkeit, wenn man auch nach den Erfahrungen des Weltkrieges 1914—1918 bei Artillerie- und Minenverletzungen der „Wundtoilette" durch Ausschneiden des geschädigten Gewebes wieder erheblich mehr Aufmerksamkeit schenkt. Die Wundoberfläche und -umgebung werden im allgemeinen in neuester Zeit nicht mehr, wie einst, gewaschen und desinfiziert. Auch bei offensichtlicher Verschmutzung begnügt man sich damit, entweder das Wundgebiet mit Jodtinktur oder Jodalkohol zu bestreichen und — je nach Umständen — zu operieren, um dann einen keimfreien (sterilen) Verband darüberzulegen; oder man bedient sich des Mastisols. Dieses ist ein Mastixlack, der in Lösung in der Umgebung der Wunde — bis dicht an die Wundränder heran — aufgepinselt wird. Durch die klebrige Flüssigkeit werden alle Schädlichkeiten, Bakterien usw. festgelegt („arretiert") und so von der Wunde ferngehalten. Die Verbandstücke haften an der Unterlage unverrückbar, und es bedarf in der Regel nicht der Befestigung durch Binden oder Heftpflaster. Diese beiden Verfahren haben bisher bei den Ärzten viel Freunde gewonnen; doch muß erst die Erfahrung lehren, ob sie (namentlich auch für Laienhände) allgemein zu empfehlen sind.

Fragen Sie nun: *Wie soll sich der* **Laie** *bei Verwundungen verhalten?* so lautet die Antwort: Er soll vor allem sich den Grundsatz zu eigen machen, der als wichtigster auch den Arzt bei seinem Handeln leitet und heißt:

Nur nicht schaden! D. h. **bringe nicht** noch mehr Schädlichkeiten in die Wunde **hinein**, als schon darin sind!

Das Beste wäre ja: *gar nichts mit der Wunde zu machen* und sie ganz unberührt zu lassen. Dazu gehört aber *Ruhe, Umsicht, Überlegung*, und gar leicht ist diese bei einem Unfall verloren. Ferner gilt für die Nichtberührung der Wunde die Voraussetzung, daß kein größeres Blutgefäß verletzt, also keine starke Blutung vorhanden ist (davon später). Eine geringe Blutung schadet dem Verletzten nicht und der Wunde erst recht nicht; denn *solange eine Wunde blutet, kann sie nicht leicht infiziert werden;* das hervor-

Wie soll sich der Laie bei Verwundungen verhalten? 33

quellende Blut spült vielmehr die Schädlichkeiten heraus. Das Blut gerinnt schließlich und bildet einen *Blutschorf,* den natürlichen Notverband, den der Körper selbst liefert, und es ist nun nur nötig, das verletzte Glied ruhigzuhalten oder durch einen Verband zu stützen. Manche fürchten indessen, daß Luft, Staub, Kälte der unbedeckten Wunde schaden können; diese Gefahr ist gar nicht so groß, jedenfalls viel geringfügiger, als ein eilig und schlecht angelegter schmutziger Verband sie mit sich bringt.

Am schlimmsten aber ist es, „*die Wunde mit den Fingern* zu berühren, zu „untersuchen"; denn dadurch können die folgenschwersten Wundkrankheiten entstehen. Daß es selbst dem Arzte schwer fällt, seine Hände völlig keimfrei zu machen, ist schon erwähnt; daß es aber dem Laien fast unmöglich ist, auch wenn er „seine Hände gewaschen hat", ist gewiß verständlich. Der Hauptgrundsatz der Nothilfe heißt daher: *Berühre keine Wunde mit den Fingern,* selbst nicht mit gewaschenen. „Befingerte" Wunden heilen immer schlecht. Glauben Sie auch ja nicht, daß etwa das Eintauchen oder Abwischen mit einer antiseptischen Lösung, besonders mit dem so gern gebrauchten Karbolwasser, Ihre Hände genügend desinfiziert. *Reinigen Sie auch nicht die Wunde selbst;* denn durch Abwischen, Bürsten usw. bringen Sie doch nur die Unreinigkeiten der nächsten Umgebung in die Wunde *hinein.* Wie häufig sieht man, daß Wunden an schmutzigen, rissigen Arbeitshänden glatt heilen, wenn nichts mit ihnen vorgenommen wird, daß sie aber um so mehr zu Eiterung und Entzündung neigen, je mehr gleich nach dem Unfall durch Abspülen und Abwaschen der Schmutz zu entfernen gesucht wurde.

Eine zweite, gleich große Schädigung ist ein *unreiner Verband.* Man bringe daher weder Charpie noch Heftpflaster, noch alte, vielbetastete Leinwand mit der Wunde in Berührung. — Brauchbar ist dagegen ein Bausch Mull oder Leinwand, z. B. ein ganz reines, frisch gewaschenes und frisch gebügeltes Taschentuch (aus dem Wäscheschrank), das man so auseinanderfaltet, daß die inneren, *nicht* berührten Teile auf die Wunde zu liegen kommen. Die alten, vielfach gewaschenen Leinwandreste, die von der sorgsamen Hausfrau irgendwo aufbewahrt werden, um als Verbandstoff zu dienen, sind ganz *ungeeignet,* weil sie meist schon unzählige Male mit den Händen berührt worden sind. Ebensowenig brauchbar sind die Wattereste in den Pappschachteln, aus denen man bei Bedarf ein Stückchen herauszupft, während der Rest mit den Fingern zurückgestopft wird. Solche Wattereste werden oft sehr lange aufbewahrt. Daß auch ein reines Taschentuch, welches aber schon entfaltet in der schmutzigen Tasche[1] getragen wurde, ein schlechtes

---
[1] Eine Tasche ist im ärztlichen Sinne *immer* schmutzig.

Verbandmittel ist, brauche ich nun wohl nicht erst auseinanderzusetzen.

Auch dann, wenn die Wunde durch Sand, Erde, Straßenkot usw. *gröblich verunreinigt* ist, soll man sie und ihre Umgebung nicht abwaschen oder abspülen, sondern nur mit einem reinen Verband versehen, um weitere Verschmutzung zu verhüten.

Ganz klares Brunnenwasser, Quellwasser und das Leitungswasser gut arbeitender Wasserwerke dürfen *zur Not* gebraucht werden; besser ist solches Wasser, welches eben *gekocht hat*, weil durch etwa eine viertel Stunde langes Kochen die Bakterien zerstört werden.

In früherer Zeit war es üblich, die Verbandstoffe in antiseptische, fäulniswidrige Flüssigkeiten zu tauchen und sie dann auf die Wunden zu legen. Davon ist man ganz abgekommen. Die antiseptischen Flüssigkeiten haben wegen ihrer Giftigkeit schon oft Schaden angerichtet und sollten von Laien am besten gar nicht mit Wunden in Berührung gebracht werden.

Die *Gefäße* (Schüsseln, Schalen, Becken), die bei der ersten Hilfe verwendet werden sollen, sind vorher nach Möglichkeit keimfrei zu machen: Man begießt ihre Innenfläche nach sorgfältiger Reinigung mit Spiritus oder Brennspiritus, zündet diesen an und sorgt durch geschickte Drehungen dafür, daß die Flamme an alle Stellen des Gefäßinneren gelangt. Wenn so auch nicht alle Keime mit Sicherheit vernichtet werden, so verlieren doch die etwa noch gebliebenen ihre krankmachende Fähigkeit.

Die *kleinsten Riß-* und *Stichwunden* an den Händen und Fingern, Verletzungen des Fußes durch eingetretene Nägel, Nadeln usw. verlangen Ihre ganz besondere Aufmerksamkeit, da sie so häufig zu schweren Entzündungen neigen, wenn eben ein Infektionsstoff zugleich eingedrungen ist. Dann ist es am besten, die Blutung nicht sofort zu stillen, im Gegenteil sie zu begünstigen. Denn je mehr die kleine Verletzung blutet, um so mehr können die giftigen Stoffe herausgespült werden. Als Verband eignet sich ein *Umschlag* mit gekochtem Wasser, um das Nachsickern nicht zu unterdrücken. Das sofortige Verkleben der Wunde mit Heftpflaster, gummiertem Papier, Kollodium u. dgl. ist in den meisten Fällen schädlich. Stellt sich Schmerz in der Umgebung der Wunde ein, so versäumen Sie nicht, sofort ärztlichen Rat zu holen.

Heftpflaster ohne keimfreie Unterlage sollte überhaupt nicht gebraucht werden. Eine geeignete Verbindung von Heftpflaster mit Verbandstoff ist in dem Hansaplast gegeben, das überdies ein reinliches Auflegen auf die Wunden ermöglicht.

Wie soll sich der Laie bei Verwundungen verhalten? 35

Am zweckmäßigsten und einfachsten ist es, alles, was, zu einem guten Verbande gehört, in richtiger Verpackung *vorrätig* zu haben.

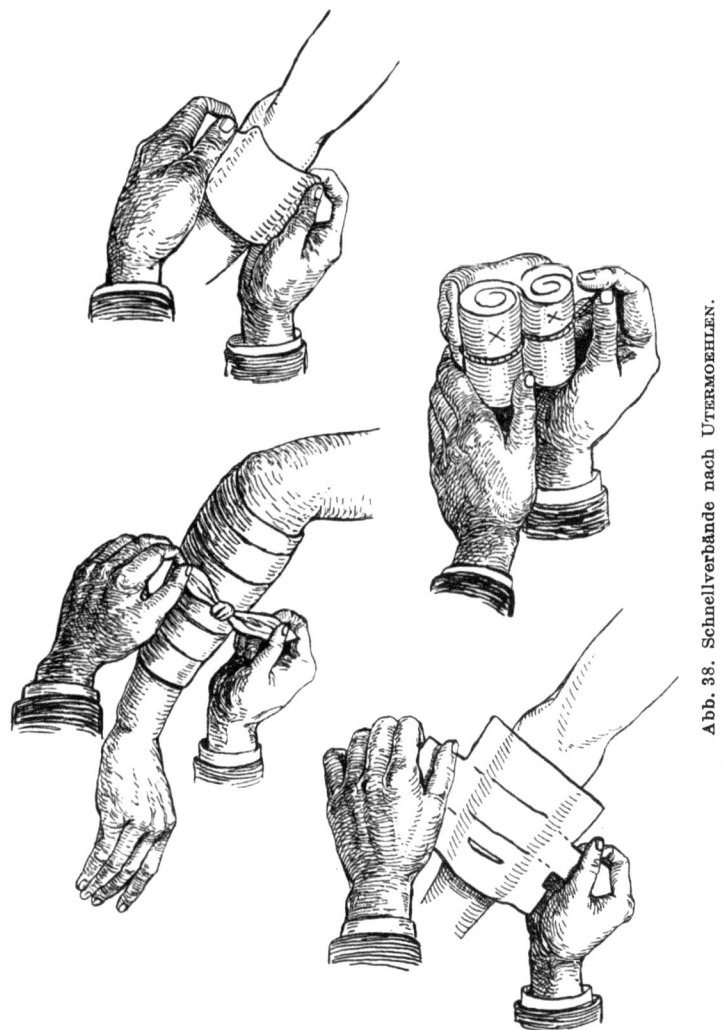

Abb. 38. Schnellverbände nach UTERMOEHLEN.

Für den Gebrauch im täglichen Leben habe ich schon vor mehreren Jahren *Verbandpäckchen* angegeben, die keimfrei verpackt sind und *ohne* Berührung durch die Finger (also mit ungewaschenen Händen) angelegt werden können. Wer ein solches kleines Päckchen bei sich trägt und im Hause, in Werkstätten vorrätig hält, kann jede Verwundung in der denkbar einfachsten Weise versorgen. Der deutsche Samariter-Verein hat seine Verbandkästen mit solchen Notverbänden ausgerüstet. Die Mitglieder der Sanitätskolonnen und der Genossenschaftsverbände vom Roten Kreuz führen sie persönlich bei sich oder finden sie in ihren Unfallstationen. Der Soldat trägt im Kriege zwei Armeeverbandpäckchen[1] im linken vorderen Rockschoße in einem an der Futterseite aufgenähten Täschchen, um sich selbst oder einen Kameraden verbinden zu können.

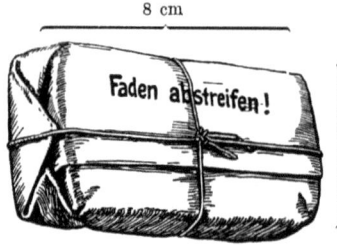

Abb. 39. Armeeverbandpäckchen.

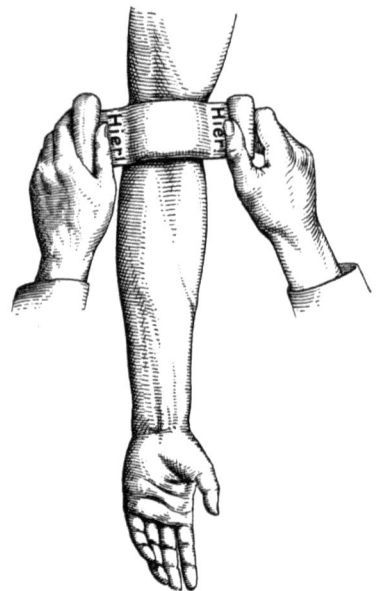

Abb. 40. Auflegen des Verbandpäckcheninhalts nach dem Öffnen des Päckchens.

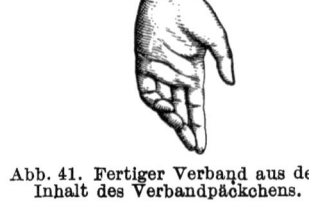

Abb. 41. Fertiger Verband aus dem Inhalt des Verbandpäckchens.

Um *die Jodierung der Wundumgebung* durchzuführen (vgl. S. 32), hat man in neuester Zeit den *Jodverband "Ullo"* in Form eines Verbandpäckchens für die erste Hilfe bereitgestellt: Eine Jodampulle befindet sich in enger

---

[1] Eingehende Übungen mit diesem Verbandpäckchen seien den Samaritern vor allem deshalb empfohlen, weil sie mit seiner sachgemäßen Anwendung genau Bescheid wissen müssen. Es enthält in einer mit der Aufschrift „Faden abstreifen!" versehenen und von einem Faden umschlungenen wasserdichten Zwirntuche eine 4 m lange und 7 cm breite Mullbinde aus

Wie soll sich der Laie bei Verwundungen verhalten?

Verbindung mit dem Verbandspäckchen, aber außerhalb der wasserdichten Verpackung, in einer Holzhülse, die durch einen Holzstöpsel verschlossen ist. Eine Gebrauchsanweisung ist ebenfalls außerhalb angebracht. Danach wird beim Gebrauch die Ampulle aus der Holzhülse herausgenommen und an dem um das Glasröhrchen herumlaufenden weißen Ring gebrochen. Dabei legt sich der Daumen der linken Hand in eine unterhalb des weißen Ringes angebrachte Delle. Das Brechen geschieht leicht, eine Zersplitterung des Glases ist nicht zu befürchten.

Nach Abstreifen der oberen Hälfte wird im Inneren der Glasröhre ein Faden frei, der mit einer Hülle umgeben und so zu einem Pinsel ausgebildet worden ist. Die Jodtinktur, die an dem Schaft herunterläuft und von dem Fadenende aufgenommen wird, läßt sich bequem auf die Umgebung der Wunde aufstreichen.

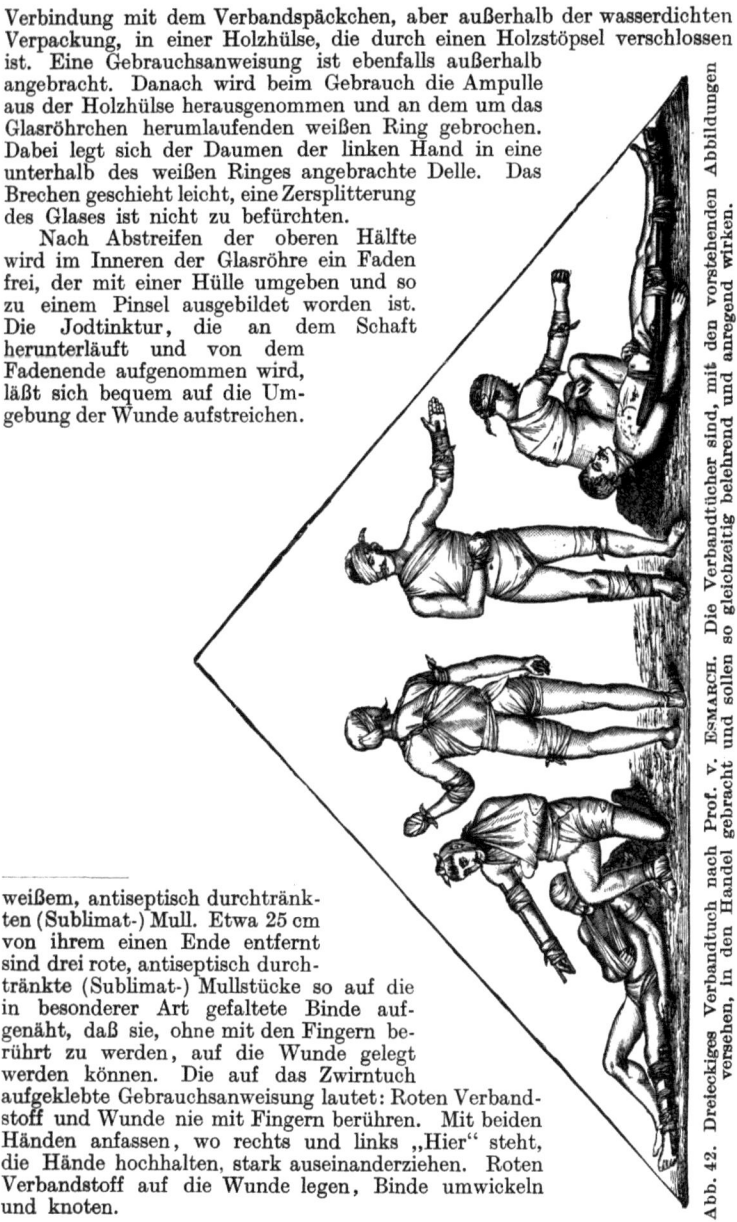

Abb. 42. Dreieckiges Verbandtuch nach Prof. v. ESMARCH. Die Verbandtücher sind, mit den vorstehenden Abbildungen versehen, in den Handel gebracht und sollen so gleichzeitig belehrend und anregend wirken.

weißem, antiseptisch durchtränkten (Sublimat-) Mull. Etwa 25 cm von ihrem einen Ende entfernt sind drei rote, antiseptisch durchtränkte (Sublimat-) Mullstücke so auf die in besonderer Art gefaltete Binde aufgenäht, daß sie, ohne mit den Fingern berührt zu werden, auf die Wunde gelegt werden können. Die auf das Zwirntuch aufgeklebte Gebrauchsanweisung lautet: Roten Verbandstoff und Wunde nie mit Fingern berühren. Mit beiden Händen anfassen, wo rechts und links „Hier" steht, die Hände hochhalten, stark auseinanderziehen. Roten Verbandstoff auf die Wunde legen, Binde umwickeln und knoten.

Ist dies geschehen, dann reißt man mittels des an der linken oberen Seite des Päckchens befindlichen Zipfels die Umhüllung auf, nimmt den keimfrei verpackten Verband heraus, entfernt das Papier von dem Verband und legt letzteren um den verletzten Teil wie beim Verbandpäckchen.

Der Jodverband „Ullo" befindet sich in einer luft- und wasserdicht verschlossenen Gummituchumhüllung.

Besser kein Verband als ein schlechter Verband. Denn das Schicksal eines Verwundeten hängt oft vom *ersten Verbande* ab.

Ist kein Arzt in der Nähe, und muß der Verwundete zu ihm hingebracht werden, so ist es notwendig, den vorläufigen Verband mittels eines *Tuches* oder einer *Binde* auf der Wunde zu befestigen und zugleich das verwundete Glied gut *zu stützen.*

Da man mit einem *dreieckigen Tuche* eine große Menge *verschiedener Verbände* anlegen kann, und ein solches fast überall zur Hand ist oder durch schräges Zusammenlegen eines großen Taschentuches oder Mundtuches (Serviette) hergestellt werden kann, so werden Ihnen in der heutigen Übungsstunde zunächst nur die *Tuchverbände* gezeigt werden, da man mit einem, wenn auch mangelhaft angelegten Tuch *nicht so viel Schaden* anrichten kann als mit einer *fehlerhaft* angelegten Binde. Denn deren richtige Anwendung setzt dauernde Übung voraus. (S. z. B. S. 228).

Ich will dazu im voraus bemerken, daß die *Verbände* überhaupt zu folgenden Zwecken angelegt werden:

1. zum *Schutz* (gegen äußere Schädlichkeiten, namentlich während des Transportes gegen Schmutz, Staub, Insekten usw.);

2. um einen *Druck* auszuüben (Wundflächen zusammenzudrücken, Blutung zu verhüten oder zu stillen usw.);

3. um *Ruhe* zu geben (die verletzten Teile zu unterstützen [Armtuch], sie an Schienen oder am Körper zu befestigen, die Muskeln zu beruhigen usw.).

Alle diese Zwecke lassen sich mittels eines *dreieckigen Tuches* erfüllen, wie Sie es hier auf diesen Tüchern abgebildet sehen (Abb. 42). Doch sollen Übungen mit Binden deshalb nicht vernachlässigt werden (vgl. S. 230 u. ff.).

Blutungen.

Jede Wunde blutet, weil in jeder Wunde auch Adern verletzt sind.

Aber die Art der Blutung und ihre *Gefährlichkeit* ist sehr *verschieden* nach der *Art* und *Größe* der *Adern,* welche geöffnet wurden.

Wenn das Blut in nicht starkem Strome, „wie aus einem Schwamme" aus der Wunde *rieselt,* so sind nur kleine Adern (Haargefäße) verletzt.

Wenn *dunkelrotes* (blaurotes) Blut in gleichmäßigem Strome ausfließt, und wenn der Ausfluß durch *Druck oberhalb* der Wunde

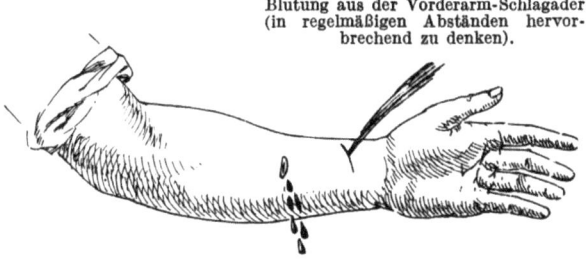

Blutung aus der Vorderarm-Schlagader (in regelmäßigen Abständen hervorbrechend zu denken).

Abb. 43. Blutung aus einer Blutader (Vene).

(zwischen Wunde und Herz) *verstärkt* wird, dann ist eine größere *Blutader* (Vene) geöffnet (Abb. 43 u. 44).

Wenn aber *hellrotes Blut in starkem Strahl* und stoßweise (pulsierend) *aus der Wunde hervorspritzt*, dann ist eine *Schlagader* verletzt und große Lebensgefahr vorhanden (Abb. 43).

Geringe Blutungen aus verletzten *kleinsten* Schlagadern oder aus Blutadern hören meist auf, wenn man die Wundränder gegeneinanderdrückt und die Wunde *fest verbindet*, oder auch ohne Zutun, weil die Mündungen der durchschnittenen Äderchen sich verengern (zusammenziehen), und das Blut in der Wunde zu einem klebrigen, zähen Klumpen gerinnt. Oft genügt es auch schon, das verletzte Glied senkrecht *in die Höhe* zu heben, weil dann der Blutzufluß bedeutend geringer ist (Vergleich: Unterschied in der Farbe zwischen einem emporgehaltenen und herabhängendem Arm). Durch Eintauchen in Wasser oder dauerndes Abspülen wird natürlich die Gerinnung des Blutes verhindert. Solche Maßnahmen sind daher zu unterlassen.

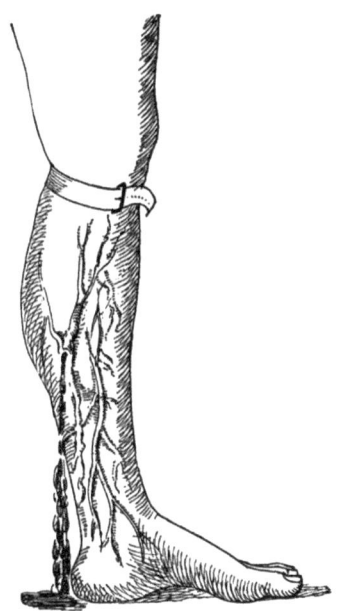

Abb. 44. Heftige Blutung aus einer geplatzten Vene, begünstigt durch ein nicht entferntes Strumpfband.

40 Verletzungen.

Blutungen aus verletzten Blutadern (z. B. aus geplatzten Krampfadern am Bein) sind bisweilen schwer zu stillen, weil oberhalb der blutenden Stelle ein Kleidungsstück *einschnürt* (Strumpfband, Abb. 44). Nach *Lösung* dieser Einschnürung (Strangulation) steht die Blutung meist durch leichten *Druckverband* und *Erhebung* des Gliedes.

Fließt aber *hellrotes Blut* trotz Druck auf die Wunde *unaufhaltsam weiter*, so muß eine größere Schlagader verletzt sein, und dann ist der *Tod durch Verblutung* zu befürchten.

In allen solchen Fällen ist rasche Hilfe nötig. Man sende also sogleich zum *Arzt* oder bringe den Verwundeten eiligst zu ihm.

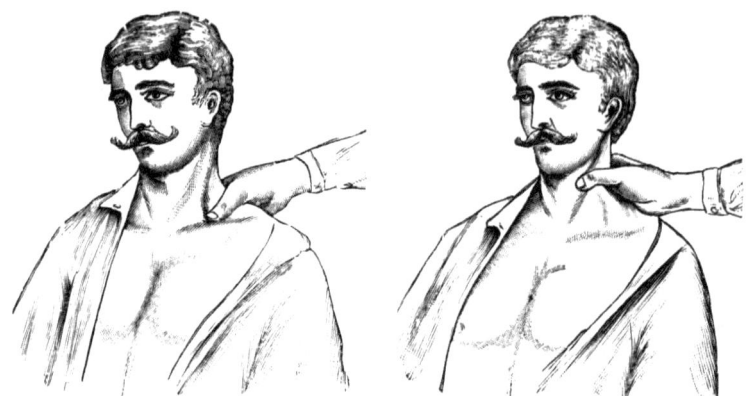

Abb. 45. Druck auf die Schlüsselbeinschlagader zur Blutstillung. (Richtung des Druckes gegen die erste Rippe.)

Abb. 46. Druck auf die Halsschlagader (Druckrichtung: Wirbelsäule).

Der Arzt wird die Blutung durch Zubinden der Ader dauernd stillen.

Aber weil der Verwundete *sterben* kann, ehe der Arzt einzugreifen in der Lage ist, so muß der Laie stets versuchen, den Blutstrom selbst einstweilen zu hemmen.

Das *einzig wirksame Mittel* dazu ist ein *starker Druck* mittels Kompresse mit reiner Hand, entweder auf die Wunde selbst, wenn dieselbe nicht zu groß ist, oder, wenn auch das nicht wirkt, ein solcher *auf den Stamm* der Pulsader nach dem Herzen zu (zwischen Wunde und Herz).

Man *hebt* zunächst das verwundete Glied *in die Höhe*, weil dadurch das Ausfließen des Blutes *verlangsamt* wird, und *entblößt* dann die Wunde und das verletzte Glied durch *Aufschneiden* der Kleidungsstücke bis an den Rumpf hinauf.

Dann legt man auf die Wunde ein dickes Polster aus zusammengefalteter *reiner* Leinwand (frisch gewaschenes und gebügeltes Taschentuch) und preßt es mit der Hand oder durch Umwicklung mit einer Binde oder einem Tuch fest gegen die Wunde.

Quillt trotzdem das Blut weiter hervor, so muß man den Stamm der Schlagader *oberhalb der Wunde (zwischen Herz und Wunde)* mit den Fingern stark zusammendrücken.

Es gibt *gewisse Körperstellen,* wo die Schlagadern so oberflächlich liegen, daß man sie gegen den darunterliegenden Knochen wirksam zusammenpressen kann. Diese Stellen muß man kennen.

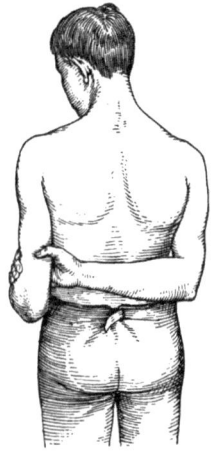
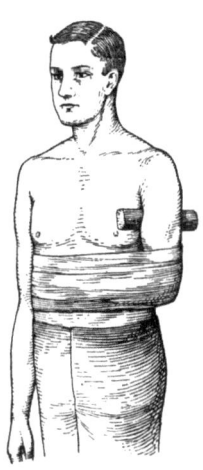

Abb. 47. Zusammendrücken der Schlüsselbeinschlagader zwischen Schlüsselbein und erster Rippe durch Herabziehen der Schulter.

Abb. 48. Knüppeldruck.

Am *Halse* kann man an dem Innenrande des Kopfnickers die große Halsschlagader gegen die Wirbelsäule drücken (Abb. 46).

Wo an den Extremitäten zwei Knochen vorhanden sind, also am Vorderarm und Unterschenkel, ist die Umschnürung unwirksam, da der Zustrom im Zwischenknochenraum durch eine auch noch so starke Umschnürung nicht behindert wird. Die provisorische Blutstillung darf also nur am Oberarm und Oberschenkel angelegt werden.

Ist die große Schlagader des Armes in der *Achselhöhle* verletzt, dann kann man versuchen, den Hauptstamm am Halse oberhalb des Schlüsselbeines gegen die erste Rippe anzudrücken (Abb. 45). Auch durch starkes *Zurückziehen der Schulter* nach hinten und unten mit Hilfe des anderen Armes kann man das

Schlüsselbein so herabziehen, daß es die darunterliegende große Armschlagader gegen die erste Rippe drückt (Abb. 47).

Das Verhalten bei Blutungen an der Wange und Schläfe ergibt sich aus den Abb. 51 u. 52.

Am *Oberarm* ist es die Innenseite, da wo die innere Naht des Ärmels liegt (Abb. 49 u. 50).

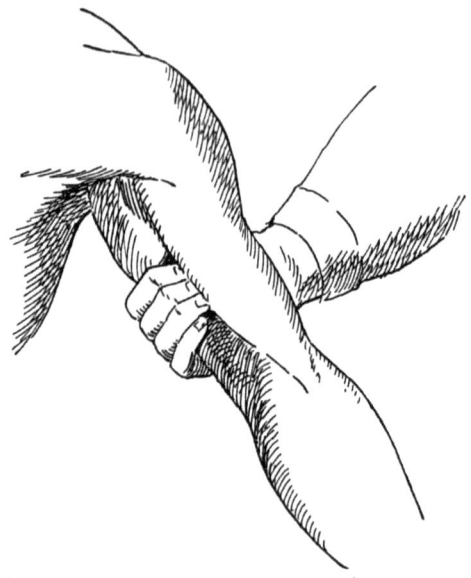

Abb. 49. Druck auf die Oberarm-Schlagader. (Druckrichtung: Oberarmknochen.)

Hier kann man auch durch einen *dicken Stock, Rolle, Regenschirm* od. dgl., die man zwischen Rumpf und Arm legt, und gegen die man den Arm durch ein Tuch anpreßt, die Schlagader zusammendrücken (Abb. 48). Ähnlich ist die Wirkung, wenn man durch zwei an die Innen- und Außenseite gelegte und durch Tücher zusammengebundene kurze Knüppel den Arm platt drückt (Knüppelpresse, Abb. 55 u. 59).

Am *Oberschenkel* liegt die Schlagader an der Vorderseite, dicht unter der Mitte der Schenkelbeuge (Abb. 54).

Um aber durch einen Druck mit dem Finger auf eine bestimmte Stelle den Blutstrom zu hemmen, sind einerseits genaue anatomische Kenntnis der Stelle, andererseits eine gewisse Übung und Geschicklichkeit und, wenn die ärztliche Hilfe lange ausbleibt, große Kraft und Ausdauer erforderlich.

Daher legten an diesen Stellen die Ärzte die früher gebräuchlichen *Aderpressen* (Tourniquets) an, kleine Polster, welche durch einen Schnallengurt festgeschnürt wurden.

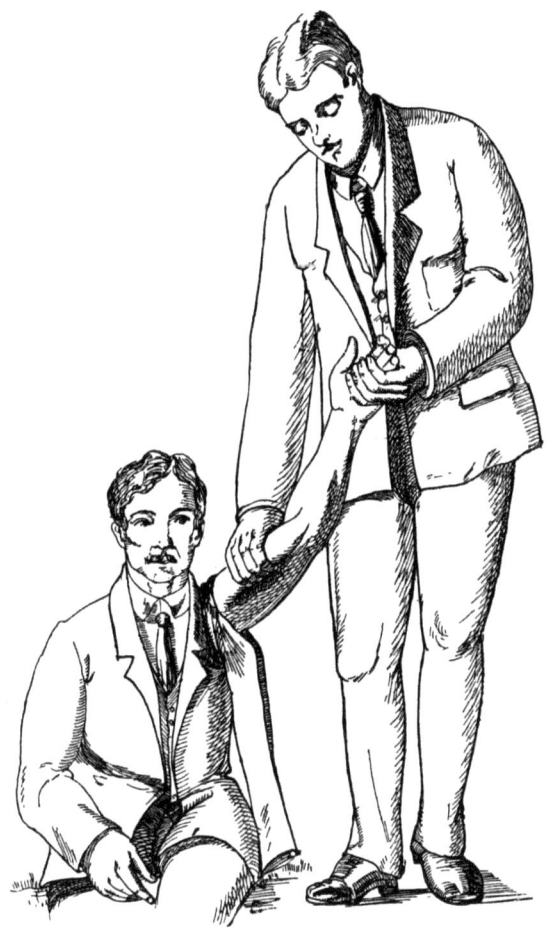

Abb. 50. Zusammendrücken der Oberarm-Schlagader.
(Richtung gegen den Oberarmknochen in der Furche des doppelköpfigen Muskels.)

Doch auch die bestangelegte Aderpresse *verschiebt* sich auf dem Transport gar leicht und schadet dann mehr als sie nützt. Gleitet sie nämlich von der Schlagader ab auf die (fast überall) dicht danebenliegende Blutader, in der der Blutstrom zum Herzen

44 Verletzungen.

zurückläuft, so entsteht *durch Stauung* eine Verschlimmerung der Blutung (vgl. Abb. 44).

Es ist deshalb bei *Schlagaderverletzungen* am Arm und Bein viel einfacher und sicherer, mittels einer *elastischen Binde oder eines Gummischlauches* das Glied an einer Stelle zwischen Wunde

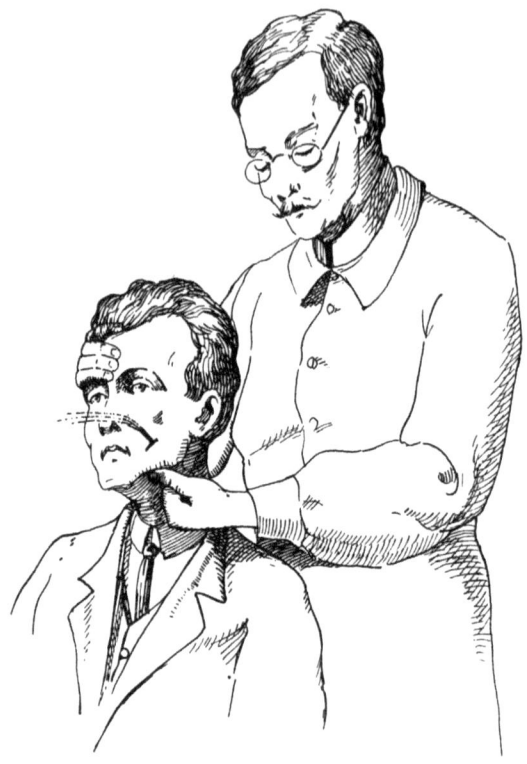

Abb. 51. Zusammendrücken der Unterkiefer-Schlagader. (Druckrichtung gegen den Unterkieferknochen.)

und Herz so zu *umschnüren*, daß kein Blut mehr durch irgendeine Ader hindurchfließen kann.

Wenn Sie einen elastischen Gurt nur *einmal*, wenn auch mit aller Kraft um ein Glied schnüren, so ist der Druck *nicht* stark genug, um die Adern zusammenzudrücken.

Wenn Sie aber *an derselben Stelle* den Gurt unter stärkerer Dehnung *mehrmals* herumführen, so *verstärkt* jede folgende Umkreisung den Druck so sehr, daß zuletzt an dieser Stelle kein Blut mehr durch die Adern fließen kann. *Es muß also die Blutung sofort aufhören, sobald die Umschnürung richtig ausgeführt ist.* War dieselbe aber nicht kräftig genug, dann wird *die Blutung sofort stärker,* weil dadurch nur die oberflächlichen und dünnwandigen Blutadern, in denen das Blut zum Herzen zurückfließt, zusammengepreßt werden, nicht aber die Pulsadern, in denen es vom Herzen herkommt; es tritt also *Stauung* ein.

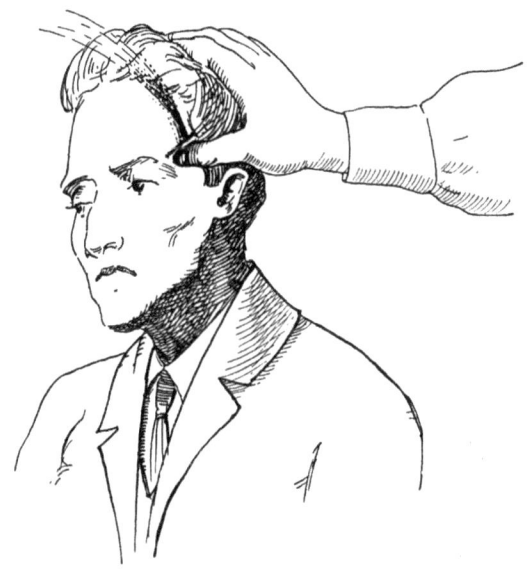

Abb. 52. Druck auf die Schläfenschlagader bei Blutungen. (Richtung Knochen.)

In dieser schädlichen Weise wirkten auch häufig die alten Aderpressen, sobald ihr Gurt sich dehnte, oder das Polster (Pelotte) sich verschob und dann nur auf die neben der Schlagader verlaufende Blutader drückte.

Es bestehen daher die *neueren Aderpressen,* mit welchen die Hilfswagen der Truppen, die Rettungskasten der Eisenbahnen, Post, Feuerwehren und die Instrumentenkasten der Chirurgen versehen sind, nur aus einem elastischen Gurt oder Schlauch (Abb. 53 56 u. 58).

Damit nun auch jeder Laie stets im Besitz eines solchen elastischen Gurtes sein könne, habe ich *elastische Hosenträger* anfertigen lassen, deren Gurt aus *einem* Stück besteht (Abb. 57) und so lang ist, daß man damit bei dem kräftigsten Mann die

Schenkelpulsader zusammenschnüren kann. Wer ein solches Kleidungsstück trägt, wird mit dessen Hilfe imstande sein, jede Blutung an Armen und Beinen an sich selbst oder anderen zu stillen. Wenn

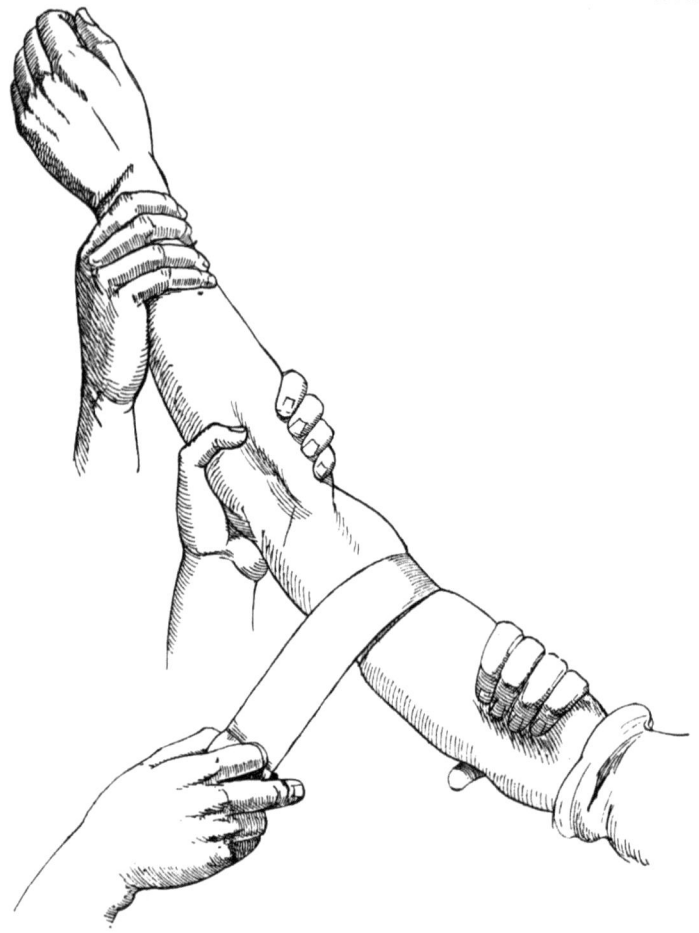

Abb. 53. Anlegen einer Gummibinde zur Stillung einer Blutung.

im Kriege jeder Soldat damit versehen wäre, so würde man bei Blutungen auf dem Schlachtfelde nicht leicht in Verlegenheit geraten. Aber auch für Männer jeden Standes, für Reisende, Jäger, Fabrikarbeiter, Eisenbahnbeamte, Schutzleute, Sportbeflissene usw. würde es zweckmäßig sein, solche Hosenträger zu tragen, weil jeder in die Lage kommen kann, sich oder seinen Nebenmenschen damit sichere Hilfe zu leisten. Viele Männer benutzen sie schon wegen ihrer Leichtigkeit, Einfachheit und Billigkeit, ohne zu wissen, daß sie damit einen wahren Lebensretter besitzen.

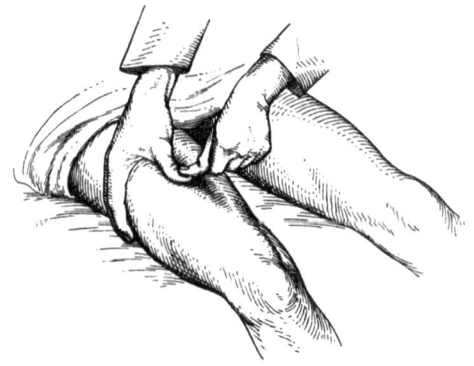

Abb. 54. Fingerdruck auf die Oberschenkelschlagader.

Die Damen könnten den Gurt in Form eines „Samaritergürtels" stets bei sich haben [1].

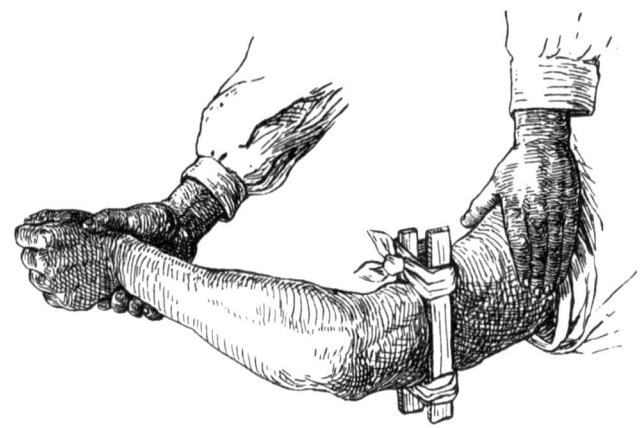

Abb. 55. Notaderpresse.

[1] Das Anlegen dieses elastischen Gurtes muß trotz scheinbarer Einfachheit recht eingehend geübt werden, da nur die *richtige* Anwendung Segen stiftet. Namentlich das unsinnig feste Anziehen neuer und noch stark elastischer Gurte macht am Oberarm heftigen Schmerz und kann langdauernde Nervenlähmung hervorrufen. Anfänger läßt man bei den Übungen lieber einen fleischigen Teil des Unterarms umschnüren.

Wenn aber eine solche elastische Aderpresse nicht zur Hand ist, dann muß man sich auf andere Weise zu helfen suchen.

Wenn man z. B. eine *leinene* Binde hat, so legt man diese *so fest als möglich* an einer Stelle so an, daß eine jede Umkreisung die andere deckt und begießt sie dann, nachdem man das Ende gut befestigt hat, reichlich mit Wasser. Durch Befeuchtung zieht sich die Binde so kräftig zusammen, daß ihr Druck in vielen Fällen zur Blutstillung ausreichen wird.

Hat man nichts als ein Tuch (Schnupftuch) zur Hand, so legt man dasselbe, wie ein Halstuch gefaltet, lose um das Glied, knotet die Enden gut zusammen, schiebt einen *Knebel* (Stock, Hausschlüssel, Mörserstempel, Ast, Degen mit Scheide, Taschenmesser) unter das Tuch und dreht ihn so lange herum, bis die Blutung steht (*Knebelpresse*, Abb. 60 u. 61).

Aber eine *elastische Umschnürung* ist in allen Fällen vorzuziehen, weil ihre Wirkung *sicherer* und von größerer Dauer ist.

Leicht verfällt nun derjenige, der einmal die wunderbare Wirkung einer elastischen Umschnürung gesehen hat, in den Fehler, diese

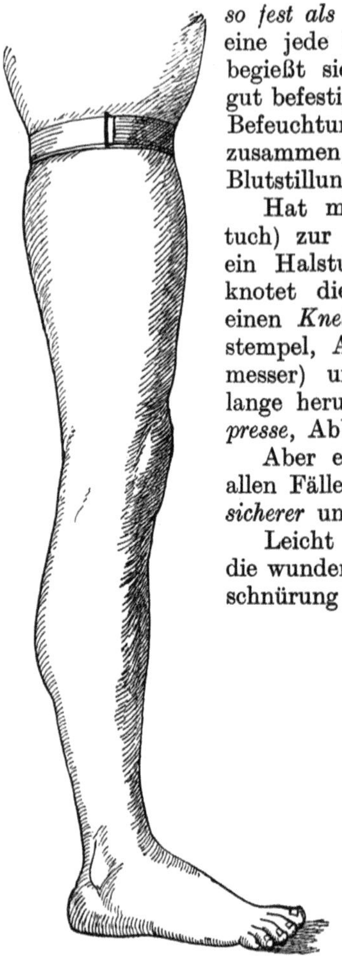

Abb. 56. Blutstillung mittels elastischen Gurts (Hosenträgers).

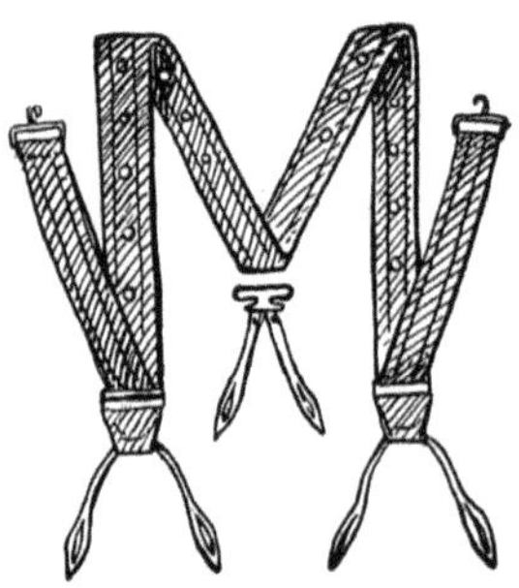

Abb. 57. Elastischer Gurt als Hosenträger (v. ESMARCH).

bei *jeder* stärkeren Blutung *in erster Reihe* anwenden zu wollen. Es wäre aber widersinnig, z. B. einen blutenden Finger sofort zu umschnüren. Erst wenn *Hochhalten* des Teiles, *Druck* auf die *Wunde* durch festen Verband und Druck auf den *Aderstamm* nichts nützen, *dann* mögen der elastische Gurt oder seine Ersatzmittel in Kraft treten.

Auf welche Weise man nun auch den Blutzufluß zu dem verwundeten Körperteil und damit zunächst den Verblutungstod verhindert hat, immer ist es dann die nächste und sehr dringende Aufgabe, *den Verwundeten so rasch als möglich zum Arzt* zu schaffen. Denn die genügend kräftige Umschnürung eines Körperteils wird nicht sehr lange vertragen. Sie wird nicht nur auf die Dauer recht schmerzhaft, sondern der ganze abgeschnürte Teil muß auch brandig absterben (kalter Brand), wenn die Versorgung mit Blut länger als 3 bis 4 Stunden verhindert wird. (Es sind allerdings auch Fälle verbürgt, in denen ohne Schaden 12 Stunden hindurch die elastische Umschnürung liegen blieb.)

In derselben Weise kann auch beim Wundverbande eine unzweckmäßig, d. h. an einer Stelle zu fest angelegte Binde den größten Schaden anrichten.

Es ist deshalb bei den Verbandübungen immer darauf aufmerksam zu machen, daß eine Binde, die so angelegt ist, daß

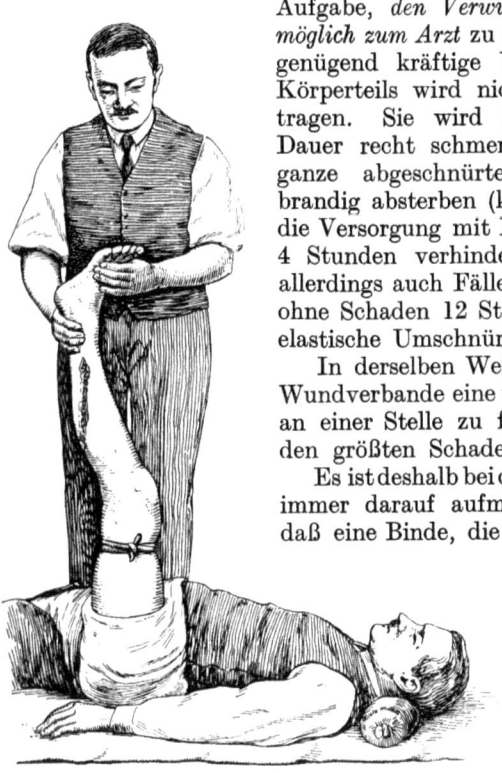

Abb. 58. Umschnürung des hochgehobenen Oberschenkels mittels elastischer Binde (Irrigator- oder Faßschlauches) zur Blutstillung.

sie an einer Stelle einschnürt, sehr bald eine bedeutende Anschwellung des unterhalb der Einschnürung befindlichen Teiles verursacht, und daß, wenn sie nicht bald gelöst wird, das Glied abstirbt, wie Abb. 62 zeigt.

Ausdrücklich *warnen* muß ich noch vor der Anwendung der sog. *Blutstillungsmittel*, die so oft in blutende Wunden hineingestopft werden, seien es nun die *aus der Apotheke* bezogenen Mittel (Eisenchlorid, gelbe Watte, Pinghawar-Yambi usw.) oder seien es *Volksheilmittel* (z. B. *Spinngewebe*, das gewöhnlich aus den staubigsten Ecken geholt wird). (Bemerkenswert ist übrigens,

50 Verletzungen.

daß jeder Handwerker seine blutenden Wunden gern mit dem versorgt, was ihm gerade zur Hand ist: so benutzt der Tischler

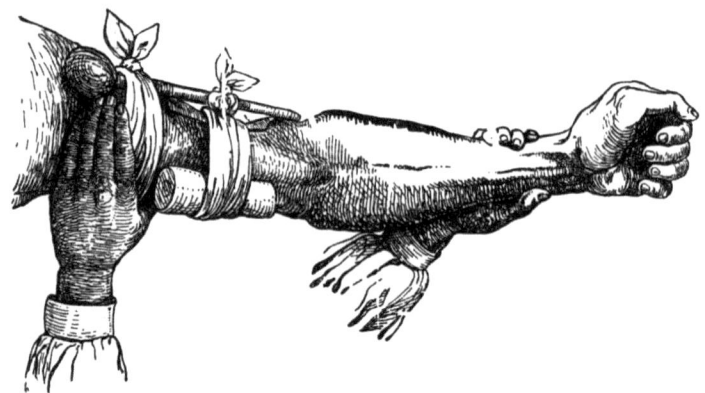

Abb. 59. Notaderpresse (Knebelpresse) mittels zweier dreieckiger Tücher, einer gerollten Rinde und eines Kochlöffels hergestellt.

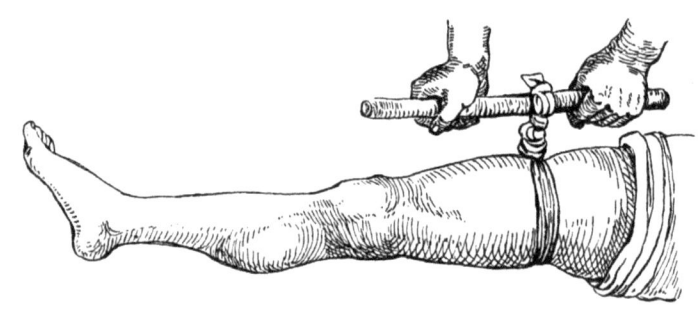

Abb. 60. Notaderpresse.

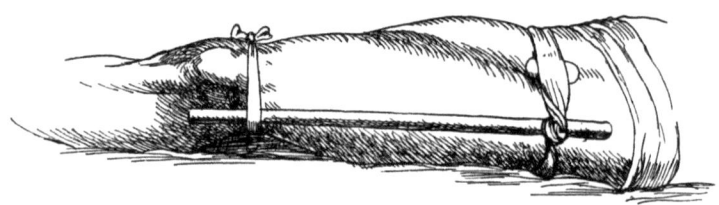

Abb. 61. Notaderpresse am linken Oberschenkel (das Bein ist hier etwas nach außen gedreht).

Politurspiritus und Leim, der Schuster Pech, der Bäcker Teig, der Buchbinder und Sattler Kleister; der Arbeiter gießt Branntwein in die Wunde.) Man kann mit solchen Mitteln wohl *unbedeutende* Blutungen zum Stehen bringen; aber ein *zweckmäßig* angewendeter *Druck* erreicht diesen Zweck viel sicherer; und nach dem, was ich Ihnen über die schädliche Einwirkung jeder Art von

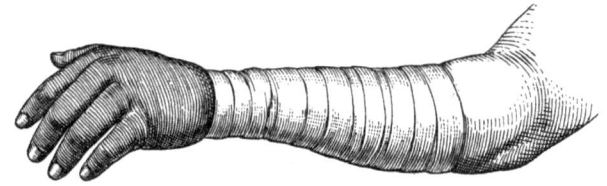

Abb. 62. Schlecht angelegte, einschnürende Binde. Die Hand ist blaurot angeschwollen.

Verunreinigungen auf die Wunden gesagt habe, wird es Ihnen klar sein, daß solche Mittel großen Schaden anrichten können, jedenfalls die *rasche Heilung* durch Verklebung *verhindern* müssen.

Blutungen aus inneren Organen.

Eine *Blutung aus der Lunge* kann bedingt sein entweder durch einen starken Schlag, eine Quetschung oder Erschütterung der Brust, oder häufiger auch durch die Lungenschwindsucht, wenn durch diese Krankheit ein größeres Gefäß angefressen worden ist.

Der Kranke empfindet bei solcher Blutung plötzlich ein aufsteigendes Wärmegefühl in der Mitte der Brust, bekommt Hustenreiz und bringt hellrotes, schaumiges Blut auf, oft in größeren Mengen *(Blutsturz)*.

Wenn auch die Erfahrung lehrt, daß ein derartiger, selbst erheblicher Blutverlust nur in wenigen Fällen das Leben *unmittelbar* bedroht, so muß man doch mit allen Mitteln versuchen, die Blutung zu verringern und ihre Wiederholung zu verhüten.

Daher lagere man den Kranken mit erhöhtem Kopfe recht bequem, lasse ihn ruhig atmen und den Husten möglichst unterdrücken, spreche ihm Mut zu und verhüte alles, was die Ruhe des Körpers und Geistes stören könnte (Sprechen, Fragen, Entfernung aufgeregter Personen). Auf der vorderen Brustfläche, namentlich auf deren oberem Teil werden mit zarter, vorsichtiger Hand kalte Wasserumschläge gemacht. Auch kann man kaltes Wasser — nicht *zu viel* — trinken oder kleine Eisstückchen schlucken lassen. Der rasch herbeigerufene Arzt wird dann bald noch bessere Mittel anwenden.

Eine *Blutung aus dem Magen* kommt bei Magengeschwüren und -geschwülsten zustande.

Unter plötzlichem Schmerz in der Magengrube wird dabei der Kranke blaß und erbricht *dunkles,* klumpiges, nicht selten mit Speiseresten vermischtes, oft bräunliches Blut (wie gemahlener Kaffee).

Auch hier gilt es zunächst, den Kranken ruhig zu lagern und von einengenden Kleidungsstücken zu befreien. Auf die Magengrube werden möglichst kalte Umschläge gemacht und innerlich Eisstückchen zum Schlucken gereicht. Die Kälte kann hier unmittelbar auf die blutende Stelle einwirken.

Erbricht nach einem Unfalle oder einer Ohnmacht jemand rötliche Massen, so besehe man sie genauer, da es sich auch um rötliche Speisen handeln kann, die zuvor genossen worden sind.

Bei Blutungen in die Leibeshöhle hinein, wie sie bei heftigen Quetschungen und dadurch bedingter *Zerreißung der Leber und des Magens* vorkommen können, wird der Verletzte unter oft heftigen Schmerzen zusehends bleicher und kann, ohne daß äußerlich von einer Verletzung etwas bemerkbar zu sein braucht, sterben *(innere Verblutung).*

Hier kann der Laie durch unbedingte Ruhe in bequemer Lage das entschwindende Leben zu erhalten suchen; auch der Arzt wird höchstens durch eine große Operation helfen können.

Das *Nasenbluten* ist ein häufiges Ereignis und tritt oft ohne sofort erkennbare Ursache ein.

Allbekannt ist hiergegen die große Reihe von wirksamen Mitteln: ruhiges, tiefes Einatmen durch die Nase und Ausatmen durch den Mund, Lösung der Kleider am Halse, Hochhalten des Kopfes und beider Arme; kalte Umschläge auf den Nasenrücken, auf die Nackengegend, auf die Waden; das Zudrücken des blutenden Nasenloches und das Einschieben eines länglichen Wattepfropfes, an dem das Blut leichter gerinnt. Alle mechanischen Reizungen durch Drücken, häufiges Schnauben und auch das Einziehen von Wasser sind zu unterlassen.

Blutung aus dem Ohr nach Unfällen (Kopfverletzung) läßt fast immer darauf schließen, daß der Schädelteil, der das innere Ohr umschließt (Schläfenbein), gebrochen ist; das an der Bruchstelle austretende Blut läuft teils in die Schädelhöhle und drückt das Gehirn, teils ergießt es sich durch das geplatzte Trommelfell in den Gehörgang.

Der Verletzte wird ruhig gelagert, und das blutende Ohr durch Auflegen eines durchaus reinen Verbandes vor etwa hinzutretenden Schädlichkeiten (Entzündung) geschützt.

Blutungen aus dem Unterleibe, bei denen oft große Mengen klumpigen Blutes zum Vorschein kommen, erfordern die schnelle Hilfe des Arztes und ruhige Rückenlage bis zu dessen Ankunft.

Vergiftete Wunden

werden hervorgebracht durch Bisse von tollen Hunden, Giftschlangen (Kreuzotter), durch vergiftete Pfeile, Speere, Bolzen (in den Tropen).

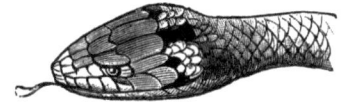 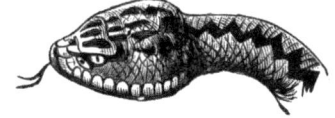

Abb. 63. Kopf der unschädlichen Ringelnatter (gelbe Flecken an den Kopfseiten). Abb. 64. Kopf der giftigen Kreuzotter (Zickzackstreifen auf dem Rücken).

Ihre *Gefahr* besteht darin, daß das Gift von der Wunde aus durch die Adern alsbald dem Herzen zugeführt wird und das ganze Blut durchdringt.

Um dies zu verhindern, muß man *schleunigst* oberhalb der Wunde das Glied *fest umschnüren*, am besten mit einem *elastischen Gurt* (Hosenträger, Abb. 57, 65), sonst mit einem Strick oder Tuch, das mit einem Knebel fest zusammengedreht wird (Abb. 60, 61).

Dann erst sucht man, das *Gift* aus der Wunde zu *entfernen,* durch Aussaugen (wenn die Lippen des Samariters *nicht wund* sind) oder indem man ein umgestülptes Branntweinglas als Schröpfkopf benutzt. Man hält in das mit der Öffnung nach unten gekehrte, vorher angefeuchtete Branntweinglas einen an einem Draht befestigten und mit Alkohol oder Benzin getränkten Wattebausch, nachdem man diesen angezündet hat, 3—4 Sekunden lang hinein und stülpt dann das so luftleer gewordene Glas rasch auf die Stelle, wo der Biß sitzt. Ist das Ansetzen dieses Not-Schröpfkopfes geglückt, dann läßt er sich auch durch kräftigere Bewegungen nicht von seiner Ansatzstelle entfernen, und die Haut wölbt sich bald in das Innere des Glases hinein, mehr und mehr eine blaue Farbe annehmend.

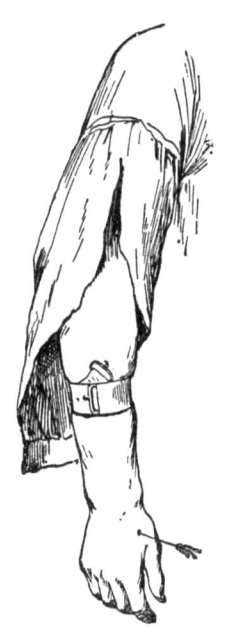

Abb. 65. Elastische Umschnürung bei einer vergifteten Wunde.

Man kann auch das Gift unschädlich machen durch *Ausbrennen* (Feuer, Kohle, glühendes Messer, Stricknadel, Nadel, glimmende Zigarre) oder durch *Ausätzung* (konzentrierte Karbolsäure, Essigsäure, Salpetersäure, Ätzkali, Jodtinktur). Bei Schlangenbiß: *Salmiakgeist* in die Wunde; innerlich *viel* geistige Getränke (Branntwein, starker Wein) bis zur

Trunkenheit, die unter diesen Umständen erst nach sehr reichlichem Genuß eintritt.

Gleich den *Arzt holen!* *Verdächtige* Hunde einsperren und vom Tierarzt *beobachten* lassen, nicht töten.

Es versteht sich von selbst, daß man nur bei *diesen* tierischen, rasch wirkenden *Giften* durch eine elastische Umschnürung den Körper vor ihren verderblichen Folgen schützen kann und darf, daß es aber verhängnisvoll ist, *entzündete* Teile (z. B. bei Blutvergiftung, Zellengewebsentzündung, Rose u. dgl.) mit der Umschnürung versehen zu wollen.

In neuester Zeit hat man mit offenbarem Erfolg ein *Heilserum* gegen Schlangengift hergestellt, um die Gebissenen zu heilen und die Schlangenfänger giftfest („immun") zu machen. Dies ist besonders für die Tropen wichtig; denn in Indien sterben nach amtlichen Berichten jährlich 20 000 Menschen an dem Biß der Kobra.

Bei *Insektenstichen* (Mücken, Bienen) ist es am besten, die schmerzende rote Stelle mit einem Tropfen Salmiakgeist zu betupfen (Ameisensäure) und den Stachel, wenn er sichtbar ist, *vorsichtig* zu entfernen. Umschläge mit essigsaurer Tonerdelösung (1 Eßlöffel voll auf ein Glas Wasser) sind wirksam gegen die Entzündung; Bestreichen mit einem Mentholstift lindert sofort den Schmerz.

Fremdkörper in Wunden.

Sind fremde Körper in eine Wunde eingedrungen (Geschosse, Nadeln, Haken, Splitter von morschem Holz, Glas, Dornen, Nägel, Gräten u. a.), so entstehen recht häufig Entzündungen, entweder durch den Fremdkörper selbst oder durch unzweckmäßige Bemühungen, ihn zu entfernen. Meist wird er dadurch auch noch abgebrochen (Splitter unter dem Nagel) oder tiefer gestoßen, so daß der Arzt später einen größeren Eingriff vornehmen muß. Man bewahre also *Ruhe* und gehe sehr vorsichtig zu Werke. Kann man den Fremdkörper nicht mehr fassen, so überlasse man das Weitere dem Arzt und halte den verletzten Teil ruhig, da z. B. Nadelstücke durch Bewegungen der Finger in kurzer Zeit tiefer wandern. Ist aber der Eindringling glücklich herausbefördert, so lasse man die Wunde tüchtig *ausbluten,* um eingedrungene Giftstoffe auszuschwemmen, und schütze sie durch einen reinen Verband. Gerade die Vernachlässigung kleiner Stichwunden hat schon häufig die schwersten Entzündungen hervorgerufen.

Im Auge sind Fremdkörper sehr lästig, da sie Schmerzen, Lichtscheu, Tränenfluß und Entzündungen hervorrufen. Ist etwas ins Auge geflogen, so *unterlasse* man vor allem das Reiben. Man mache einen kalten Umschlag, bis ärztliche Hilfe zu haben ist. Dies

Fremdkörper in Wunden. 55

kann aber auf Reisen, Ausflügen usw. oft längere Zeit dauern; daher kann man in der Zwischenzeit versuchen, den Schädling herauszubefördern.

Schnauben und gewaltsames Offenhalten des Auges nützt nicht viel. Auch das Herüberziehen des oberen Lides über das untere, wobei die Wimpern den Körper wie mit einem Rechen hervorkehren sollen, bringt nicht viel Erfolg. Man suche, sich den Fremdkörper selbst zu Gesicht zu bringen durch Herunterziehen des unteren oder Umklappen des oberen Lides. Letzteres gelingt leicht über einem Hölzchen, einer Stricknadel od. dgl., während der Verletzte stark nach unten sieht (Abb. 67). Der oft höchst winzige Eindringling wird sanft mit einem (feuchten) Taschentuchzipfel oder mit anderem fortgetupft oder herausgewischt. Bekommt man den Fremdkörper in der angegebenen Weise nicht zu Gesicht und

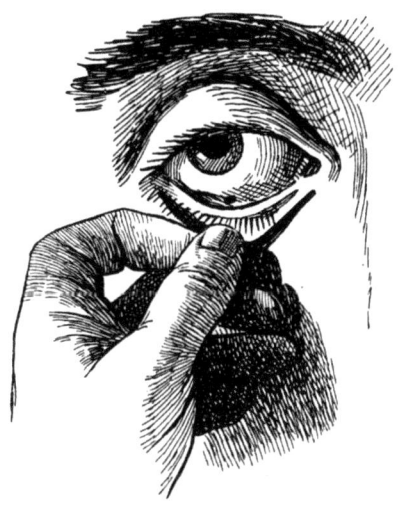

Abb. 66. Fremdkörper unter dem unteren Augenlid. (Herabziehen des letzteren, nach oben sehen!)

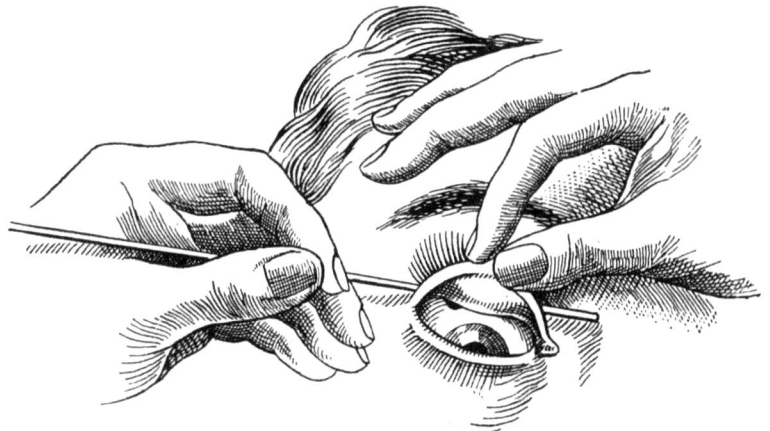

Abb. 67. Umklappen des oberen Augenlides über einer Stricknadel (nach unten sehen!)

kann man ihn nicht leicht entfernen, hält vielmehr der Schmerz an, so sehe man von weiteren Bemühungen ab und suche baldigst die Hilfe eines Arztes auf. Dieser wird mittels seiner Instrumente und Geräte den Sitz bald feststellen und den Fremdkörper entfernen können. Ist der Fremdkörper beispielsweise in die Hornhaut eingedrungen, so kann der Unkundige durch Reiben usw. erheblichen Schaden anrichten.

Im Ohr können Fremdkörper (Steinchen, Kerne, Perlen, Insekten) lange Zeit *ohne* Beschwerden verweilen, wenn man sie in *Ruhe läßt.* Lebensgefährliche Zustände entstehen aber, wenn durch unbeholfene Hände der Körper immer tiefer getrieben wird. Lassen Sie also die Finger davon! Ebenso wenn ein Fremdkörper in *die Nase* geraten ist und durch Schnauben nicht gleich wieder zum Vorschein kommt. Die weitverzweigten Nebenhöhlen der Nase können bei ungeschickten Versuchen zur Herausbeförderung in schwere Entzündung geraten.

Sind Gräten, Nadeln, Knochensplitter, falsche Zähne *verschluckt,* oder in der *Speiseröhre* steckengeblieben, so überlassen Sie ebenfalls *nur* dem Arzte die näheren Anordnungen. In der Zwischenzeit mag der Betroffene Milch, Kartoffelbrei oder weich gekochten Reis zu sich nehmen, falls er dabei keine Beschwerden hat.

Es gibt eine Reihe von Krankheitszuständen, bei denen der Laie nur schwer sich ein Bild von der Natur des Leidens machen kann und doch bis zur Ankunft des oft weit entfernten Arztes wenigstens einigermaßen helfen möchte. Auch hier ist als erster Grundsatz zu beachten: „*Nur nicht schaden!*" Der Helfer vergegenwärtige sich daher immer wieder, daß er nur *einstweilen Linderung* schaffen und *mit der eigentlichen Behandlung sich nicht befassen soll.*

Heftige Leibschmerzen, Durchfall und Erbrechen können durch Genuß unzuträglicher Speisen und Getränke, aber auch durch Gifte, eingeklemmte Brüche, Bauchfellentzündung und dergleichen hervorgerufen sein. Über das Verhalten bei Vergiftungen gibt ein besonderes Kapitel (S. 131—133) Aufschluß. Bei Unterleibsbrüchen verhalte man sich gemäß den Ratschlägen S. 80—81). Sind diese Ursachen ausgeschlossen, so beschränke man sich auf die Verabfolgung einer Tasse lauwarmen Kamillen- oder Baldriantees und lege einen heißen Umschlag auf den Leib. (Bei Verdacht auf Cholera, Ruhr, Typhus Vorsicht für die Umgebung des Kranken und für die Person des Helfers!) Ist Erbrechen durch den Genuß zu reichlicher oder ungeeigneter Speisen und Getränke verursacht, so hemme man zunächst die natürliche Selbsthilfe des Körpers nicht, sondern begünstige durch Zufuhr warmen Wassers, Kamillen-

oder sonstigen Tees die Entleerung der schädlichen Stoffe. Bei Bluterbrechen und Verdacht auf Magengeschwüre usw. treten die Verhaltungsmaßregeln S. 51—52 in Kraft.

Ist den Leibschmerzen starke Verstopfung vorausgegangen, und ist Erbrechen oder auch nur Brechneigung vorhanden, so denke man an Blinddarmentzündung und die Möglichkeit einer vorhandenen Brucheinklemmung. In diesem Falle ist vor allem Ruhe geboten: Rückenlage bei etwas erhöhter Gesäßgegend, kalte Umschläge auf den Leib. Schleunige Heranziehung ärztlicher Hilfe.

Dritter Vortrag.
Knochenbrüche.

Die Knochen sind *fest*, aber *spröde*; sie zerbrechen wie Holz oder Glas durch Einwirkung äußerer Gewalt (Stoß, Schlag, Fall, Sprung usw.) oft mit hörbarem und fühlbarem Geräusch (Krachen). (Modell: zerbrechender Unterschenkel.)

Wir unterscheiden *einfache* und *offene* Knochenbrüche.

Einfach nennen wir den Bruch, wenn der Knochen allein gebrochen und die *Haut nicht mitverletzt* ist (Abb. 68), als *offen (kompliziert)* bezeichnen wir ihn, wenn eine *Hautwunde* an der Bruchstelle dabei ist (Abb. 69 u. 70), sei sie durch Einwirkung der verletzenden Gewalt hervorgebracht (z. B. durch eine Kugel), oder durch die spitzen Knochenenden, welche *von innen* die Haut durchbohrten (Durchstechungsbruch). Der Unterschied liegt also darin,

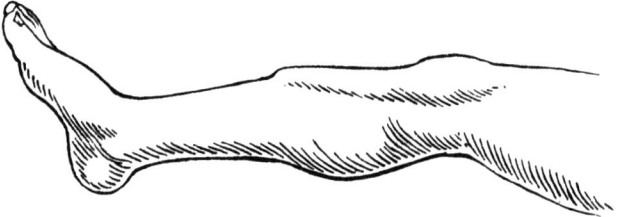

Abb. 68. Einfacher Bruch des rechten Schienbeins.

ob eine Verbindung zwischen der Knochenwunde und der Außenluft hergestellt ist oder nicht. Ein Knochenbruch, der zugleich mit irgendeiner Weichteilwunde fern von der Knochenbruchstelle besteht, ist deshalb noch kein „komplizierter". (Beispiel für einen komplizierten Bruch: Ein Mann fällt von einem Baum, bricht den Unterschenkel, der Knochen fährt durch die Haut in den Erdboden hinein.)

Die *offenen Knochenbrüche* sind *viel gefährlicher* als die einfachen, weil die schützende Hautdecke durchtrennt und somit eine Öffnung da ist, durch welche Schmutz und Fäulniserreger in die Wunde gelangen können. Dringen diese in den Knochen ein, so entsteht die Knochenmarksentzündung, welche die ganze

Knochenhöhle ergreifen kann und oft genug die Erhaltung des Gliedes in Frage stellt.

Es ist übrigens nicht nötig, daß man bei einem *offenen* Knochenbruch das Knochenende aus der Wunde *hervortreten sieht*; meist ist es sogar wieder zurückgeschlüpft, und es ist dann nur ein offener Zugang zu der Bruchstelle vorhanden. Daher sollen wir *jeden Knochenbruch* als *kompliziert* ansehen und dementsprechend mit *peinlichster* Sauberkeit verbinden, *in dessen Umgebung die Haut eine, wenn auch noch so kleine Verletzung zeigt.*

Woran *erkennt man* einen *Knochenbruch*?

1. An der sichtbaren *Verbiegung* oder *Verkürzung* des Gliedes (Abb. 75 u. 76);

2. an seiner *unnatürlichen Beweglichkeit* an der gebrochenen Stelle;

3. an dem *heftigen Schmerz* beim Betasten und Bewegen, wobei mitunter ein fühlbares Geräusch der sich aneinander reibenden Bruchflächen entsteht; der Helfer *hüte* sich aber, dieses etwa *absichtlich* hervorzurufen;

4. an der *Unfähigkeit*, das Glied zu *gebrauchen*.

Am augenfälligsten treten Veränderungen bei einem Vergleich der betroffenen Seite mit der gesunden in die Erscheinung. Oft kann aber auch so der Helfer die Art der Verletzung nicht mit Sicherheit erkennen. Grundsätzlich begnüge er sich dann mit den Angaben des Verunglückten, dem Schmerzgefühl, der Gebrauchsunfähigkeit, und handle so, als ob der Knochenbruch sicher erwiesen wäre.

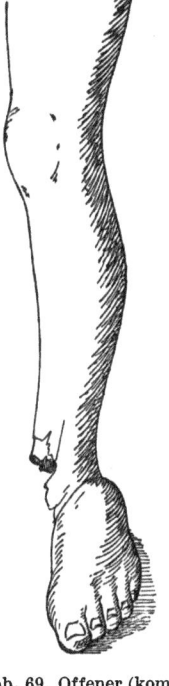

Abb. 69. Offener (komplizierter) Bruch des linken Unterschenkels.

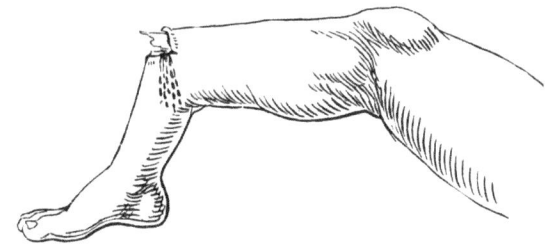

Abb. 70. Offener (komplizierter) Knochenbruch am rechten Schienbein.

Knochenbrüche.

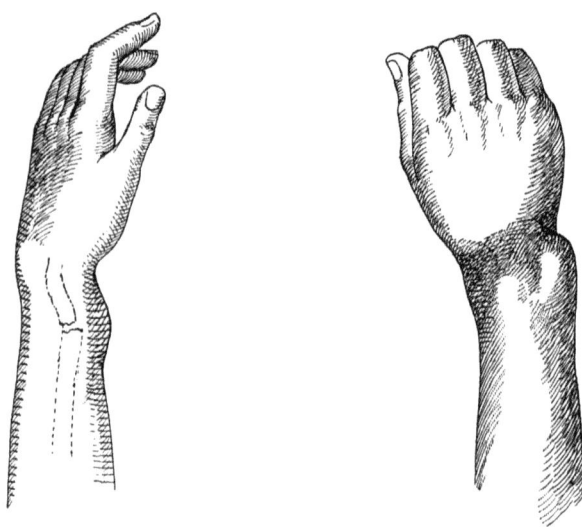

Abb. 71. Vorderarmbruch.

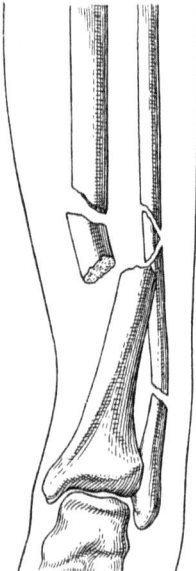

Abb. 72. Knochenbruch des Unterchenkels mit hochgradiger Verlagerung der Bruchstücke.

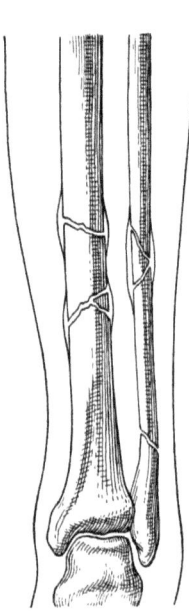

Abb. 73. Verheilung der in gute Stellung zurückgebrachten Bruchstücke.

Wie heilt ein Knochenbruch?

Dadurch, daß sich an den Bruchenden *neue* Knochenmasse (Kallus, Lötmasse) bildet, welche die Enden *zusammenkittet*. Diese Masse ist zuerst weich, wird aber allmählich knochenhart, und je nach der Größe und Dicke des Knochens in 2—4—8 Wochen.

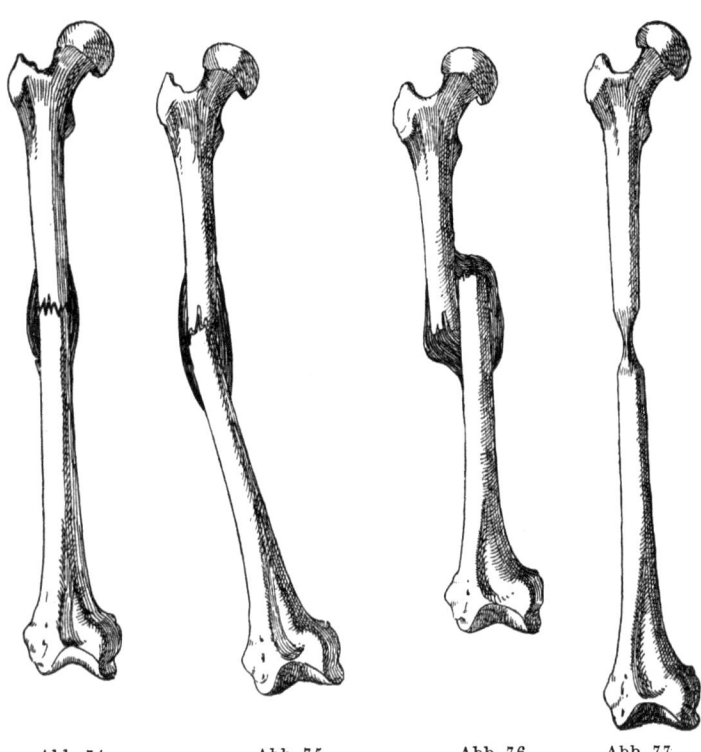

Abb. 74.   Abb. 75.   Abb. 76.   Abb. 77.

Abb. 74. Gut geheilter Knochenbruch (die Bruchenden durch Zacken, die ineinandergreifen, in ihrer Lage festgehalten).
Abb. 75. Schief geheilter Bruch (Bruchenden ziemlich glatt, leicht verschiebbar).
Abb. 76. Seitliche Verschiebung der glatten Bruchenden (daher Verkürzung des Beines).
Abb. 77. Mangelhafte Verknöcherung der Bruchenden (falsche Gelenkbildung).

Sind während dieser Zeit die Bruchenden stets unbeweglich in der richtigen Lage zueinander geblieben, dann erfolgt die Heilung so, daß keine entstellende Formveränderung zurückbleibt (Abb. 73 u. 74).

War das nicht der Fall, so heilt der Knochen *schief* oder mit *Verkürzung* zusammen (Abb. 75 u. 76) oder bleibt gar an der Bruchstelle *beweglich,* was man ein *falsches* Gelenk nennt (Abb. 77).

Wie unterstützt nun der Arzt die Heilung?

1. Er *richtet den Bruch* ein, d. h. er bringt durch Zug, Gegenzug und Druck die Bruchenden in die richtige Stellung zueinander.

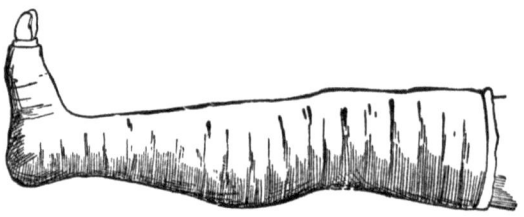

Abb. 78. Gipsverband.

Den Zug und Gegenzug läßt er durch Gehilfen ausüben, den *Druck* übt er mit seinen eigenen Fingern aus. (Dies wurde an dem Modell von drei Assistenten gezeigt, s. a. Abb. 102.)

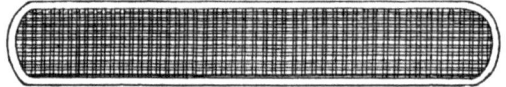

Abb. 79. Schiene aus Blechstreifen und Drahtgitter.

2. Dann wendet er Mittel an, die bis zur Heilung die zerbrochenen Knochenenden *unbeweglich* in der richtigen Lage zueinander halten.

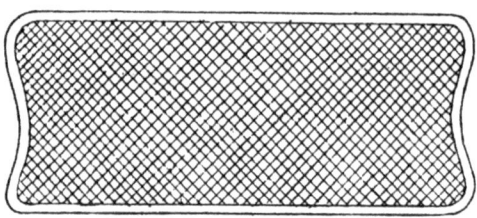

Abb. 80. Schiene aus Drahtgitter.

Die *Ruhe* erzielt er entweder durch *Schienen* von Holz (Abb. 83 bis 85), Blech, Filz, Pappe usw. (Abb. 79, 80, 86, 87, 90, 92, 93, 94, 95, 97), die das Glied in der Längsachse unterstützen und durch Binden oder Tücher befestigt werden, oder durch *erhärtende Verbände,* die eine feste Schale um das ganze Glied bilden (Kleister, Gips, Wasserglas usw., Abb. 78).

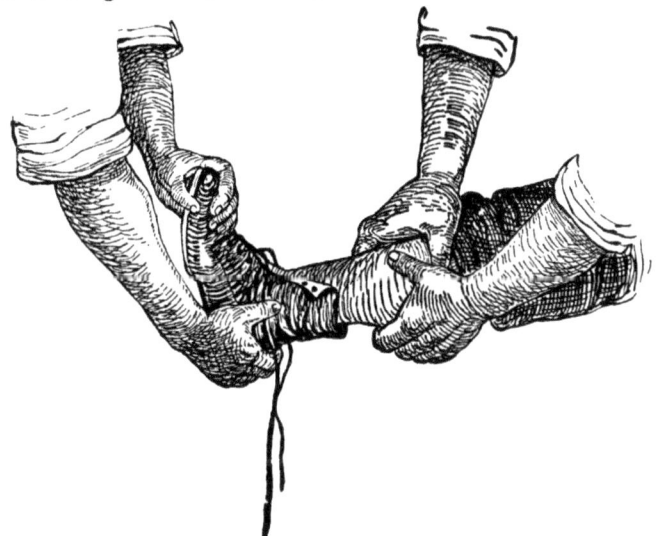

Abb. 81. Ausziehen des Schnürschuhes am verletzten Bein.

Was kann nun der Laie bei einem Knochenbruch tun, wenn kein Arzt da ist, und wenn der Verunglückte zum Arzt oder ins Hospital geschafft werden muß?

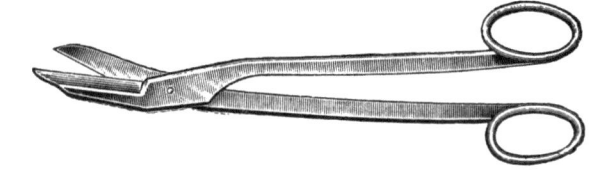

Abb. 82. Verbandschere.

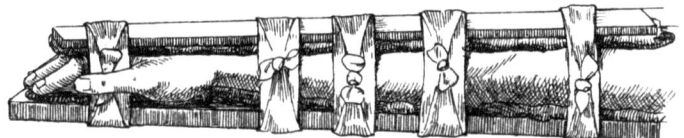

Abb. 83. Brettchen als Notverbandschienen mit Polsterung.

Er kann versuchen, den Verletzten *transportfähig* zu machen durch Feststellung des zerbrochenen Teils in einem Notverbande, damit der Verletzte nicht beim Transport *unnötige Schmerzen*

Knochenbrüche.

leide (durch Bewegung der Bruchstücke), und damit namentlich nicht der *einfache* Bruch durch die Schädigungen beim Transport (Durchstechen der spitzen Knochenenden durch die Haut) zu einem *offenen* werde. Wie die Knochenstücke in diesem Notverband gegeneinander stehen, ist zunächst ziemlich gleichgültig; die Hauptsache ist, daß sie möglichst *unbeweglich* gemacht werden.

Zunächst wird es da nötig, zu prüfen, ob Knochen gebrochen sind oder nicht. Oft ist das schon von außen, durch die Kleider, an der veränderten Form des Gliedes zu erkennen.

Wenn nicht, dann muß man die Kleider und straff sitzende Stiefel *aufschneiden, nicht ausziehen!* In Ausnahmefällen, wenn z. B. Schnürstiefel leicht entfernt werden können, wird man sich auch dazu entschließen, den stark gelockerten Stiefel abzuziehen. Durch Abb. 81 soll gezeigt werden, wie dies behutsam geschehen kann, ohne zu schaden. (In den Lazaretten und auf den Verbandplätzen bedient man sich der Kleiderschere, die sich auch in der unter der Kopflehne der Militärkrankentrage befestigten Verbandmitteltasche befindet (Abb. 82). Es ist aber auch eine beliebige Schere oder ein Taschenmesser verwendbar.)

Förmliche Untersuchungen auf Knochenbruch, Versuche, zu diesem Zweck die vermuteten Bruchenden zu bewegen, das Einrichten der Bruchstücke, vor allem das Berühren einer offenen Bruchstelle mit dem Finger, sind unter allen Umständen dem Arzt zu überlassen.

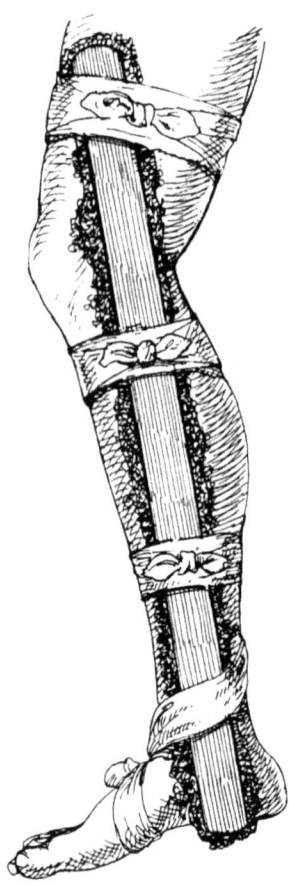

Abb. 84. Holzbrettchen als Notschiene. Moospolsterung.

Sind Anzeichen vorhanden, daß Knochen gebrochen sind, so sieht man sich nach Material um, welches zu *Schienen* verwendet werden könnte, und nach Mitteln, diese zu befestigen.

Je ruhiger man hier überlegt, desto *leichter* findet man überall die nötigen Mittel.

Dabei kommt zunächst in Betracht, an welchem Orte sich der Verunglückte befindet.
1. Ist es in der *Stadt* oder in der Nähe *von bewohnten* Orten,

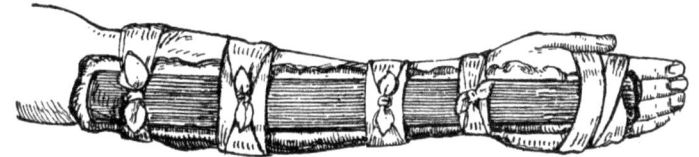

Abb. 85. Brettchen als Notschiene benutzt (gepolstert).

so sucht man zu bekommen: Lineale, Bretter, Späne (Schuster-, Tapeten-Späne), Zigarrenkisten (zerschneidet oder zersägt sie), Latten, Besenstiele, Blumenstöcke, Ellen oder Meterstäbe, Pappe

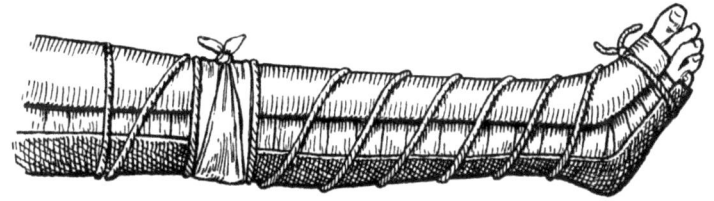

Abb. 86. Pappestücke, oben und unten als Schienen aufgelegt und mittels Stricke und dreieckigen Tuches befestigt.

(Büchereinbände, Journale, Zeitungen, Hutschachteln, Pappschachteln), Filz (Sitzauflagen), Leder, Linoleum, Blech, Aluminium, Siebdraht, Fußmatten, Körbe, Rouleaux, Blumentopfgitter. Zum Polstern verwende man Watte, Zellstoff, Mull,

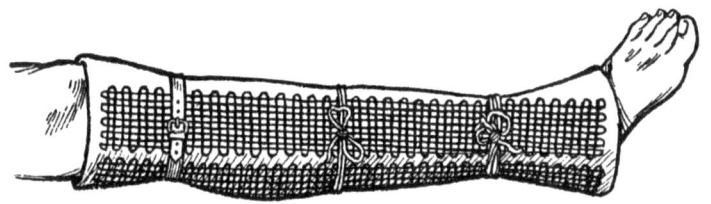

Abb. 87. Drahtgitter als Schiene verwendet.

Flanell, Seide, Halstücher, Servietten, Wolle, reine Strümpfe, Taschentücher, Leinewand, Stroh, Heu, Moos, Holzwolle, Seegras, Flachs, Jute, Werg. Zu Schienen eignen sich ferner Eisendraht, Gitterstoff, Eßtischbrücken oder Rolldecken ausgezeichnet (*Goochs* Spaltschiene), siehe Abb. 80, 83, 84, 85, 86, 87, 91, 93, 94, 95 usf.

In der Küche findet man: Kochlöffel, Feuerzange, Feuerschaufel, Reibeisen, Blechstreifen (Abb. 98).

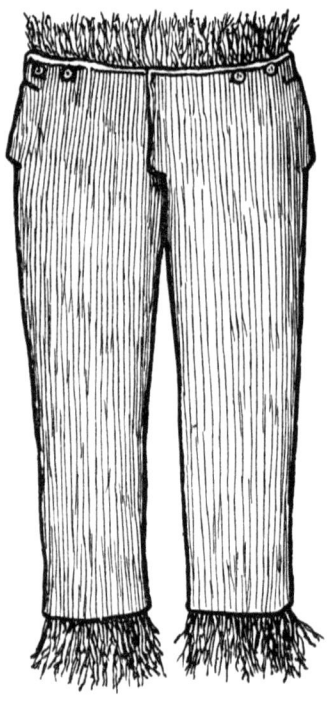

Abb. 88. Notschiene aus einer mit Stroh oder Reisig ausgestopften Hose.

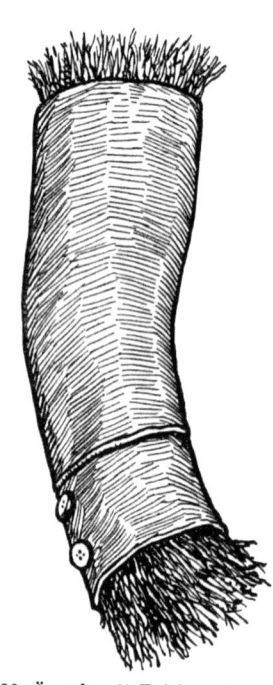

Abb. 89. Ärmel, mit Reisig ausgestopft, als Notschiene zu verwenden.

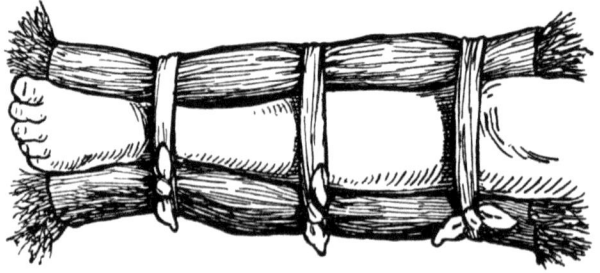

Abb. 90. Strohrollen, in Tücher, Leinewand eingeschlagen und als Notschienen benutzt.

Von *Umstehenden* erbittet man Spazierstöcke, Regen- oder Sonnenschirme (Abb. 99).

Wie unterstützt der Arzt die Heilung? 67

2. *Auf freiem Felde, im Walde* findet man: Äste, Zweige, Baumrinden, Binsen, Stroh (Strohladen, Strohschienen), Zäune,

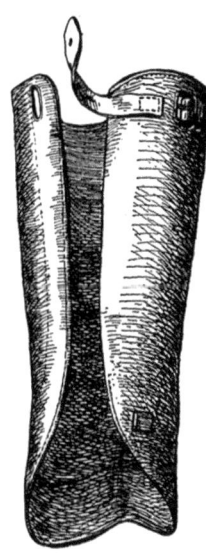

Abb. 91. Ledergamasche des Verletzten, als Verbandschiene verwendbar.

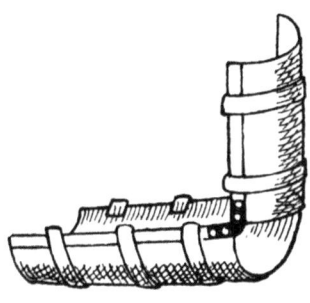

Abb. 92.
Notschiene, aus Blech angefertigt.

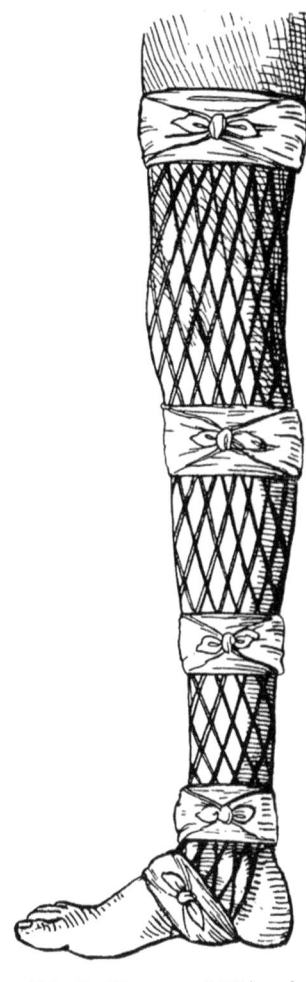

Abb. 93. Blumentopf-Gitter als Notschiene benutzt.

Drahtgitter, Stakete, macht „*Würste*" aus Kleidungsstücken (Rock-, Hemdärmeln), Hosenbeinen, Strümpfen, die man mit Gras, Heu, Stroh ausstopft (Abb. 88, 89 u. 90).

5*

3. Auf dem *Schlachtfelde* finden sich: Seitengewehre, Scheiden derselben, Bajonette, Lanzen, Gewehre (Abb. 110), Karabiner, aufgeschnittene Stiefelschäfte (Abb. 103 u. 104), Ledergamaschen (Abb. 91), Leder und Filz von Sattelzeug, Steigbügelriemen, Telegraphendraht (Abb. 94, 95, 103, 104), Tornisterdeckel.

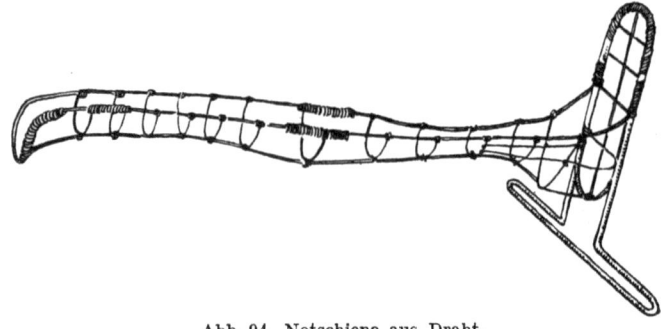

Abb. 94. Notschiene aus Draht.

Jede Schiene muß aber, bevor sie angelegt wird, gehörig durch Unterlagen *gepolstert* werden, namentlich da, wo die Knochen unmittelbar unter der Haut zu fühlen sind, und Weichteile den

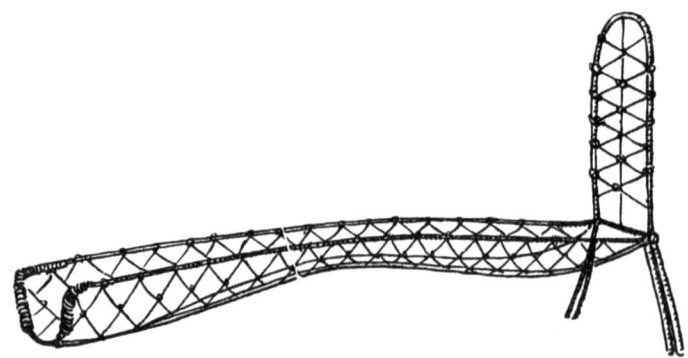

Abb. 95. Notschiene aus Draht.

Druck nicht mildern (z. B. am Ellenbogen, am Schienbein, an den Knöcheln). Zur *Polsterung* benutzt man: weiche Kleidungs- oder Tuchstücke (z. B. die aufgeschnittenen Ärmel oder Hosen), Wolle, Watte, Flanell, Werg, Flachs, Jute, Heu, Moos.

4. Ist aber *gar nichts aufzufinden,* was sich zur Verwendung als Schiene eignete, so hilft man sich dadurch, daß man an dem Verletzten selbst einen festen Unterstützungspunkt sucht. So kann

man ein gebrochenes Bein an das andere, gesunde festbinden (Abb. 111) oder einen verletzten Arm an der Seite der Brust befestigen.

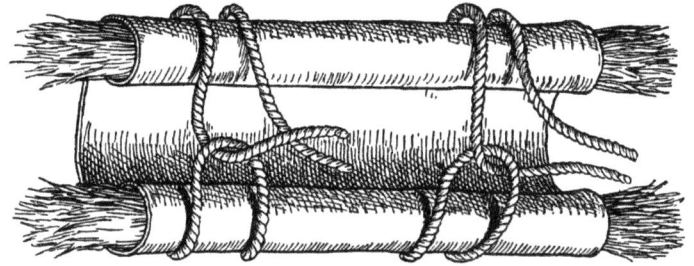

Abb. 96. Notschiene, aus Strohrollen, einer Decke und Stricken angefertigt.

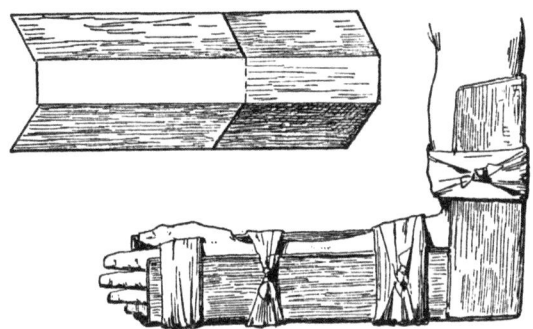

Abb. 97. Papplade für den Arm.

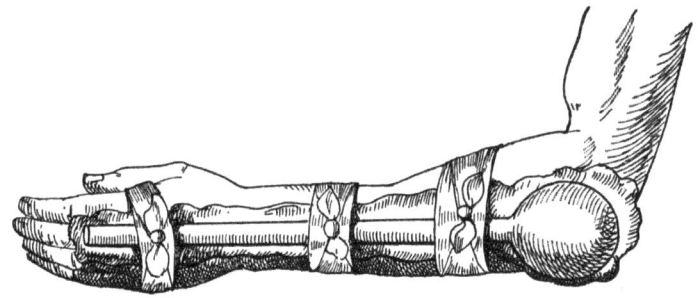

Abb. 98. Kochlöffel als Notverband-Schiene, gepolstert.

Zur Befestigung der Schienen kann man gebrauchen: Binden (Kinderwickeln), Taschentücher, Halstücher, Handtücher, Mundtücher (Servietten), Tischtücher, Bettlaken, Stricke, Bindfaden, Strumpfbänder, Hosenträger, zerschnittene Hemden usw.

Auch die dem Verunglückten abgeschnittenen Kleidungsstücke kann man benutzen, z. B. den Mantel, den auf-

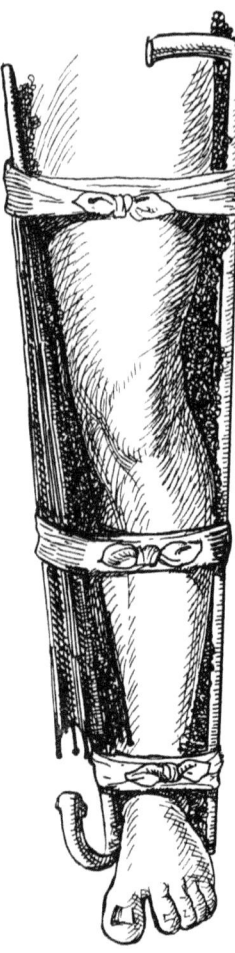

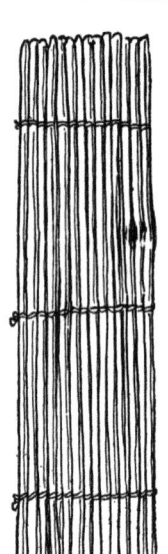

Abb. 100. Zweigschiene.

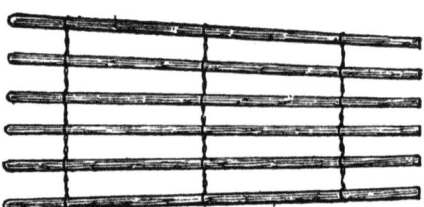

Abb. 99. Notschiene aus einem Stock und einem Schirm, mit Moos gepolstert.

Abb. 101. Holzstäbe, mittels Drahtes oder Bindfadens untereinander verbunden; als Schiene verwendbar. (In derselben Weise können auch Weidenruten und Zweige benutzt werden.)

geschnittenen Stiefel als Fußlade (Abb. 103 u. 104). Auf Schlachtfeldern findet man für diesen Zweck viel Riemenzeug: z. B. Tornister-, Gewehr-, Leib-, Steigbügelriemen.

Ein gebrochenes Glied kann man fast nie ganz ohne Hilfe gut verbinden; man braucht einen oder besser zwei Helfer, die durch sanftes, aber stetiges Ziehen an den der Bruchstelle nahen

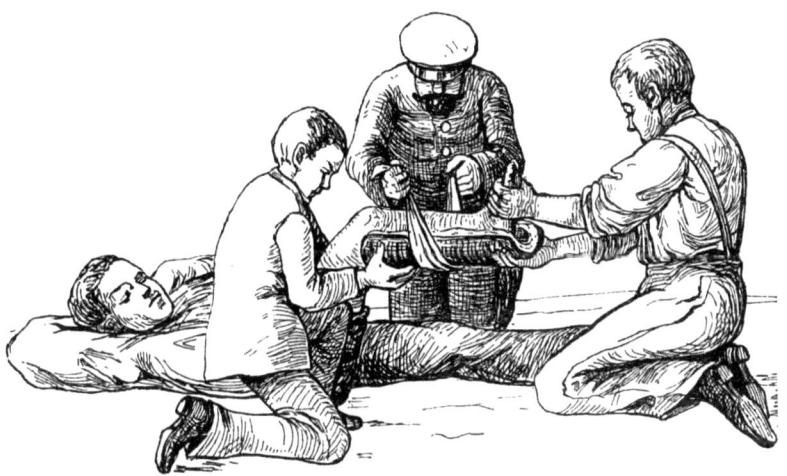

Abb. 102. Anlegung eines Notverbandes unter Beistand zweier Helfer.

Gelenken die gebrochenen Knochenstücke voneinander entfernen und das Glied, leicht erhoben, ruhig in dieser Lage halten, bis die gut gepolsterten Schienen daran befestigt sind (Abb. 102 u. 105).

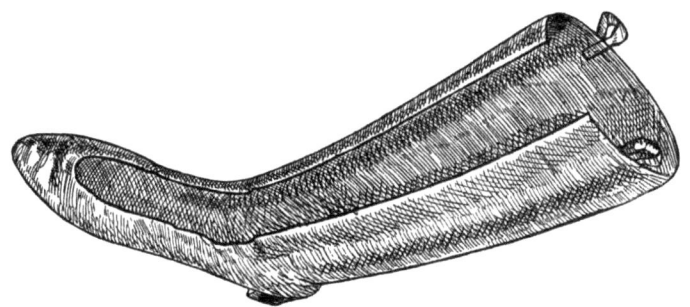

Abb. 103. Stiefel, vorn aufgeschnitten, als Notschiene zu benutzen.

Alle Schienen müssen so lang sein, *daß auch die beiden nach oben und unten nächstgelegenen Gelenke durch den Verband festgestellt werden können.*

Zur sicheren Lagerung bringt man den geschienten Arm in ein Tragetuch. Das verletzte und geschiente Bein bindet man an dem gesunden fest.

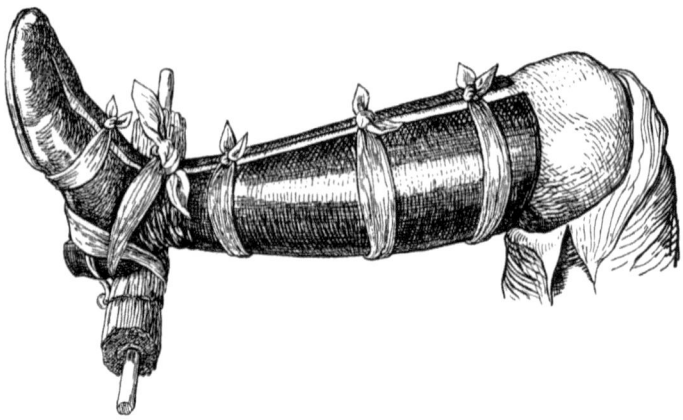

Abb. 104. Aufgeschnittener Stiefel als Notschiene verwendet.

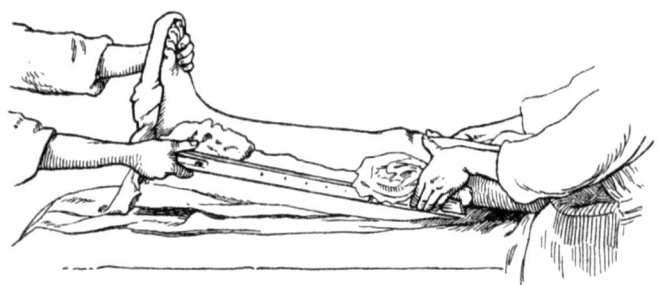

Abb. 105. Unterstützung bei Anlegung eines Schienenverbandes am linken Unterschenkel.

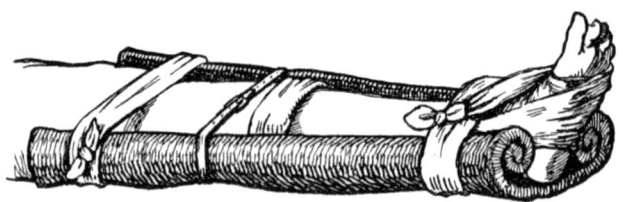

Abb. 106. Wollene Decke, Woilach oder Reiseplaid, von beiden Seiten eingerollt und als Schiene verwendet.

Stroh als Binde-, Stütz- und Lagerungsmaterial.

Die Verwendung von Stroh zur Herstellung von Schienen ist besonders zu empfehlen und sorgfältig zu üben. Man wählt reines, starkes Stroh (Langstroh!), im Notfall auch frischgeschnittene Getreidehalme.

Strohseile werden aus angefeuchtetem Stroh geflochten wie ein dreisträhniger Haarzopf (6—8—10 Halme für jede Strähne, je nach der beabsichtigten Stärke des Seils). Ehe eine Strähne mit der anderen gekreuzt wird, ist sie einmal um ihre Achse zu drehen. Sobald eine Strähne nahezu eingeflochten ist, werden 6—8—10 neue Halme zugefügt. Die Enden des Seils werden mittels Bindfadens abgebunden.

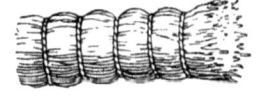

Abb. 107. Strohrolle.

Strohrollen: Man ordnet unter Schütteln Stroh- oder Getreidehalme zu einzelnen Bündeln, stößt sie auf den Boden auf, um die unteren Enden gleich zu ordnen, und legt die Bündel je nach der wünschenswerten Dicke so zusammen, daß die Ährenenden teils nach rechts, teils nach links gerichtet sind. Die so entstandene Rolle bindet man mittels dünner Strohseile oder kräftigen Bindfadens zusammen und schneidet schließlich die Enden glatt ab.

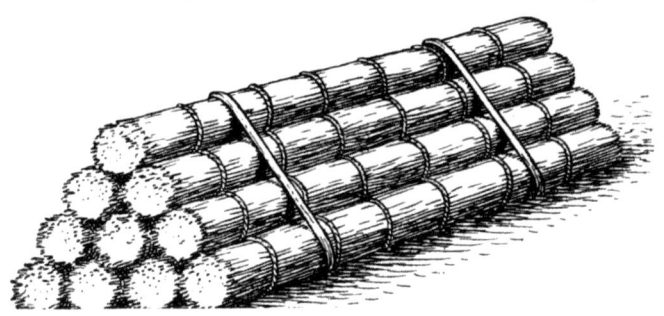

Abb. 108. Strohkeil (aus Strohrollen hergestellt).

Man verwendet die Strohrollen als seitliche Stützen für die Ruhigstellung der Beine und als Schienen.

Aus Strohrollen fertigt man *Strohkeile* und *Strohroste*, deren Herstellung sich aus den Abb. 108 u. 109 leicht ergibt.

Strohkeile werden aus 30—40 cm langen Strohrollen keilförmig zusammengebunden. Man legt sie beispielsweise unter das Knie, um das gebeugte Bein ruhig zu stellen.

Strohroste entstehen, wenn man zwei kräftige Strohrollen von je etwa 60—70 cm Länge in einem Abstand von 25—30 cm parallel nebeneinander legt und darüber mehrere 30—35 cm lange Strohrollen so lose aufbindet, daß die Längsrollen je nach der Dicke des zu stützenden Gliedes auseinander- oder zusammengeschoben werden können. Der Strohrost wird vor dem Gebrauch umgedreht, so daß die Längsrollen oben, die Querrollen unten liegen.

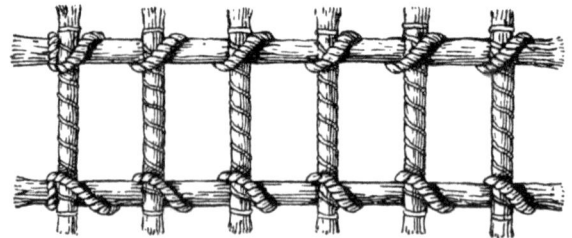
Abb. 109. Strohrost, von unten gesehen.

In die so geschaffene Lade, die durch Stroh, Gras, Heu noch gepolstert werden kann, wird das verletzte Glied gelegt, und das Ganze — Glied und Stützapparat — durch Tücher oder Binden zusammengebunden.

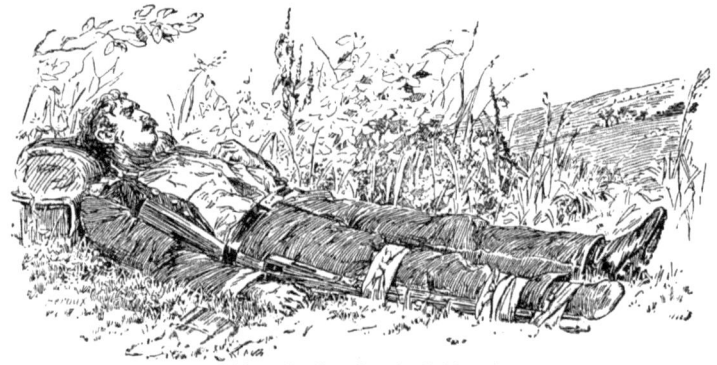
Abb. 110. Gewehr als Schiene [1].

Strohmatten geben vorzügliche Schienen ab. Man nimmt einen geraden Holzstab oder eine Weidenrute von der Länge, die der Matte gegeben werden soll, und kerbt sie in Abständen von etwa Handbreite leicht ein. Diesen Stab gibt man einem Helfer in die Hand oder befestigt ihn in horizontaler Richtung an der Wand, an einem Scheunentor u. dgl. Sodann schneidet man

---

[1] Gewehre sollen nur im äußersten Notfall zu Schienen verwendet werden (vorher entladen!).

ebensoviele Stücke starken Bindfadens zurecht als Kerben vorhanden sind, und zwar bemißt man diese Bindfadenstücke fünfmal so lang, als die Matte breit werden soll.
Die Bindfadenstücke werden in ihrer Mitte in den Kerben festgebunden, so daß also zwei gleichgroße Enden herabhängen. Hierauf nimmt man 10—12 kräftige Halme, glättet und ordnet sie und legt sie zwischen die beiden Bindfadenenden, parallel dem eingekerbten Holzstab. Die Bindfadenstücke werden nun über dem Halmenbündel *doppelt* geknotet. Das nächste Bündel, das man 2—3 Halme stärker macht als das erste, wird in derselben Weise, aber mit dem Ährenteil in entgegengesetzter Richtung, aufgelegt und befestigt, und so weiter alle folgenden. Hat man die Zahl von etwa 24 Halmen erreicht, so kann man an dieser Stärke einige Zeit festhalten und dann später in derselben Reihenfolge wie bei der Steigerung auf 10—12 Halme allmählich zurückgehen. Schließlich schneidet man die ersten, um den Stab geschlungenen Bindfadengänge durch und hat dann eine fertige

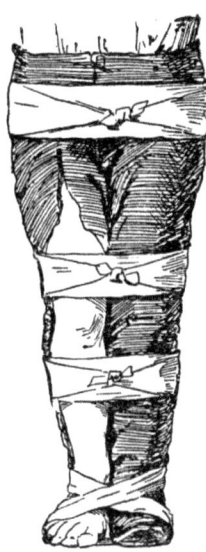

Abb. 111. Gesundes Bein als Schiene benutzt.

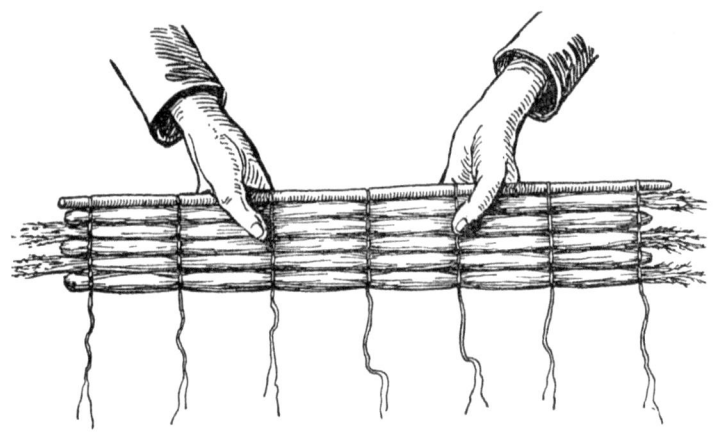

Abb. 112. Herstellung einer Strohmatte.

Strohmatte, deren Enden man mittels eines scharfen Messers leicht gerade schneidet.

Als Maße für die Schienen, die man aus den Strohmatten beliebig schneiden kann, können gelten: für den Oberarm 30 cm Länge, 40 cm Breite, für den Vorderarm 50 cm Länge, 40 cm Breite, für den Ober- und Unterschenkel je 75 cm Länge, 40 cm Breite.

In ähnlicher Weise wie Stroh kann man auch Weidenruten, Baumzweige, Schilfrohr, Bast, Ginster u. dgl. verwenden. Die Zahl der Zweige richtet sich nach der erforderlichen Dicke der Matten.

Hat man mit den gefundenen Hilfsmitteln den Verletzten geschient und verbunden, dann

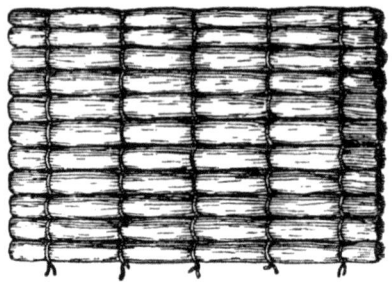

Abb. 113. Strohschiene.

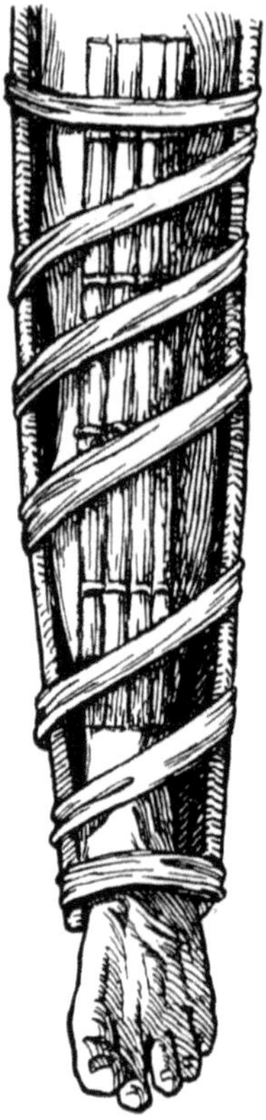

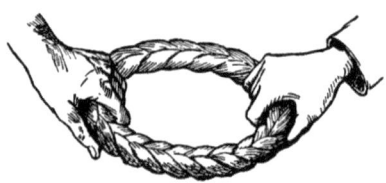

Abb. 114. Notschienen aus Strohmatten.

Abb. 115. Strohkranz oder Strohring, zum Tragen von Kranken und Verletzten verwendbar.

gilt es, eine Tragbahre herzustellen oder einen *Wagen* herzurichten, den Patienten gut darauf zu *lagern* und vorsichtig dahin zu *befördern*, wo er *ärztliche* Hilfe findet. Davon später!

Hat man keine Möglichkeit, den Verletzten in schonender Weise zum Arzt zu bringen, dann lasse man ihn lieber, gut geschient, unter Aufsicht so lange *ruhig liegen*, bis die richtige Hilfe und ein bequemes Transportmittel beschafft sind.

Wie gefährlich gerade hier blinder Eifer werden kann, ist an folgendem Beispiel zu erkennen: Ein Mann fällt so unglücklich hin, daß er ein Bein bricht; sein Begleiter hat nichts Eiligeres zu tun, als eine Droschke herbeizuholen, den Verletzten mit Hilfe des Kutschers hineinzupacken und schnell ins Krankenhaus zu fahren. Unter unsäglichen Schmerzen, durch das Rütteln auf schlechtem Pflaster in unbequemer Lage hervorgerufen, kommt man dort endlich an, und der Arzt stellt jetzt einen *offenen* Bruch fest, dessen eines Ende sich gegen die Hose gespießt hat. Die Heilung dauert jedenfalls lange. Wieviel richtiger hätte der Helfer gehandelt, wenn er mit seinem Stock oder Schirm oder Ähnlichem zunächst eine Notschiene angelegt, den Verletzten in einem nahen Hause behutsam gelagert und sich nun erst nach einem *geeigneten* Transportmittel umgeschaut hätte. Auch die Zeit wäre nicht verloren gewesen, während deren er eine Bahre oder einen Krankenwagen aus einem Krankenhause, einer Rettungswache usw. herbeigeholt hätte.

Also: bei derartigen Verletzungen weniger Schnelligkeit als Überlegung und Sorgfalt.

Verrenkung

nennt man die bleibende *Verschiebung der Knochenenden eines Gelenkes* nach Zerreißung der Gelenkbänder und der Gelenkkapsel.

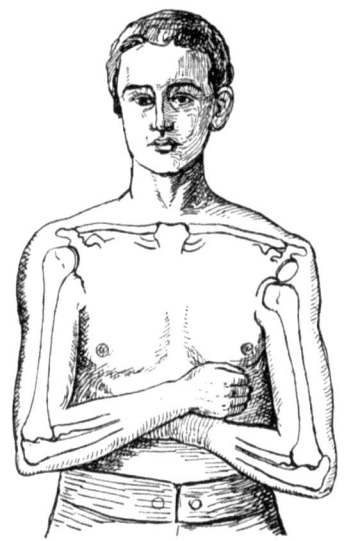

Abb. 116. Verrenkung des linken Schultergelenks (man beachte die Abflachung des Oberarms in der Gelenkgegend).

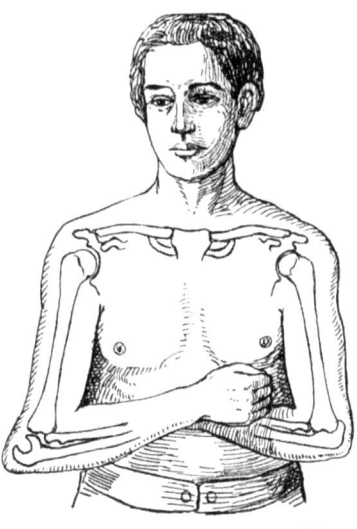

Abb. 117. Verrenkung des rechten Ellenbogengelenks.

Die Gelenkhöhle füllt sich bald mit *Blut* an. Eine *Verrenkung* entsteht dadurch, daß eine *äußere Gewalt* (z. B. Fall, Ringen usw.) die Gelenkenden in eine Richtung treibt, für die ihre Bewegungen nicht eingerichtet sind. (Modell und Abbildung eines verrenkten Ellenbogengelenkes, Abb. 117.)

Woran erkennt man sie?

1. An der *Formveränderung* des Gelenkes, meist deutlich sichtbar, wenn man das Gelenk der anderen Seite *vergleicht* (Geschwulst

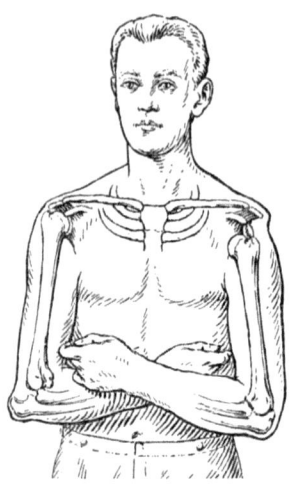
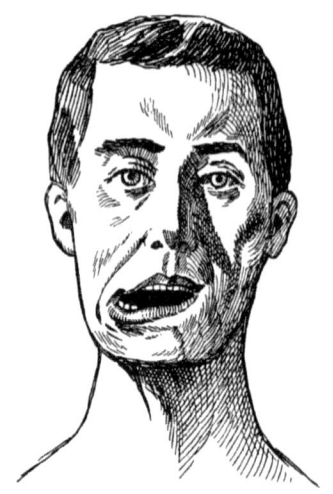

Abb. 118. Verrenkung des rechten Ellenbogen- und linken Schultergelenks.

Abb. 119. Verrenkung des Unterkiefers.

oder Abflachung, während die gleiche Stelle auf der gesunden Seite sichtlich anders geformt ist. (Abbildung einer Verrenkung des Schultergelenkes Abb. 116 u. 118.)

2. Die Beweglichkeit des Gelenkes ist geringer (Abbildung eines verrenkten Unterkiefers Abb. 119).

3. Versuche, das Gelenk zu bewegen, sind sehr schmerzhaft und nur nach gewissen Richtungen hin ausführbar.

Das verrenkte Glied muß möglichst bald *eingerichtet* werden, *aber nur vom Arzt*.

Vermeide alle Versuche dazu; versuche auch nicht die *Stellung* des Gliedes zu ändern; mache einen kalten Umschlag und *warte ruhig ab, bis der Arzt kommt*, oder bringe den Kranken mit gut unterstütztem Gliede (dreieckiges Tuch) vorsichtig zu jenem hin.

Verstauchung

nennt man *Zerrung und Zerreißung* der Gelenkbänder, besonders an der Hand- und Fußwurzel, und *Quetschung der Gelenkenden* durch äußere Gewalt (Stoß, Fall, Umknicken usw.).

Das Gelenk zeigt anfangs keine wesentliche Formveränderung (vgl. die andere (gesunde) Seite!), schwillt aber bald an (durch Anfüllung mit Blut). Jede *Bewegung* des Gelenkes ist behindert und *schmerzhaft*. Die Unterscheidung von einem Knöchelbruch ist für den Laien oft unmöglich, daher besondere Vorsicht bei der *Behandlung* nötig: *Ruhe* in Hochlage, bis der Arzt kommt, höchstens kalte Umschläge, kalte Einwicklung (mit nassen Binden oder Tüchern), *zweckmäßiger Transport* zum Arzt. (Schienenverband, Armtragetuch, Strohrollen oder gerollte Decken zu beiden Seiten des verletzten Beins oder beide Beine oder Füße zusammenbinden.)

Knetungen und *Reibungen* (Massage) des Gelenkes sind oft nützlich und sehr schnell wirksam, aber nur nach Anweisung des Arztes durchzuführen. Die sog. *Gliedsetzer* verstehen diese Knetungen mitunter sehr gut, richten aber nicht selten großes Unheil an, weil sie dieselben auch in ungeeigneten Fällen anwenden! (Ich habe Fälle von *Gelenkentzündungen* gesehen, in denen solche Leute durch rohe Bewegungsversuche Knochenbrüche hervorgebracht hatten.)

Quetschungen

entstehen durch Einwirkung stumpfer Gewalten (Fall, Auftreffen schwerer Körper — Steine, Balken, Erdmassen, Stöße, Überfahrenwerden —). Sie können mit äußerlich sichtbaren Wunden verbunden sein, oder solche können ganz fehlen. Quetschwunden bluten in der Regel wenig. Folgen der Quetschung sind Schmerz, behinderte Beweglichkeit, Schwellung, Blutaustritt in das benachbarte Gewebe (rote, blaue, grüne Verfärbung). Quetschungen der Sehnen, Nerven und Blutgefäße sind in der Regel folgenschwerer, als wenn nur Muskeln getroffen sind. Quetschungen des Unterleibs sind gefährlich und können rasch zum Tode führen. Erste Hilfe wie bei Verstauchungen.

Stichwunden

sind bedenklich, wenn das Instrument tief in eine große Körperhöhle gedrungen ist und dort wichtige Teile, besonders große Blutgefäße, verletzt hat. Indessen ist nur bei stärkerer Blutung ein Druckverband anzulegen. Im übrigen bleibt die Wunde und alles, was etwa darin steckt (Kleiderfetzen, Stücke abgebrochener Werkzeuge, Messerklingen usw.), unberührt liegen bis zum Eingreifen des Arztes.

Hieb- und Schnittwunden.

Bei ihnen bildet die Blutstillung das Haupterfordernis. Ist infolge eines Hiebes auf den Kopf Bewußtlosigkeit eingetreten, so darf der Verletzte nicht durch Rütteln und Schütteln oder durch Riechmittel erweckt werden. Man bette ihn ruhig und rufe sofort den Arzt herbei.

Treten bei Hiebwunden am Bauche Därme heraus, so dürfen diese vom Samariter nicht berührt oder gar in die Bauchhöhle zurückgebracht werden. Sie sind lediglich nach Ruhiglagerung des Betroffenen mit reinen Verbandstoffen (nicht mit Watte!) zu bedecken.

Schußverletzungen.

Hier richtet sich im allgemeinen das Verhalten nach den vorstehend gegebenen Gesichtspunkten: Stillung starker Blutungen, Ruhigstellung bei Knochenverletzungen, tunlichst rasche Herbeiführung ärztlicher Hilfe.

Unterleibsbrüche

sind krankhaft vergrößerte Öffnungen in der Bauchwand, aus denen der Körperinhalt, meist eine *Darmschlinge,* herausgetreten und unter der unversehrten Haut als eine weiche Geschwulst fühlbar ist. Sie werden durch ein gutsitzendes *Bruchband* dauernd zurückgehalten, und jeder, der mit dem Leiden behaftet ist, versteht recht gut, seinen Bruch „zurückzubringen", wenn er herausgetreten ist. Sehr ernst und *lebensgefährlich* wird der Zustand, wenn nach einer heftigen Anstrengung oder auch nach ungewöhnlich großer Nahrungszufuhr die Darmschlinge unter dem Bruchband hervortritt und sich nicht mehr zurückschieben läßt. Der Bruch ist dann *eingeklemmt.* Es stellen sich dabei stets *Schmerzen* im Bruch und heftiges Weh im ganzen Leib, später auch *Erbrechen* ein; der Bruch selbst fühlt sich hart und gespannt an.

Hier gilt es, *rasch zu handeln,* da sonst die eingeklemmte Darmschlinge brandig wird, und der Tod erfolgen kann. Man schicke sogleich zum *Arzt,* der den Bruch entweder durch Kunstgriffe zurückschieben oder operieren wird. Bis er eintrifft, nehme man ein etwa noch vorhandenes Bruchband ab und lagere den Kranken mit *angezogenen* Beinen so, daß der Steiß sehr erhöht und der Kopf niedrig liegt (über eine Sofalehne, auf einem schief gestellten Tisch), und drücke nur *sehr* sanft auf die Geschwulst, während der Kranke veranlaßt wird, regelmäßig tief einzuatmen. Nicht selten schlüpft sie in dieser Stellung unter Kollern in den Leib zurück, und der Kranke ist gerettet. *Je eher* nach erfolgter Einklemmung dies ausgeführt wird, desto leichter und schneller pflegt der Bruch zurückzugehen. Wartet man aber nur einige Stunden, so kann selbst der Arzt oft nur durch eine Operation helfen.

Verbrennung.

Durch die Einwirkung starker Hitze, des Feuers, der Flammen, geschmolzener Metalle usw. auf die Haut und die darunterliegenden Teile entsteht die *Verbrennung,*

durch die Einwirkung heißen Wassers oder Dampfes die *Verbrühung,*

durch Einwirkung ätzender chemischer Substanzen (Säuren oder Laugen [Alkalien]) die *Verätzung.*

In ihren Folgen sind sie alle drei ziemlich gleich.

Man unterscheidet *drei* Grade der Verbrennung, je nach der Heftigkeit und der Dauer der Einwirkung:

1. *schmerzhafte Rötung* (oberflächliche Entzündung).
2. *Blasenbildung* (Brandblasen).
3. *Verkohlung* (schwarzer Schorf). (Abbildung eines Armes, an dem alle drei Grade der Verbrennung sichtbar sind, Abb. 120.)

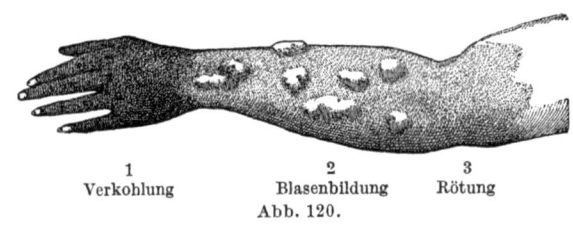

1 2 3
Verkohlung Blasenbildung Rötung
Abb. 120.

Unter den *vielfachen Veranlassungen* zu diesen Unglücksfällen will ich nur einige besprechen, welche in unserer Zeit am häufigsten vorkommen, und den Menschenfreund auffordern, bei jeder Gelegenheit zur Vorsicht zu mahnen.

Außer den *Theaterbränden,* welche so massenhafte Opfer fordern, sind es die *Gasexplosionen,* welche meist vom gedankenlosen Offenlassen der Gashähne herrühren, sind es die *Petroleum- und Benzinbrände,* welche durch leichtsinnigen Gebrauch dieser Flüssigkeiten beim Anheizen oder durch sorglose Behandlung in der Nähe offenen Lichts verursacht werden.

Im allgemeinen scheint das *weibliche* Geschlecht in dieser Beziehung *unvorsichtiger* zu sein als das männliche. Wie häufig geraten nicht die leichten Kleider dadurch in Brand, daß die Damen mit Kerzen oder Spirituslampen, mit Benzin und Petroleum unvorsichtig umgehen. Aber auch Männer richten oft ähnliches

Unheil an durch unbedachtes Fortwerfen glimmernder Streichhölzer oder Zigarrenstummel auf leicht brennbare Stoffe, Vorhänge, Teppiche, Sommerkleider der Damen, oder endlich durch die Unsitte, mit brennender Zigarre oder Zigarette im Bett zu lesen.

Wieviele Feuersbrünste dadurch entstehen, daß man Kinder mit Zündhölzern spielen läßt, darüber berichten ja fast täglich die Zeitungen, und wie oft es vorkommt, daß gedankenlose Mütter oder Kindermädchen Gefäße mit heißem Wasser auf die Erde niedersetzen, so daß Kinder hineinfallen und sich verbrühen, oder Gefäße mit kochend heißer Milch oder Suppe so hart an den Rand des Herdes oder Tisches hinstellen, daß kleine Kinder sie sich über Gesicht und Hals, Brust und Arme reißen, das müssen wir leider nur zu häufig in der Klinik erfahren, wo wir die nach solchen Verbrennungen zurückbleibenden entstellenden Narben durch oft recht schwierige Operationen zu beseitigen haben.

Wie viele Unglücksfälle derart aber könnten *verhütet* werden, wenn jedermann es für seine Pflicht hielte, recht dringlich zur Vorsicht aufzufordern, so oft er Zeuge solcher Gedankenlosigkeit sein muß.

Aber viele schweigen und gehen ihres Weges, wie der Priester und der Levit, und entschuldigen sich selbst mit dem Worte: „Was geht es mich an! Laß doch jeden für sich selbst sorgen".

Wer aber ein *Samariter* sein will, der übernimmt nach meiner Auffassung von unserem Werk auch die ernste Verpflichtung, in allen solchen Fällen furchtlos seine Stimme zu erheben und Vorsicht zu empfehlen, selbst wenn es als unberufene Einmischung in anderer Leute Angelegenheiten erscheint.

Dulde doch niemand von uns in seinem Hause, daß die Petroleumkanne nach Sonnenuntergang da, wo ein Licht oder Feuer in der Nähe ist, benutzt werde, oder daß die Dienstboten morgens in der Küche mit Petroleum das Feuer anfachen, oder daß abends bei Licht noch mit Benzin die Flecken aus den Kleidern, Krawatten und Handschuhen entfernt werden.

Sorge doch jeder, daß nicht Zündhölzer oder Gefäße mit heißen Flüssigkeiten sich im Bereiche seiner Kinder befinden. Und wer seiner Frau oder seinen Töchtern leichten Stoff zu Ballkleidern oder Vorhängen schenken will, der lasse sie vorher *unverbrennlich* machen. Das Verfahren ist ja so einfach und so billig, und die Farben der Stoffe werden dadurch nicht verdorben: Es sollte allgemein bekannt sein, daß es genügt, solche Stoffe in eine (10%ige) Lösung von schwefelsaurem Ammoniak zu tauchen und sie danach wieder zu trocknen und zu bügeln. Kommen sie dann mit einer Flamme in Berührung, so lodern sie nicht auf, sondern verkohlen langsam wie Zunder. (Wurde an Stücken bunter Gaze gezeigt.)

Wie kann man aber helfen, wenn z. B. die Kleider einer Frau in Brand geraten sind? Wie geht es gewöhnlich dabei zu? Flammen hüllen die Unglückliche ein, versengen ihr Arme und Hände, ihren Hals und ihr Gesicht; Haare und Kopfbedeckung lodern hell auf.

Am besten würde es sein, wenn sie sich selbst gleich zu Boden würfe und sich herumrollte, so daß die Flammen durch Druck erstickten. Aber dazu fehlt gewöhnlich die Geistesgegenwart. Laut schreiend stürzt sie fort, der Luftzug verstärkt die Flammen, und wie eine wandelnde Feuersäule rast die Unglückliche von dannen, während die Flammen an ihr emporzüngeln.

Was ist da zu tun? *Man laufe nicht fort, um Wasser* zu holen, sondern ergreife die erste beste Decke oder ziehe rasch den eigenen Rock aus, umwickle damit die Brennende, werfe sie nieder auf den Boden und rolle sie, bis die Flammen erstickt sind, oder bedecke sie mit Sand, Erde u. dgl. Denn *zunächst* kommt es darauf an, die Flammen zu *löschen*.

Dann erst hole man Wasser, viel Wasser, begieße, durchnässe sie gründlich von oben bis unten; denn die heißen verkohlten Kleider brennen noch weiter ins Fleisch hinein.

Ebenso kühle man bei *Verbrühungen* durch heißes Wasser oder Dampf (Kesselexplosionen) zunächst durch reichliches Übergießen mit kaltem Wasser Körper und Kleider ab.

Danach trage man die Verbrannte behutsam in ein warmes Zimmer, lege sie auf den Boden auf einen Teppich oder auf einen Tisch, nicht in ein Bett (weil man in einem solchen an die Verunglückte nicht gut herankommen kann) und *schicke sofort zum Arzt*.

Klagt die Verbrannte über Durst, so gebe man einen *warmen, erregenden* Trank (Tee, Fleischbrühe), weil nach stärkeren Verbrennungen die Körperwärme alsbald zu sinken beginnt. Daher sorge man auch für ein warmes, zugfreies Zimmer.

Dann müssen zunächst die *Kleider entfernt* werden, wobei man mit der größten Vorsicht und Sorgfalt verfahren muß. Dazu nehmen Sie nicht mehr als zwei Personen zu Hilfe, von denen eine sich dem Helfer gegenüber auf die andere Seite der Verbrannten stellt, die zweite das Nötige zureicht. Alle Zuschauer müssen entfernt werden.

Nehmen Sie darauf eine *gute, große Schere* oder ein *scharfes Messer* und schneiden Sie vorsichtig alle Kleidungsstücke so durch, daß sie von selbst abfallen. Nichts darf durch Ziehen oder Reißen entfernt werden, weil man sonst die Blasen öffnet.

Versuchen Sie nur nicht, aus unzeitiger Sparsamkeit etwas von der Kleidung erhalten zu wollen.

Ist etwas an der Haut festgeklebt, so lasse man es daran sitzen, umschneide es mit *scharfem* Messer oder mit der Schere. Langsames Durchsägen mit stumpfen Messern macht unsägliche Schmerzen.

Nur keine Blasen aufreißen, denn die Oberhaut bildet den besten Schutz für die sonst entblößte, höchst empfindliche Unterhaut.

Wohl aber darf man dieselben, wenn sie sehr gespannt sind, mit einer reinen (ausgeglühten) *Nadel* an ihrem Grunde mehrfach *aufstechen,* damit das Wasser ausfließt.

Ist immer noch kein Arzt zur Stelle, so ist die nächste Aufgabe, die furchtbaren Schmerzen zu lindern.

Eintauchen in kaltes Wasser oder kalte Umschläge, pflegen den Schmerz nur zu verschlimmern. Lauwarmes Wasser wirkt schon eher schmerzlindernd.

Viel besser und wohltuender ist es, solche Mittel anzuwenden, welche die verbrannten Hautstellen der Einwirkung der Luft entziehen und zugleich schmerzstillend und antiseptisch wirken.

Ist eine Apotheke in der Nähe (oder ein Samariterkasten im Hause), so hole man die *Brandsalbe* (Brandöl), eine Mischung von *Leinöl* und *Kalkwasser* zu gleichen Teilen, durchtränke damit Läppchen von reiner feiner Leinwand oder Mull und bedecke mit ihnen die verbrannten Hautstellen. In ähnlicher Weise läßt sich Borsalbe oder das in Zinntuben erhältliche *Byrolin* verwenden, wodurch oft rasch die Schmerzen beseitigt werden.

Beim späteren Wechseln der Läppchen muß mit großer Vorsicht verfahren werden, wenn die Verbrannten nicht heftige Schmerzen leiden sollen, weil die Läppchen leicht an der Haut festkleben. In letzterem Falle lasse man sie ruhig sitzen und lege die frischen Läppchen auf sie darauf.

Hat man ein antiseptisches (steriles) *Verbandpäckchen,* so kann man die Brandwunden vorläufig trocken verbinden. Noch besser wirkt die antiseptische *Brandbinde* von *Bardeleben („Bardella"),* eine mit Wismutpulver dicht durchsetzte Mullbinde, die trocken um den verbrannten Teil gewickelt wird. Im glücklichen Falle heilt die ganze Verbrennung unter diesem einen Verbande ohne Schmerzen. (Ähnlich wirkt die neuerdings hergestellte *Vasenolbrandbinde.)* Diese Brandbinden sollten in jedem Haushalte, in jeder Werkstätte vorrätig und stets zur Hand sein, um so mehr, als sie auch von den meisten Ärzten zum ersten Verband gebraucht werden. Durch sie kann dem Verunglückten das schmerzhafte Wechseln des Verbandes erspart werden.

Ist nichts derartiges zu haben, dann versuche man andere Mittel, die sich als *Haus-* und *Volksmittel* mit Recht eines gewissen Rufes erfreuen und die später, wenn ärztliche Hilfe gekommen ist, durch bessere Dinge ersetzt werden können.

Dahin gehören: das Bestreichen mit Öl (Salatöl, Leinöl, Rizinusöl), mit Fett, Schmalz, Butter, Rahm (Sahne), Gummilösung, Eiweiß, Sirup, Fruchtgelee (grüne Seife ist nur bei geröteten Stellen, nie bei Blasenbildung anzuwenden), das Bestreuen mit Mehl, Talk, Stärkemehl, Kohlenpulver, doppeltkohlensaurem Natron (Bullrichs Salz), das Einhüllen in Verbandmull oder Wundwatte. Auch Spiritus, auf Löschpapier geträufelt und aufgelegt, läßt den Schmerz in kurzer Zeit vergehen.

Alle diese Mittel sind dadurch wirksam, daß sie die verbrannte Haut vor der Einwirkung der Luft schützen und dadurch den Schmerz lindern; daher ist es gut, über alle Brand- und Verbandmittel noch reichlich Watte zu legen und diese mit einem Tuche oder einer Binde zu befestigen.

Nach sehr ausgedehnten Verbrennungen und *Verbrühungen* pflegen die Kranken (besonders auch Kinder) ganz ruhig zu sein, wenig Schmerzen zu empfinden; sie seufzen bisweilen tief auf und verlangen nur, Wasser zu trinken. Dann pflegt das Ende nahe zu sein.

Mitunter kann hier der Tod noch durch *warme* Bäder und durch Einspritzung von warmen Salzwasserlösungen in die Adern abgewendet werden. Aber um so *schleuniger* muß *ärztliche Hilfe* herbeigeholt werden.

Brennendes *Petroleum* und Terpentin kann man nicht durch Wasser löschen, da das Wasser schwerer ist; besser ist allenfalls noch Milch; wirksam ist hierbei nur das Aufwerfen von nassen Tüchern oder Sand.

Wenn jemand in eine *Kalkgrube* oder in Seifenlauge fällt, so ziehe man ihn so rasch wie möglich heraus, begieße ihn reichlich mit Wasser oder werfe ihn, um den Kalk abzuspülen, ins Wasser, wenn solches in der Nähe ist.

Die Ätzwirkung wird am besten bekämpft durch eine Säure, durch Waschen der geätzten Stellen mit Essig und Wasser, Zitronensaft, stark verdünnter Schwefelsäure usw. Dann werdenÖlläppchen aufgelegt wie bei der Verbrennung.

Ist Kalk *ins Auge* gekommen, so spüle man ihn mit sehr vielem Wasser heraus. Einträufeln von Zuckerwasser lindert den Schmerz, ebenso Eingießen von Öl oder Byrolin.

Ist jemand mit Säuren begossen (Schwefelsäure [Oleum, Vitriolöl], Salpetersäure, Salzsäure), so ist außer dem *reichlichen*

Abspülen mit Wasser irgendein *Alkali* (Lauge) anzuwenden, das gerade zur Hand ist, z. B. kohlensaures Natron (Soda), Kalkwasser (durch Auflösen eines beliebigen Stückes Ätzkalk oder Mörtel in Wasser, Kalk von den Wänden), Schmierseife usw. Weiß man bestimmt, daß es sich um eine Schwefelsäureverätzung handelt, so wische oder tupfe man zunächst die Säure *trocken ab,* da diese Säure mit Wasser sehr starke Hitze entwickelt. Bei Verätzung mit *Lauge* wende man reichliche Bespülung mit stark verdünnten sauren Flüssigkeiten an. Der heftige, klopfende Schmerz, den alle Verätzungen verursachen, wird ganz bedeutend gemildert, wenn der verletzte Teil möglichst hoch gelagert wird.

Vierter Vortrag.
Wiederbelebung Scheintoter.
Ertrinken.

Jeder Mensch sollte schwimmen können, nicht nur um sich selbst zu retten, sondern auch um anderen Hilfe leisten zu können, die in Gefahr sind, zu ertrinken.

Es ist Pflicht der Eltern, dafür zu sorgen, daß ihre Kinder das Schwimmen erlernen. Dies ist eine Fertigkeit, die, einmal erlernt, kaum jemals wieder vergessen, verlernt wird. In vielen Schulen wird daher auch schon als Turnübung das Trockenschwimmen gelehrt.

Das Bewußtsein, schwimmen zu können, verleiht Ruhe und Kaltblütigkeit denen, die ins Wasser fallen, während Menschen, die nicht schwimmen können, meist ganz verwirrt werden, so daß sie weder sehen noch hören und die unzweckmäßigsten Bewegungen machen. Dadurch wird es oft außerordentlich schwierig, gefährlich oder ganz unmöglich, sie vom Ertrinken zu retten; meist klammern sie sich an Schwimmer, die ihnen zu Hilfe kommen wollen, krampfhaft an und verhindern diese dadurch, sie über Wasser zu halten und in Sicherheit zu bringen.

Unter den Seeleuten herrscht noch vielfach die Ansicht, daß es für sie besser sei, nicht schwimmen zu können. Denn, sagen sie, wenn man über Bord fällt, dann ist es besser, gleich zugrunde zu gehen, als sich noch lange Zeit in größter Todesangst damit abzuquälen, sich über Wasser zu halten. Dies ist ganz falsch; denn die Erfahrung hat oft genug gezeigt, daß Seeleute gerettet wurden, nachdem sie längere Zeit mit den Wellen gekämpft hatten. Man sollte deshalb diese unrichtige Ansicht auf alle Weise zu bekämpfen suchen.

Wenn ein Mensch ins Wasser fällt, der nicht schwimmen gelernt hat, kann er sich dadurch vor dem Ertrinken retten, daß er

1. auf dem Rücken liegend, den Kopf nach rückwärts, den Mund nach oben richtet,

2. seine *Lungen* möglichst *voll Luft* pumpt (durch tiefes Einatmen, kurzes Ausatmen);

3. die *Arme nicht* aus dem Wasser erhebt.

88 Wiederbelebung Scheintoter.

Da diese Tatsache wohl nicht allgemein bekannt ist, so zeige ich Ihnen folgenden Versuch.

(Bei dieser Puppe bleibt, wie Sie sehen, der *Mund über Wasser*, solange die *Arme unter Wasser* bleiben (Abb. 123); werden die Arme aber in die *Höhe* gerichtet, so sinkt sofort der Mund unter die Oberfläche des Wassers (Abb. 121).)

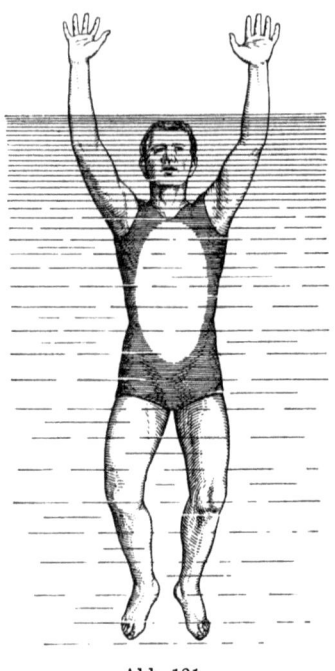

Abb. 121.

Ich kenne mehrere Fälle, in denen *Frauen* und selbst *Kinder*, die nicht schwimmen konnten und beim Baden in tiefes Wasser gerieten, auf diese Weise sich selbst retteten.

Dies beruht darauf, daß der menschliche Körper *ein wenig leichter* ist, als die gleich große Menge Wasser, die er verdrängt. Werden aber die Arme (wie beim Hilferufen) in die Höhe gehoben, dann muß notwendigerweise der Kopf um so tiefer einsinken.

Es ist daher sehr zu raten, daß alle, die *schwimmen lernen* wollen, *zuerst üben*, wie man ohne irgendwelche Kraftanstrengung auf der Oberfläche des Wassers *treiben* kann. Ein jeder kann das im *seichten* Wasser tun und mit Leichtigkeit erlernen.

Wenn die beiden Arme nach hinten über den Kopf hinaus-

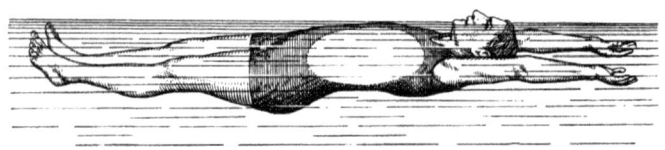

Abb. 122.

gestreckt werden, nimmt der Körper eine *wagerechte* Lage ein, wobei sich *Gesicht* und *Mund* außerhalb des Wassers befinden.

Warum dies so sein muß, zeigt Ihnen die Skizze, auf welcher der *weiße Fleck* die Luft andeutet, welche sich in unseren Lungen und Eingeweiden befindet und uns das Schwimmen ermöglicht (Abb. 122).

Bei nach hinten ausgestreckten Armen ist das Gewicht der oberen und unteren Körperhälfte ziemlich gleich, so daß also der Körper um diese große Luftblase, die nach oben strebt, pendelt.

Legt man aber die Arme nach unten an den Körper an, so wird die untere Körperhälfte schwerer, die Füße sinken, und der ganze Körper nimmt eine mehr *aufrechte Stellung* an. Will man dabei den Mund außer Wasser halten, so muß der Kopf stark hintenübergebogen werden, was auf die Dauer sehr anstrengend wird. Doch kann man in dieser Stellung durch ganz leichte Bewegungen der Hände und Füße den Kopf ganz außer Wasser halten (Abb. 123). (*Wassertreten.*)

Wenn ein Mensch vom Ufer oder aus dem Boot ins Wasser fällt, und kein Schwimmer in der Nähe ist, der ihn herausholen kann, so genügt es meist, ihm ein Ruder, Bootshaken, Stange oder Strick hinzureichen; denn der Ertrinkende kommt gewöhnlich noch einmal wieder in die Höhe, ehe er ertrinkt, und greift dann nach jedem Strohhalm, wie das Sprichwort sagt. Wenn aber nichts dergleichen zur Hand ist,

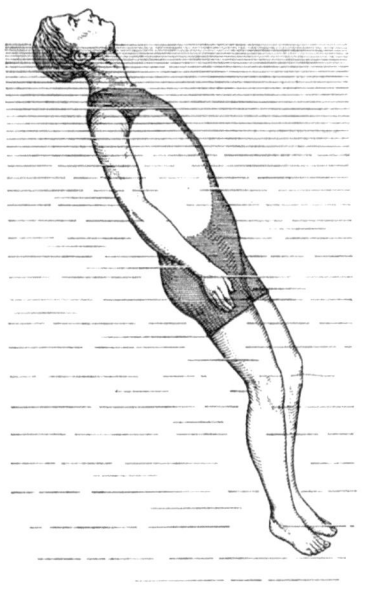

Abb. 123.

dann darf man doch *nicht den Kopf verlieren* und nur die Hände ringen, sondern man ziehe rasch *seinen eigenen Rock* aus, fasse ihn am Ende des einen Ärmels und werfe den anderen Ärmel oder den Rockschoß dem Ertrinkenden zu, um nur erst mit ihm eine (1—1$^1/_2$ m lange) Verbindung herzustellen. Ein alter Schiffskapitän erzählt, daß er auf diese Art schon vielen Ertrinkenden das Leben gerettet habe.

Ebenso kann ein flach mit der Krempe ins Wasser geworfener Filzhut, den der Ertrinkende sich gegen die Brust drückt, mitunter zum Lebensretter werden.

Wenn der Samariter schwimmen kann, so springe er hinein und suche, den Ertrinkenden zu fassen, hüte sich aber, sich von ihm ergreifen zu lassen, weil sonst leicht beide ertrinken.

Wenn möglich, nehme er in der einen Hand einen Strick mit, der am Boote oder am Lande befestigt ist oder von anderen Leuten festgehalten wird.

Nach Angabe des sehr verdienten Schwimmlehrers HANS MÜLLER in Hamburg [1] verfährt man am besten folgendermaßen bei der

Rettung Ertrinkender.

Indem man dem Ertrinkenden zuruft, daß er gerettet werde, nähere man sich ihm so schnell als möglich (durch flachen Kopfsprung) von der *Rückseite*, erfasse ihn, indem man die eigene linke Hand unter dessen linken Arm vom Rücken her durchschiebt, am rechten Handgelenk, drücke den so Ergriffenen fest an sich und schwimme *auf dem Rücken* dem Lande zu (Abb. 124). Der Verunglückte kann dann den Retter nicht fassen und im Schwimmen behindern. Ist dies dennoch geschehen, dann muß der Retter sofort *untertauchen*, und, wenn der stets nach aufwärts strebende Ertrinkende ihn losgelassen hat, ihn *richtig* zu fassen suchen. Ist der Ertrinkende schon ruhig (ohnmächtig) geworden, so erfaßt man ihn am einfachsten mit beiden Händen von hinten her am Kopfe, legt ihn sich auf die Brust und schwimmt selbst auf dem Rücken (Abb. 125). Ist er aber noch sehr unruhig oder sträubt er sich gar gegen den Retter, so ergreife man ihn vom Rücken her unter den Achseln (Abb. 126). Diese Maßnahmen können sehr gut schon während der Schwimmstunden eingeübt werden, wobei der Retter selbst in leichter Kleidung ist. *Falsch* ist es in jedem Falle, den Verunglückten nur an den Haaren, an

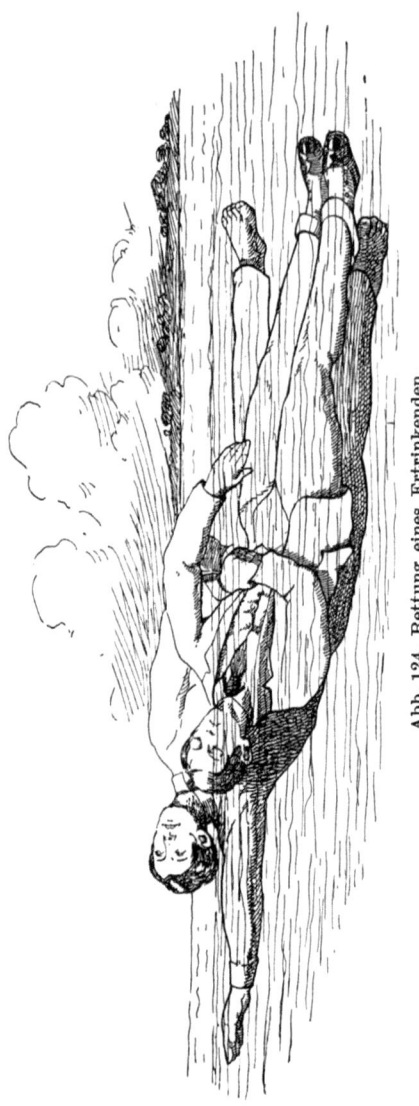

Abb. 124. Rettung eines Ertrinkenden.

---

[1] Er hat mehr als 200 Personen vom Tode des Ertrinkens gerettet.

Rettung Ertrinkender.

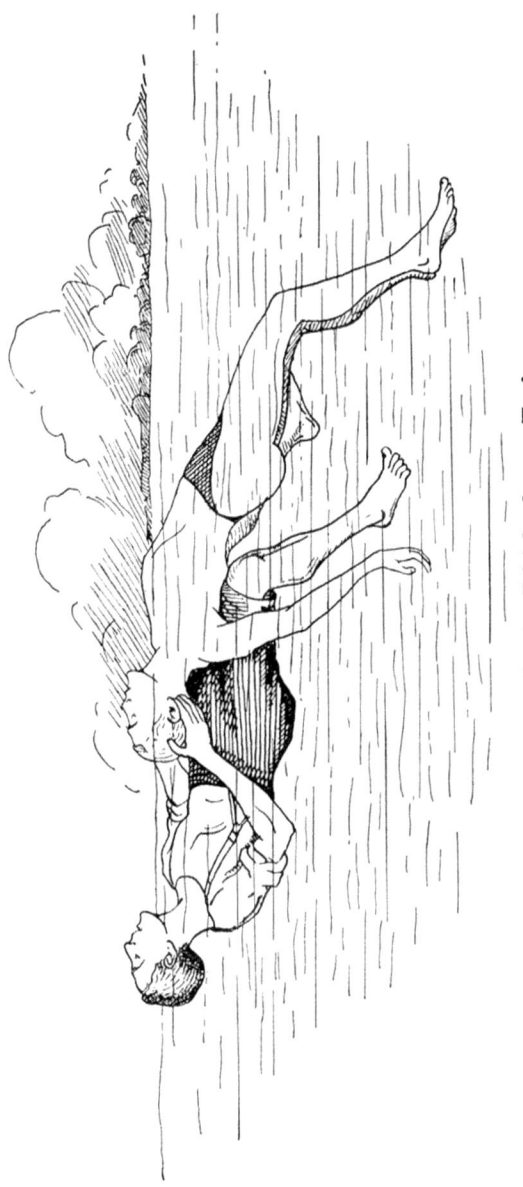

Abb. 125. Ergreifen des Ertrinkenden am Kopf.

92 Wiederbelebung Scheintoter.

der Hand oder am Ellbogen zu ergreifen, da dann sein Gesicht nicht aus dem Wasser hervorsieht.

Klammert sich der Verunglückte an den Retter von vorn an, so suche dieser sich von ihm auf jede Weise zu *befreien*. Roh und unangebracht sind

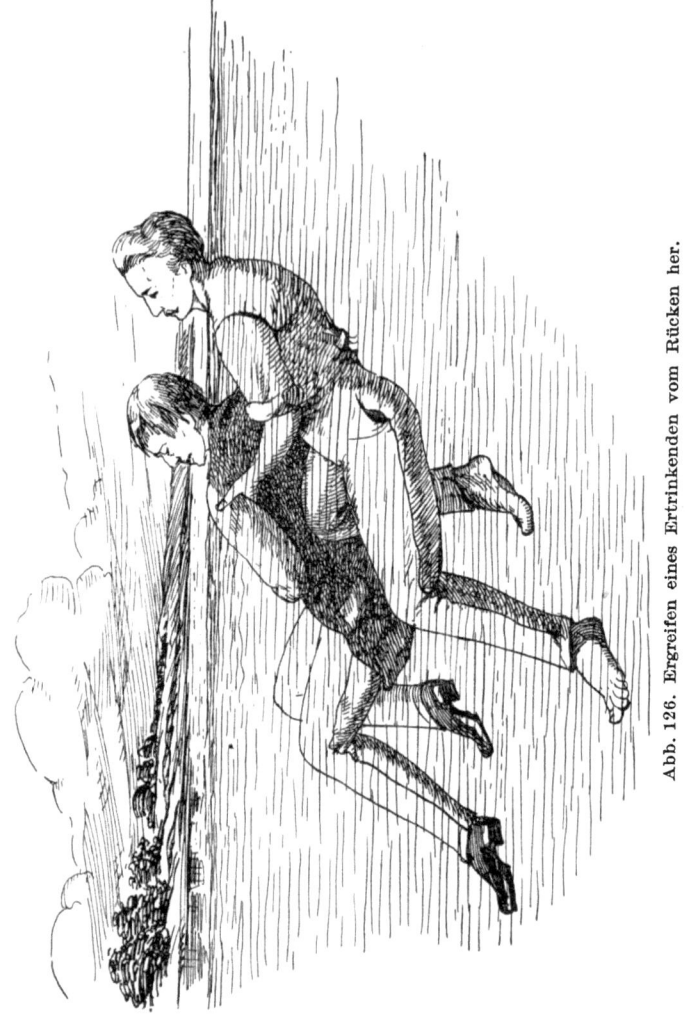

Abb. 126. Ergreifen eines Ertrinkenden vom Rücken her.

Schläge auf den Kopf, Stoß in die Augen u. a. Der Retter beuge den Kopf des Ertrinkenden stark nach hinten und suche zugleich mit hochgezogenem Knie den Körper von sich abzustoßen (Abb. 127) und danach besser zu fassen. Im äußersten Falle drücke man mit zwei Fingern der am Kinn liegenden Hand die Nasenöffnungen des Verunglückten zu. Ist der Retter an beiden Händen erfaßt, so befreit ihn ein kräftiger Ruck mit Auswärtsdrehung der Arme, wodurch die Daumen des Verunglückten nach innen gedreht werden (Abb. 128). Hat der letztere den Retter losgelassen, dann wird er von hinten erfaßt (Abb. 126).

Ereignet sich das Unglück in fließendem Wasser, dann laufe der Retter erst eine Strecke stromaufwärts und springe oberhalb der Stelle hinein,

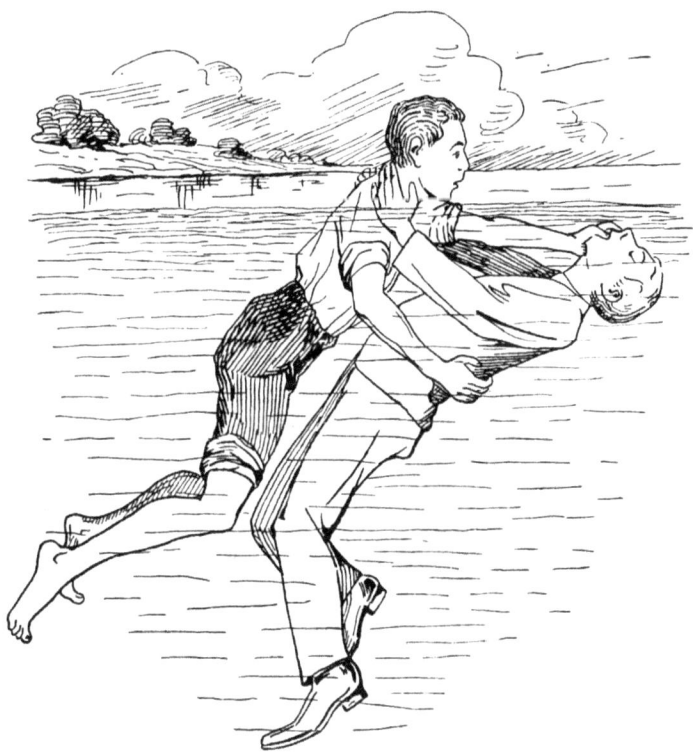

Abb. 127. Befreiung aus der Umklammerung.

um sich nicht unnötig durch Schwimmen gegen den Strom zu ermüden; aus demselben Grunde schwimme er mit dem Geretteten schräg stromabwärts dem Lande zu.

Wenn jemand *untergesunken* ist, so kann die Stelle, wo der Körper liegt, bei ruhigem Wasser genau an den Luftblasen erkannt werden, die gelegentlich zur Oberfläche emporsteigen. Einer etwaigen Strömung, welche die Blasen am senkrechten Emporsteigen hindert, muß dabei natürlich Rechnung getragen werden. Man kann dann bisweilen noch den Körper heraufholen, ehe es zu dessen Wiederbelebung zu spät ist. — Taucht man nach einem Körper, so ergreife man ihn mit einer Hand und gebrauche die andere Hand und die Füße dazu, sich zum Wasserspiegel zu erheben. —

In See ist es, falls der Strom vom Lande absetzt, ein großer Fehler, wenn man versucht, das Land zu erreichen. Man werfe sich dann lieber auf den Rücken, gleichviel, ob man allein oder mit einem andern Körper belastet ist, und treibe so lange, bis Hilfe naht. Mancher, der gegen den Strom dem

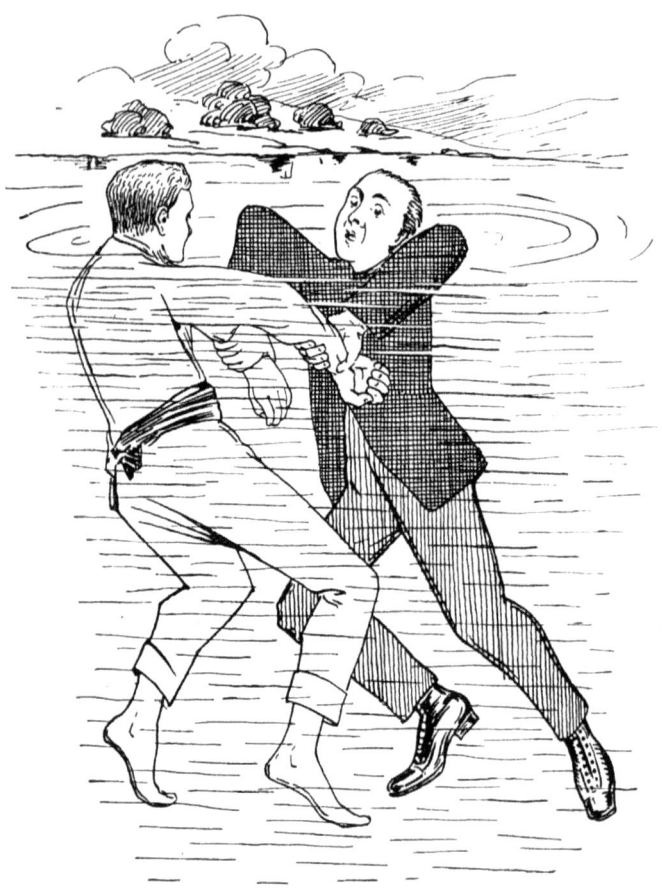

Abb. 128. Befreiung aus den Händen des Ertrinkenden.

Lande zuschwimmt, erschöpft seine Kräfte und geht unter, während ein Boot oder andere Hilfe hätten beschafft werden können, wenn er sich hätte treiben lassen (TETENS).

An verkehrsreichen Plätzen in der Nähe des Wassers (Anlegestellen von Schiffen, Brücken usw.) sind in den meisten Städten Rettungsgeräte leicht erreichbar befestigt; so die bekannten mit

Kork gefüllten Bojen, *Rettungskränze* aus Segeltuch, die mit Grifftauen versehen sind und die man dem Ertrinkenden zuwirft, oder der *Rettungsball*, an dem der Ertrinkende sich leicht festhalten

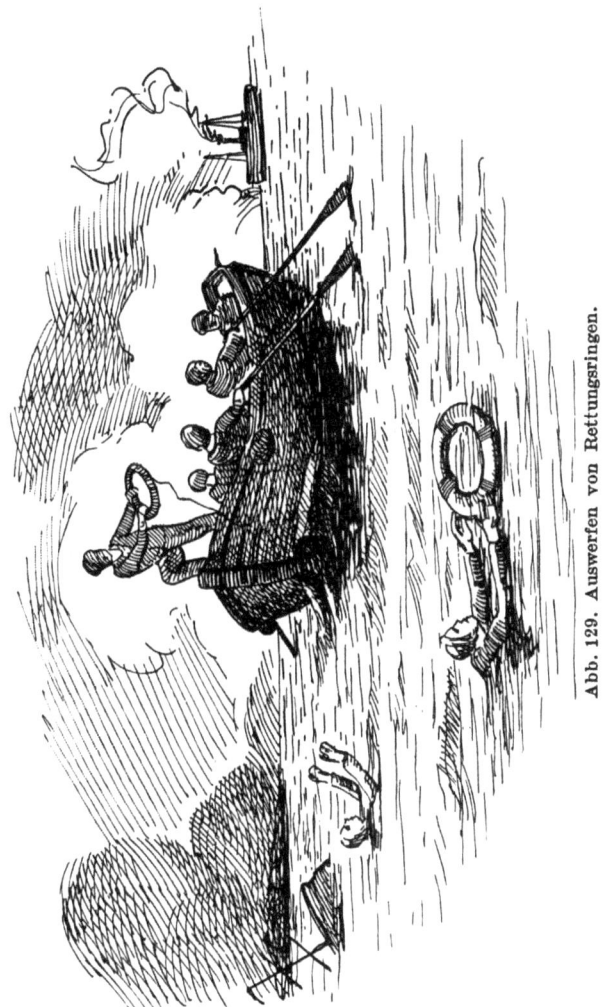

Abb. 129. Auswerfen von Rettungsringen.

kann (Abb. 129). Durch den an ihm befestigten Strick wird er ans Land gezogen.

Selbst vollständig ausgerüstete, stets bereite und nur zu Rettungszwecken zu verwendende *Boote* findet man in großen Städten am Fuße stark begangener Brücken befestigt. Auch für die Seebadeorte sind sie behördlich angeordnet. Alle diese Gegenstände müssen natürlich in tadellosem Zustande erhalten sein und dürfen nie zu anderen Zwecken benutzt werden.

Wenn jemand auf schwachem *Eise eingebrochen* ist, so kann er sich unter Umständen vor dem Untersinken bewahren, wenn er beide Arme von sich streckt. Dann sinkt er nur bis zu den Schultern ein. Will er sich aus dem Loche im Eise *selbst* heraushelfen, so gelingt dies bei schwacher Eisdecke selten, wenn er in gewöhnlicher Weise herausklettert, weil seine Knie die Ränder der Eislücke immer wieder abbrechen. Besser ist es, sich *rücklings* mit ausgebreiteten Armen durch einen kräftigen Schwimmstoß der Beine auf die Eisdecke zu schieben (Abb. 130a) und sich dann

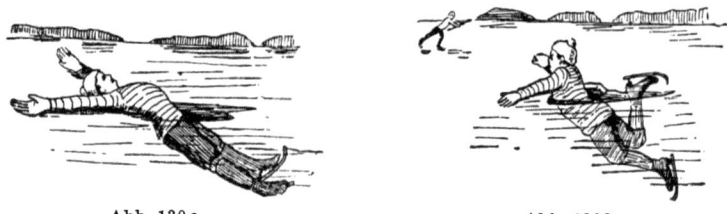

Abb. 130 a.   Abb. 130 b.
Abb. 130 a u. b. Selbstrettung auf dem Eise.

vorsichtig bis zu einer tragfähigen Stelle hinzuwälzen oder sich mit der Fußspitze (Schlittschuh) in den Eisrand zu haken und sich mit ausgebreiteten Armen *seitwärts* auf die Eisdecke zu rollen (Abb. 130 b).

Will man sich dem Eingebrochenen, der sich nicht selbst wieder herausarbeiten kann, rettend nahen, dann ist bekanntlich eine lange Leiter, ein Brett oder eine lange Stange, die man zu ihm hinschiebt, das beste Mittel, um ihm herauszuhelfen, weil dadurch die Last auf eine größere Fläche verteilt wird (Abb. 131). Für größere Strecken sind *zwei Leitern* unentbehrlich, die man abwechselnd vor sich herschiebt. Zweckmäßig ist es auch, eine an einem langen Strick in einer eisernen Gabel befestigte *Kugel* dem Verunglückten zuzurollen, an der er sich festhalten kann, bis mehr Hilfe kommt (Abb. 131). Das Verdienst dieser Erfindung gebührt unserem Mitbürger Herrn RÜDEL sen. Durch sie sind schon mehrfach Menschen, die auf dem kleinen Kiel[1] eingebrochen waren, gerettet worden. Auch der Rettungsball ist hier verwendbar.

An Stellen, wo ein eigenes Rettungsboot vorhanden ist, empfiehlt es sich, dieses auf *Schlittenkufen* zu befestigen. Man benutzt es

---

[1] Ein großer Teich inmitten der Stadt.

dann, solange das Eis es trägt, als Schlitten; bricht man mit dem Boot ein, so schwimmt es. Boote mit flachem Boden lassen sich ohne weiteres wie Schlitten benutzen (vgl. Abb. 133).

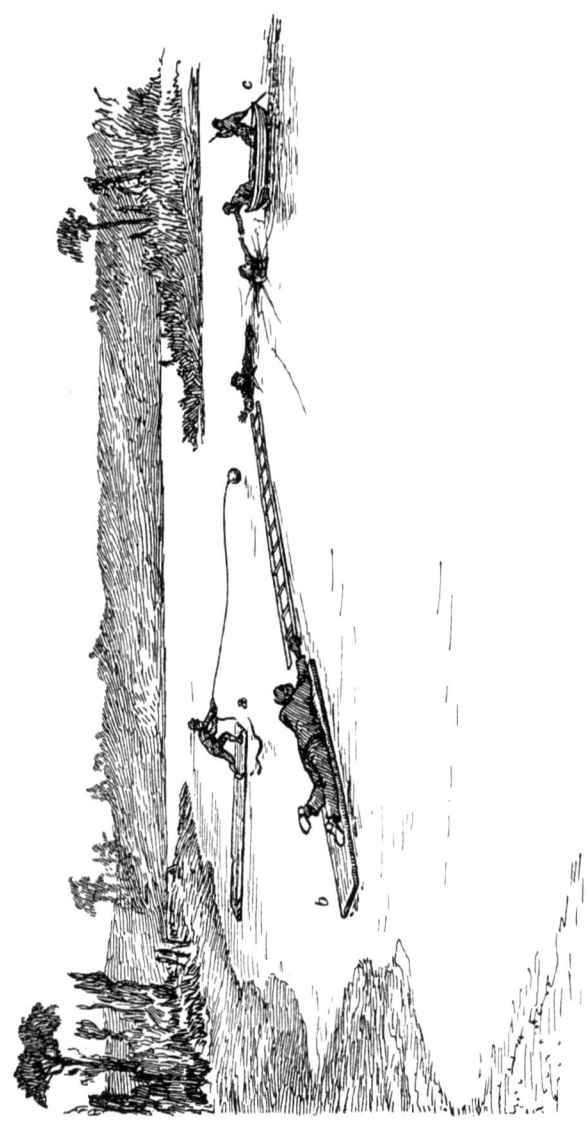

Abb. 131. Rettungsversuche beim Einbrechen auf dem Eise: *a* Zuwerfen einer an einem Seil befestigten Kegelkugel oder eines Rettungsballes. *b* Vorschieben einer Leiter durch den auf einem Brett liegenden Retter. *c* Heranfahren eines Kahns durch dünne Eismassen.

98 Wiederbelebung Scheintoter.

Hat man diese Hilfsmittel nicht, so muß man entweder auf dem *Bauche* zu dem Verunglückten hinkriechen, sobald man auf das schwache Eis kommt, oder mindestens einen langen Stock

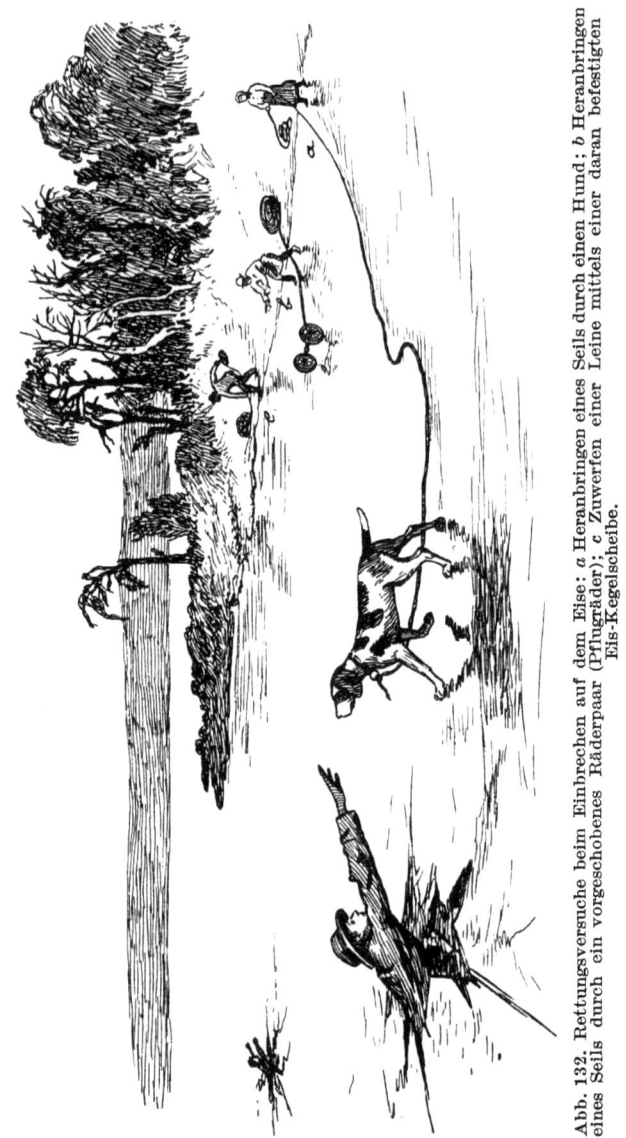

Abb. 132. Rettungsversuche beim Einbrechen auf dem Eise: *a* Heranbringen eines Seils durch einen Hund; *b* Heranbringen eines Seils durch ein vorgeschobenes Räderpaar (Pflugräder); *c* Zuwerfen einer Leine mittels einer daran befestigten Eis-Kegelscheibe.

(Bootshaken), Ruder mitnehmen, die man quer vor sich hält oder über den Rücken legt und mit beiden Armen festhält. Bricht man dann ein, so verhindert das Querholz das Untersinken und ist wertvoll zur Selbstrettung.

Der *Tod im Wasser* erfolgt auf zweierlei Weise:

1. Am häufigsten durch *Erstickung,* indem Wasser statt der Luft in die Lungen dringt, wobei gleichzeitig meist eine Menge Wasser verschluckt wird. Der Ertrunkene, der in diesem Falle oft lange mit dem Tode gerungen hat, zeigt das Aussehen eines Erstickten, ein blaurotes, aufgedunsenes Gesicht, dunkelblaurote

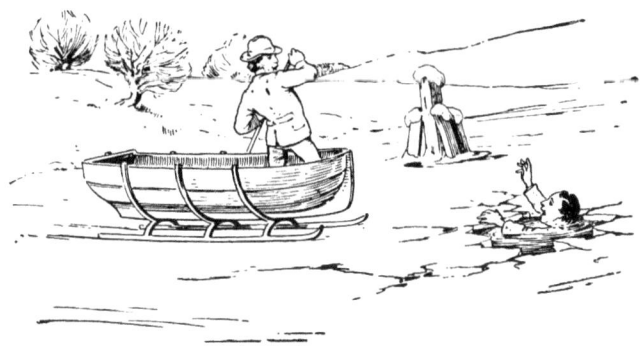

Abb. 133. Rettungsboot auf Schlittenkufen.

Lippen, blauunterlaufene Augen; es finden sich viel Wasser im Magen, schaumig-wässerige Flüssigkeit im Munde, in der Luftröhre und in den Lungen.

2. Seltener tritt sofort eine *Ohnmacht* ein, d. h. die Herztätigkeit und die Atembewegungen hören auf, die Stimmritze, der Eingang in die Luftröhre, schließt sich krampfhaft, so daß wenig oder gar kein Wasser — aber auch keine Luft — in die Lungen gelangen kann. Das Gesicht des Ertrunkenen ist dann *blaß,* schlaff; im Munde findet sich wenig oder gar keine schaumige Flüssigkeit.

In diesem Falle ist die Aussicht, das Leben zu retten, größer als in dem ersteren.

Da selbst nach *stundenlangem* Aufenthalt unter Wasser das Leben nicht vollständig erloschen zu sein braucht, so sollte *jeder Ertrunkene als scheintot* betrachtet werden. In der Tat gelingt es bisweilen durch *stundenlang* fortgesetzte Bemühungen das Leben zurückzurufen.

Die *Wiederbelebungsversuche* bei Ertrunkenen müssen mit Ruhe, Kraft und Ausdauer angestellt werden, *lange* Zeit hindurch (3 bis 4 Stunden), bis der Verunglückte wieder ins Leben zurückgerufen ist, oder bis der hinzugerufene *Arzt* erklärt, daß das Leben gänzlich erloschen sei.

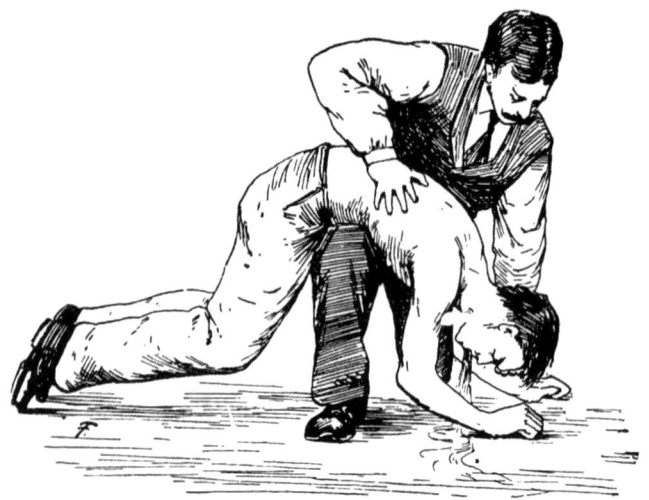

Abb. 134. Lagerung über das Knie des Samariters.

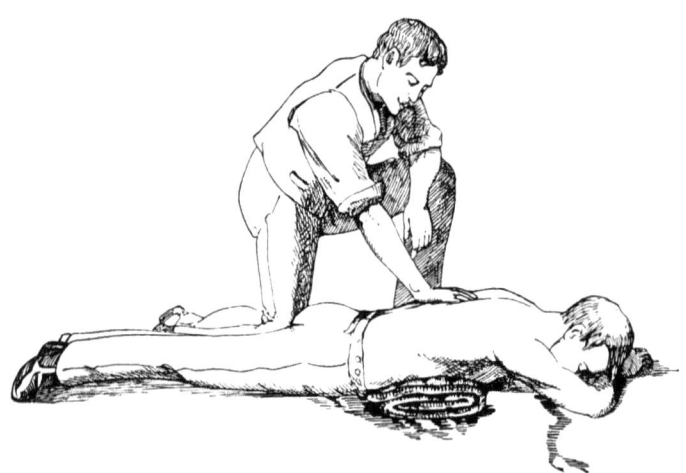

Abb. 135. Lagerung des Ertrunkenen auf den Bauch.

Man verfährt in folgender Weise:
1. Man schicke *gleich* und *zuerst* nach einem *Arzt*, nach *Decken* und *trockener Kleidung,* entferne die nassen Kleider vom Oberkörper des Scheintoten bis zum Gürtel uud lösen den letzteren.

2. Dann beginne man sofort mit Wiederbelebungsversuchen, wenn irgend möglich draußen in der frischen Luft (außer bei sehr schlechtem Wetter, großer Kälte, starkem Regen usw.).

3. Die *erste* und *dringendste Aufgabe* ist es, die *Atmung wiederherzustellen*; erst wenn dies gelungen ist, darf man den Blutkreislauf und die Wärme des Körpers zurückzurufen versuchen, andernfalls gefährdet man den Erfolg.

4. Man stelle den Ertrunkenen *nicht* auf den Kopf, hebe ihn *nicht* an den Beinen in die Höhe, sondern lege ihn zunächst über

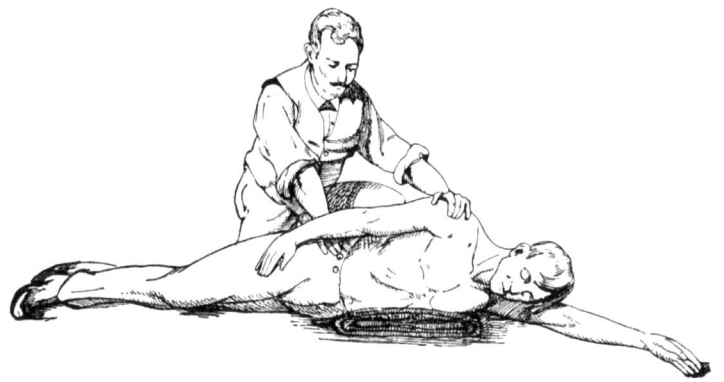

Abb. 136. Wiederbelebungsversuche am Ertrunkenen (Zurückwälzen des Körpers auf den Rücken).

ein Knie (Abb. 134) oder auf eine Unterlage von Decken oder Kleidungsstücken auf den *Bauch*, den einen Arm *unter den Kopf*, den Kopf und die Brust *etwas tiefer* als den übrigen Körper, und übe einen Druck auf den Rücken aus, um die in Lunge und Magen eingedrungene Flüssigkeit ausfließen zu lassen (Abb. 135); dann lege man den Gefährdeten auf den Rücken (Abb. 136).

5. Um der *Luft freien Zutritt* zu den Lungen zu verschaffen, öffne man den Mund, reinige ihn und die Nase von Schlamm (mit dem Taschentuch), ziehe die Zunge weit hervor und halte sie fest (im Notfall durch ein über die Zungenspitze und das Kinn gelegtes Tuch, Tau, elastisches Band usw., (Abb. 142—144) oder schiebe den *Unterkiefer vor*. Das geschieht in der Weise, daß die Daumen des Helfers auf die Jochbogen des Verunglückten (unmittelbar unter den Augen) aufgesetzt werden, während die Zeigefinger hinter den aufsteigenden Ast des Unterkiefers zu liegen kommen. Durch festen Druck der Finger gelingt es leicht, die untere Zahnreihe vor die obere zu bringen (Abb. 137).

6. Man entferne die nassen Kleider, vor allem zuerst die engen Kleidungsstücke an Hals und Brust (Halstuch, Hemdknöpfe, Korsett, Gürtel, Tragbänder), und entkleide den Brustkasten vollständig.

7. Um *selbsttätige* Atembewegungen hervorzurufen, kann man sogleich die Nasenhöhle oder den Schlund durch Kitzeln reizen, Brust und Gesicht tüchtig reiben und abwechselnd mit kaltem

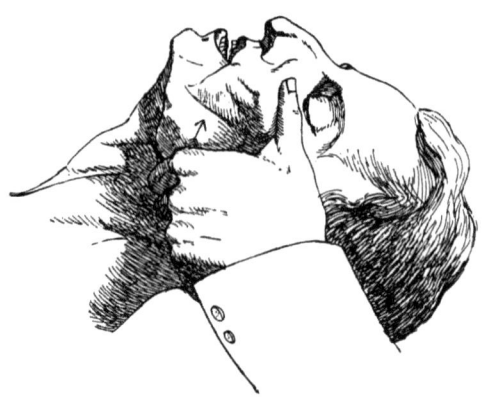

Abb. 137. Vorschieben des Unterkiefers bei Scheintoten, bei der Narkose usw. (Man beachte, daß die im Zwischengliedgelenk gebeugten Zeigefinger der rechten und linken Hand hinter den aufsteigenden Unterkiefer-Ast gesetzt werden, während die Daumen zu beiden Seiten der Nase unterhalb der Augenhöhlen aufliegen.
→ Druck in der Richtung nach vorn [s. Pfeil].)

oder heißem Wasser bespritzen, die Brust (*nicht* den Bauch) *kräftig mit einem nassen Tuche schlagen.*

8. Erfolgen danach aber nicht alsbald Atembewegungen, so halte man sich nicht lange dabei auf, sondern gehe sofort über zur

künstlichen Atmung.

Diese hat den Zweck, den Brustkasten abwechselnd auszudehnen und zusammenzupressen, damit frische Luft in die Lunge eindringe und verbrauchte entfernt werde.

Man kann diese Bewegungen auf verschiedene Weise ausführen, z. B. nach der *Vorschrift von* SILVESTER, die ich — vorausgesetzt, daß keine Verletzungen an den Armen und am Brustkorbe vorhanden sind — vorzugsweise empfehle, weil sie in meiner Klinik sehr oft die besten Dienste geleistet hat.

9. Man legt den Scheintoten flach auf den Rücken, seine *Schultern* durch ein zusammengefaltetes Kleidungsstück stark erhöht, so daß sein Kopf fast frei hängt (Abb. 138).

Künstliche Atmung.

10. Man kniet oder — wenn der Scheintote auf einem Tische gelagert ist — man stellt sich hinter diesen, ergreift beide Arme an den Oberarmen, dicht oberhalb der Ellenbogen, erhebt sie, kräftig und gleichmäßig ziehend, bis über den Kopf und hält sie hier 2 Sekunden lang fest (Abb. 139).

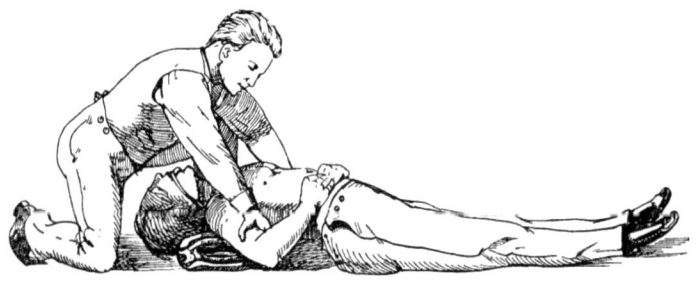

Abb. 138. Künstliche Atmung nach SILVESTER, ausgeführt durch *einen* Samariter. (Lagerung und Anfassen der Oberarme.)

Dadurch wird der Brustkorb ausgedehnt und die Luft mit schlürfendem Geräusch in die Lungen gezogen, vorausgesetzt, daß die *Luftwege frei* sind.

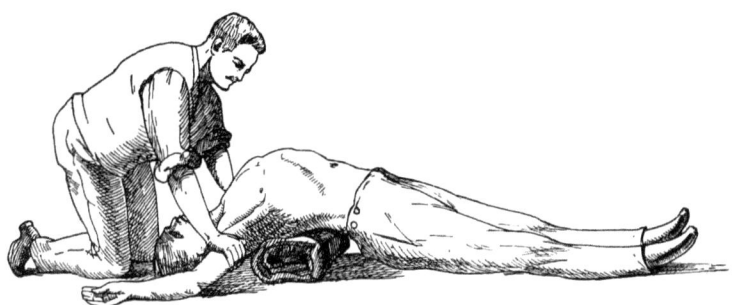

Abb. 139. Künstliche Einatmung nach SILVESTER, ausgeführt von *einem* Samariter. (Tempo 1, 2 — Einatmung.)

11. Dann führt man die Arme auf demselben Wege zurück und drückt sie fest — aber ohne schroffe Bewegungen — 2 Sekunden lang auf dem Brustkasten (Abb. 140).

Dadurch wird die Luft wieder aus den Lungen ausgepreßt.

Die Luft muß *hörbar* mit hauchendem oder rasselndem Geräusch ein- und austreten. Ist dieses nicht der Fall, der Kehlkopf also verlegt, so sind die Bemühungen völlig nutzlos.

12. Sind zwei Helfer zur Hand, so stellt oder kniet sich je einer auf eine Seite des Ertrunkenen; jeder ergreift einen Arm,

und langsam 1, 2 (Pause), 3, 4 (Pause) zählend, machen nun beide gleichmäßig dieselben Bewegungen (Abb. 141).

13. Diese Bewegungen werden ungefähr 8—10 mal in der Minute so lange vorsichtig und beharrlich wiederholt, bis man bemerkt, daß die selbsttätige Atmung beginnt.

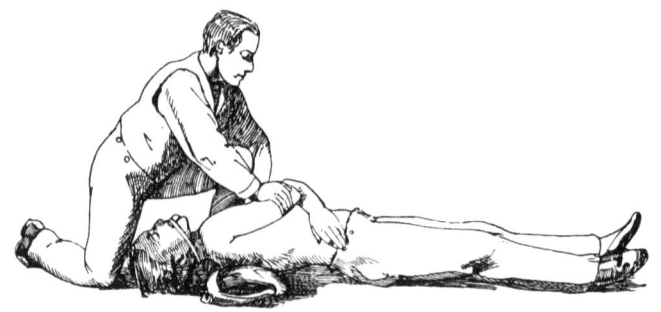

Abb. 140. Künstliche Atmung nach SILVESTER: Tempo 3, 4. Druck auf den Brustkorb: Ausatmung.

Gewöhnlich kündigt sich der erste Atemzug durch eine plötzliche Farbenveränderung des Gesichtes an. (Die blasse Haut rötet sich und umgekehrt.)

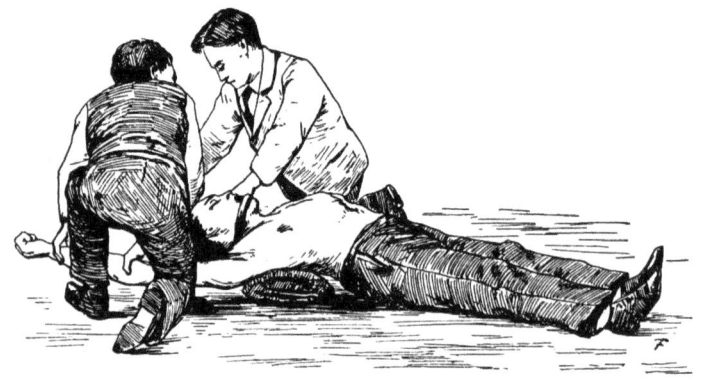

Abb. 141. Künstliche Atmung nach SILVESTER bei Beteiligung *zweier* Helfer.

Kann man den Scheintoten auf einem Tisch lagern, so ist es zweckmäßig, diesen am Fußende etwas höher zu stellen, um mehr Blut dem Kopfe und Gehirn zuzuführen.

Ein anderes, auch sehr wirksames Verfahren ist das von HOWARD empfohlene einfache *Flachdrücken des Brustkorbs,* das aber nur dann angewendet werden kann, wenn der letztere unverletzt ist.

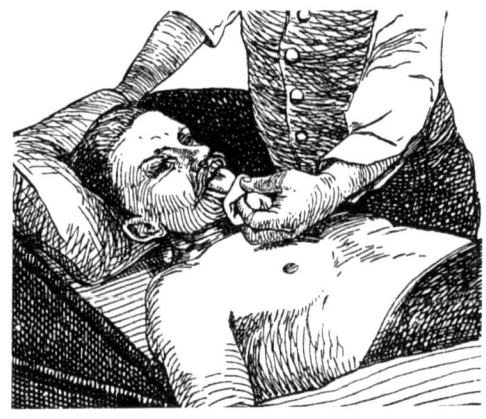

Abb. 142. Hervorziehen der Zunge mittels eines leinenen Läppchens, Taschentuchs u. dgl.

Der Scheintote wird auf den Rücken, ein Polster aus zusammengerollten Kleidern unter den Rücken gelegt, die Arme werden

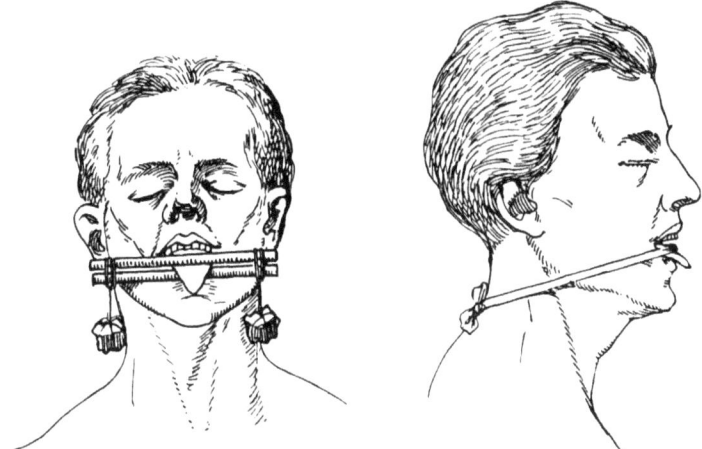

Abb. 143. Abb. 144.
Herausziehen und Befestigen der Zunge bei Wiederbelebungsversuchen.
Zu Abb. 143. Die hervorgezogene, zwischen zwei Holzstäbchen geklemmte Zunge wird durch zwei angehängte Steine nach unten gezogen.

über dem Kopfe gekreuzt oder bleiben auch an der Seite einfach liegen.

Ein Gehilfe, der oberhalb des Kopfendes kniet, hält die aus der Mundhöhle hervorgezogene Zunge mittels eines trockenen Tuches im Mundwinkel fest (Abb. 142) oder schiebt den Unterkiefer mit beiden, hinter den Kieferwinkeln angelegten Händen vorwärts (vgl. Abb. 137).

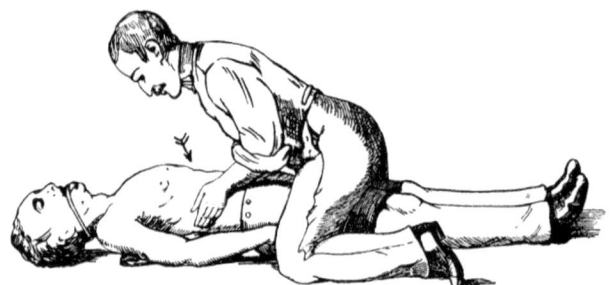

Abb. 145. Künstliche Atmung nach HOWARD (Ausatmung).

Man kann auch die herausgezogene Zunge, wenn ein zweiter Samariter fehlt, zwischen zwei flache Hölzchen, zwei Bleistifte u. dgl. klemmen, die beiderseitig durch Schnüre entsprechend

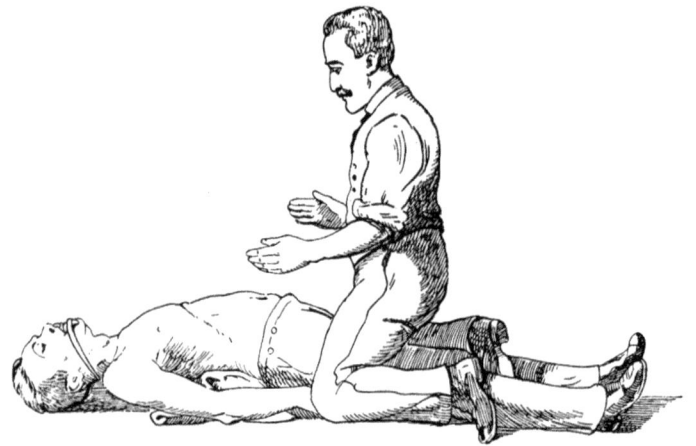

Abb. 146. Künstliche Atmung nach HOWARD (Einatmung).

zusammengepreßt werden. Hängt man an diese Stäbchen Gewichte, etwa kleine Steine, so wird die Zunge nicht mehr zurückgleiten. (S. Abb. 143 u. 144.)

Der Helfer kniet rittlings über den Hüften des Scheintoten, legt beide Hände flach ausgebreitet auf dessen untere Brustwand, und indem er seine Ellenbogen in die Seiten stemmt, beugt er sich langsam, mit dem ganzen Gewicht seines Körpers drückend, so weit vornüber, daß sein Mund fast den Kopf des Leblosen berührt (Abb. 145). Dadurch wird die Luft aus dessen Brustkasten herausgepreßt.

Darauf richtet er sich schnell wieder empor und läßt die Hände los, so daß der Brustkasten sich wieder ausdehnen kann (Abb. 146).

Auch dieses Verfahren muß in gleichmäßigem Wechsel (1, 2, — Pause, 3, 4 zählen!) und nicht zu stürmisch ausgeführt werden.

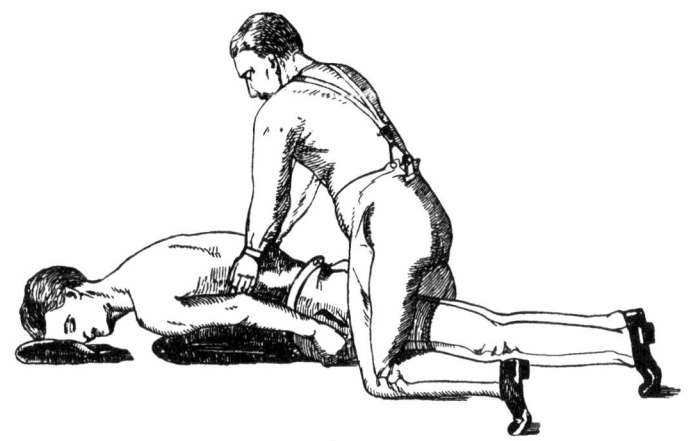

Abb. 147. Wiederbelebungsversuche nach SCHAEFER.

Noch kräftiger wirkt das Verfahren von SCHAEFER. Der Ertrunkene wird *mit dem Bauch* über ein dickes Polster gelagert; auch unter seine Stirn wird ein zusammengerolltes Kleidungsstück oder der Vorderarm des Verunglückten gelegt, so daß die Mundöffnung frei bleibt. Der Helfer drückt, seitlich oder besser rittlings über dem Scheintoten kniend, mit den flach auf den unteren Teil des Brustkorbes aufgelegten Händen diesen zusammen (Abb. 147). Bei diesem Verfahren ist der zweite Helfer zum Halten der Zunge entbehrlich, und die in die oberen Luftwege eingedrungene Flüssigkeit kann leichter ausfließen.

Bei mageren Menschen und Kindern kann man auch, von oben her mit den gekrümmten Fingern unter die Ränder der Rippen greifend, den Brustkorb wie einen Blasebalg abwechselnd in die Höhe ziehen und wieder herabdrücken, ein Verfahren, das von SCHÜLLER angegeben und sehr wirksam ist, zumal wenn noch gleichzeitig das SILVESTERsche Verfahren angewendet werden kann.

Laborde hat schon viele Scheintote dadurch ins Leben zurückgerufen, daß er die Zunge fest mit einem Tuche faßte, stark aus dem Munde herauszog und dann wieder zurückgleiten ließ.

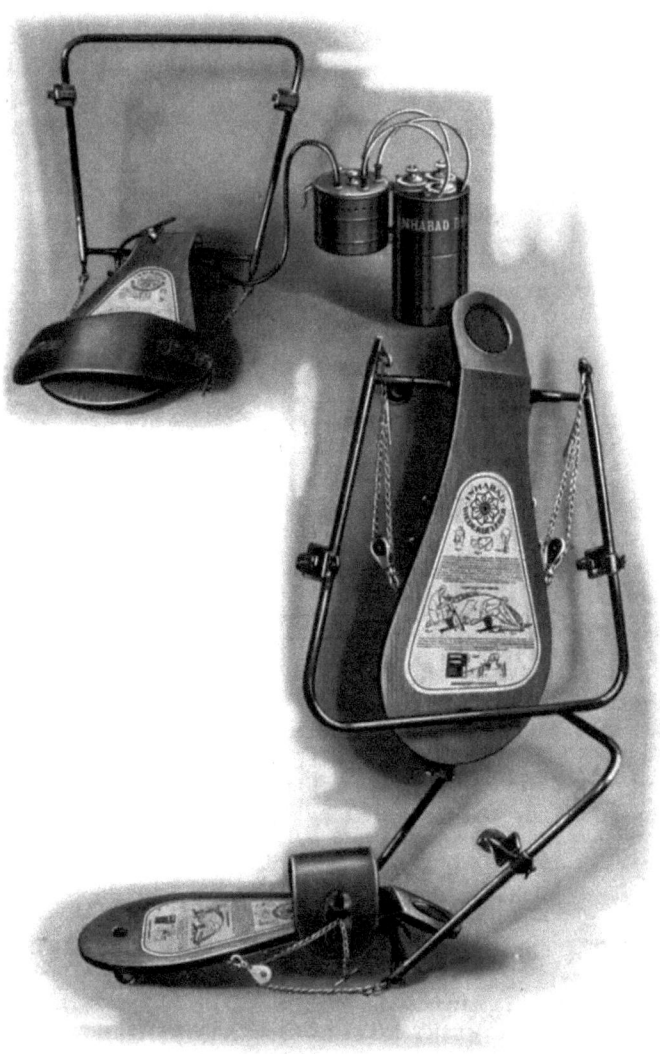

Abb. 148. Bestandteile des Inhabad-Apparates.

Macht man diesen Handgriff etwa 15—20 mal in der Minute (den gewöhnlichen Atemzügen entsprechend), so tritt durch Reizung der Kehlkopfnerven (Reflex) die Atmung ein. Für Ungeübte ist indessen diese Methode nicht besonders zu empfehlen[1].

Im übrigen wird man leicht einsehen, daß es für den einzelnen Helfer fast unmöglich ist, 2—3 Stunden lang die künstliche Atmung allein mit den Händen fortzusetzen. Ja, auch zwei Helfer werden, selbst wenn sie die Wiederbelebungsversuche abwechselnd ausführen, 2—3 Stunden hindurch nur mit Aufbietung all ihrer Körperkräfte ihrer Aufgabe genügen können, ob sie nun nach SILVESTER,

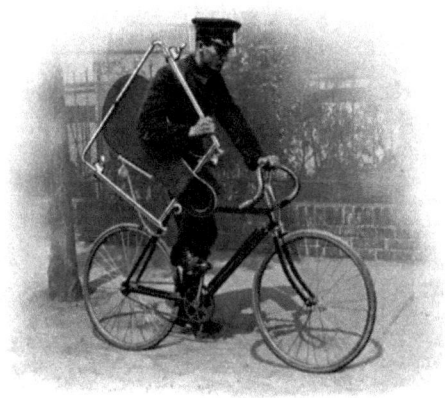

Abb. 149. Einfache Beförderung des Inhabad-Apparates.

HOWARD oder SCHAEFER vorgehen. Ich halte es daher doch für zweckmäßig meinen Schülern und Schülerinnen von einer maschinellen Einrichtung[2] Kenntnis zu geben, die von Dr. FRIES in Stockholm ersonnen ist und die SILVESTERsche Methode mit viel geringerem Kräfteaufwand anwenden läßt als bei manuellen Bemühungen. Dieser „Inhabad" genannte Apparat wird durch die beigefügten Abbildungen illustriert. Sie lassen einerseits erkennen, wie leicht der „Inhabad" durch einen einzelnen Radfahrer an den Ort des Bedarfs gebracht werden kann, und andrerseits

---

[1] Der Neuling macht bei den künstlichen Atmungsbewegungen meist zwei Fehler: entweder er führt die Bewegungen zu *schnell* aus, wobei die Luft kaum bis in die Lungenbläschen hinein gelangen kann, oder er drückt zu *heftig* und ruckweise auf den Brustkorb, so daß mitunter Rippenbrüche und Blutunterlaufungen entstehen.

[2] Inhabad, G. m. b. H., Berlin NW 6, Karlstr. 19a.

lehren sie ohne weiteres, wie ein einzelner Samariter ohne große Schwierigkeit das Gerät handhaben und dabei die von SILVESTER empfohlene Einwirkung auf den Brustkorb und das Zwerchfell des Bedrohten in ausgiebiger Weise zu erreichen vermag. Der erstrebte Zweck des Apparates kann noch dadurch vollkommener gestaltet werden, daß ein „Generator" mit dem Atmungsgerät in Verbindung gebracht wird, der die vermehrte Zufuhr von Sauerstoff gewährleistet.

Gewiß fällt die Vorführung solcher maschinellen Einrichtungen schon etwas aus dem Rahmen dessen heraus, was bisher unter *erster* Hilfe verstanden worden ist. Aber nach und nach hat die moderne Technik auch auf diesem Gebiete uns so viele und so brauchbare Hilfsmittel an die Hand gegeben, und haben diese Apparate bei fast allen großen industriellen Betrieben, in Berg- und Hüttenwerken, bei elektrischen Bahnen, in Rettungsstationen, bei Unfall- und Rettungsstellen, in Seebädern, Badeanstalten usw. Eingang gefunden oder werden bei Feuerwehren, Sanitätskolonnen, Samaritervereinen benützt, daß der Begriff der „Ersten Hilfe" nicht mehr so eng gefaßt werden kann wie früher. Jetzt darf ein tüchtiger Samariter sich nicht mehr auf das beschränken, was er mit sich trägt,

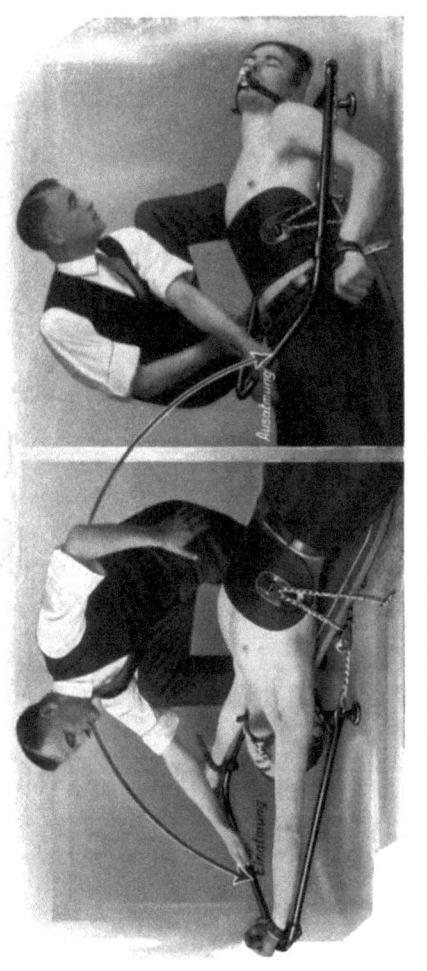

Abb. 150. Der Inhabad-Apparat in seiner Anwendung.

sondern er muß sich auch mit komplizierteren Apparaten vertraut machen, wie sie die heutigen Lebensverhältnisse zum Schutze der Arbeiter und weiterer Kreise der Bevölkerung erfordern und hervorbringen. Wenn sie daher in den Kreis unserer Betrachtungen einbezogen werden, so geschieht es, um unsern Schülern die Anregung zur Erweiterung und Vertiefung ihrer Ausbildung zu geben.

In diesem Zusammenhang seien noch andere Apparate erwähnt, die zur Vornahme der künstlichen Atmung erfunden sind und immer größere Verbreitung in öffentlichen wie privaten Betrieben erfahren haben:

So haben einzelne Firmen zur Einatmung reinen Sauerstoffs, wie sie bei Kohlenoxydvergiftung mit großem Vorteil verwendet wird, einfache, aber sehr brauchbare *Reduktionsventile* in den Handel gebracht, die auf eine mit komprimiertem Sauerstoffgas gefüllte Bombe gesetzt und so reguliert werden können, daß ein angemessener Strom des Gases herausgelassen und durch einen mit Marke versehenen Schlauch der Mund- und Nasenöffnung zugeleitet werden kann.

Eine gegenüber diesen Vorrichtungen wesentlich vervollkommnete Atemmaschine stellt der von dem Draeger-Werk in Lübeck verfertigte *Pulmotor* dar, der bereits einer ausgedehnten Verbreitung sich erfreut. Er setzt selbsttätig an den Lungen an und bringt diese unmittelbar durch Einblasen sauerstoffreicher Luft zur Entfaltung. Ebenso saugt er wiederum die verbrauchte Luft ab. Dabei ist der Apparat infolge seiner Bauart imstande, sich dem Fassungsvermögen jeder Lunge anzupassen, so daß er für Kinder gleich gut wie für Erwachsene verwendet werden kann.

Auf der Höhe der Einatmung und Ausatmung macht der *Pulmotor* die Pause, die auch bei der künstlichen Atmung eingeschaltet wird, um dem durch die Ausdehnung und das Zusammenfallen des Brustkorbs in Bewegung gesetzten Blut Zeit zu lassen, in die Lungen einzuströmen und sie wieder zu verlassen. So kann also der nötige Gasaustausch in den Atmungsorganen ungehindert vor sich gehen. Ein Überhasten der Atmungsbewegungen, wie es bei der künstlichen Atmung durch die Hände aufgeregter Samariter nur zu leicht eintritt, wird bei der maschinellen Arbeit verhütet. Ja dieser Apparat zeigt sogar jeden Fehler in der Handhabung durch Abweichungen in der Gangart deutlich an. Wenn z. B. die Maske dem Mund des Verunglückten nicht luftdicht anliegt, so steuert der Pulmotor überhaupt nicht um. Sind die Atemwege verlegt, so klappert er hin und her, und der Helfer wird dadurch aufmerksam gemacht, daß er Abhilfe schaffen muß.

Der Apparat bietet aber auch noch andere Vorteile. Während er z. B. ganz allein im Gange bleibt, ohne zu ermüden, ist der

Helfer — besser noch der Arzt — imstande, durch Herzmassage einzugreifen (s. unten). Auch zum Auflegen heißer Tücher, zum

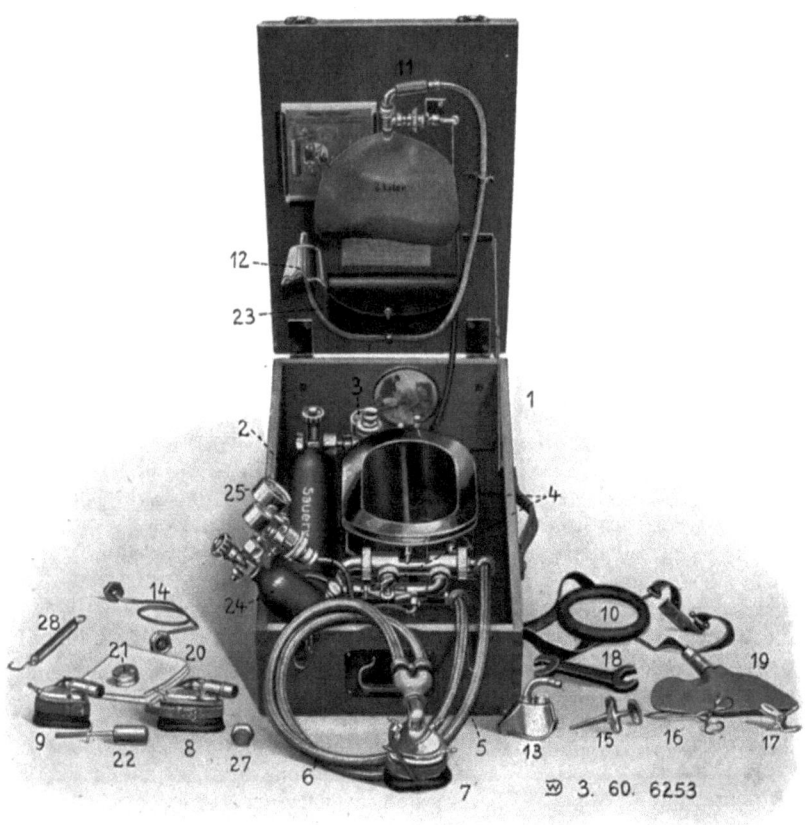

Abb. 151. Pulmotor-Apparat mit Kohlensäurezusatz.
1 Eichenholzkoffer mit Beschlägen; 2 Sauerstoffzylinder; 3 Sauerstoff-Druckreduzierventil; 4 Injektor mit Ventilkammer und Steuer-Automatik im Schutzkasten; 5 Einatemschlauch; 6 Ausatemschlauch; 7, 8, 9 Masken mit Gummiwulst und Riemen (3 Größen); 10 Kopfring mit Riemen; 11 Inhalationsgerät mit Sparbeutel und Schlauch; 12, 13 Inhalationsmasken (2 Größen); 14 Hochdruckrohr für großen Sauerstoffzylinder; 15 Mundöffner; 16 Zungenzange; 17 Zungenhalter nach LEYDEN; 18 Doppelschlüssel; 19 Demonstrations- und Prüfbeutel; 20 Handtuch; 21 Vaseline; 22 Luftpumpe für Maskenwulst; 23 Ledertasche für Zubehör; 24 Kohlensäurezylinder; 25 Kohlensäure-Druckreduzierventil; 26 Verbindungsschlauch; 27 Verschlußmutter für CO_2-Zylinder; 28 Federwaage zum Prüfen des CO_2-Vorrats.

Reiben der Beine und Arme, zum Bürsten der Fußsohlen und ähnlichen Maßnahmen bleiben dem Helfer die Hände frei, und

Künstliche Atmung. 113

er kann so die Wirkung der maschinellen Atembewegungen mit Erfolg fördern, wie später noch auseinandergesetzt ist.

Der Pulmotor ist in einen handlichen Holzkoffer (60—40—18 cm) eingebaut. An der Innenseite des Deckels befindet sich der in

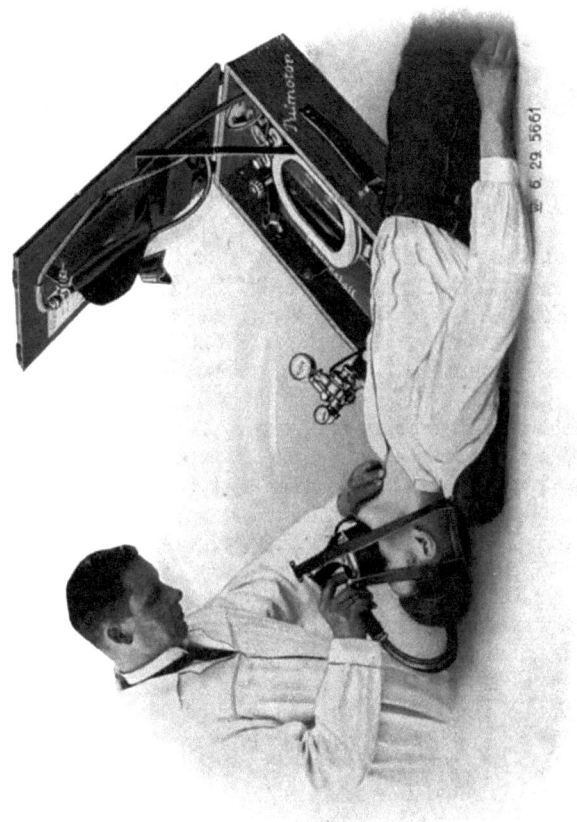

Abb. 152. Pulmotor-Apparat im Gebrauch.

seiner Lage sofort gebrauchsbereite selbständige Apparat für gewöhnliche Sauerstoffinhalationen. Einige Handgriffe — und er ist im Gang.

Es gibt aber auch einen Pulmotor *mit Kohlensäurezufuhr,* die für das Atmungsgeschäft von Wichtigkeit ist. Das vorstehende Bild zeigt in der linken unteren Ecke des Holzkastens die dafür

v. Esmarch-Kimmle, Erste Hilfe, 50. Aufl.

vorgesehenen Einrichtungsgegenstände. Die Bedienung ist einfach und leicht erlernbar. Eine falsche Behandlung des Apparates wie auch eine Schädigung der Lunge durch die Atmungsvorgänge ist bei der besonderen Bauart ausgeschlossen. Es wird Sache der Samariter sein, sich über die Verwendungsweise des Pulmotors in den ihnen zugänglichen Rettungsstellen genauestens zu informieren.

Die Abb. 152 zeigt den Apparat in seiner Anwendung. Die praktische Verwendungsweise, die erforderlichen Handgriffe, müssen aber die Helfer am Apparate selbst eingehend studieren.

Sobald sich nun bei den Wiederbelebungsversuchen, gleichviel ob sie manuell oder maschinell angestellt worden sind, selbsttätige Atembewegungen bemerkbar machen, *hört man sofort mit den künstlichen auf* und sucht jetzt den *Blutkreislauf* (Herztätigkeit) und dadurch auch die *Körperwärme* wieder herzustellen.

Um die *Herztätigkeit* anzuregen, stellt man sich so an die rechte Seite des Scheintoten, daß man ihm das Gesicht zukehrt, und führt mit dem Daumenballen der rechten Hand kräftige und schnelle Schläge gegen die Herzgegend aus (Herzmassage nach MAASS).

Man hüllt den Körper in trockene Decken ein und reibt die Glieder kräftig von unten nach oben unter der Decke oder über warmen Kleidungsstücken (die man in der Regel von den Zuschauern erhalten kann).

Dann bringt man den Verunglückten, wenn möglich, in ein warmes Bett, bedeckt ihn mit gewärmten Flanelltüchern, legt Flaschen oder Blasen, mit warmem Wasser gefüllt, oder erwärmte Steine usw. auf die Magengrube, in die Achselhöhlen, zwischen die Schenkel und an die Fußsohlen (keine Brandblasen hervorrufen!).

Wenn endlich das Leben so weit zurückgekehrt ist, daß der Verunglückte wieder zu schlucken vermag, so flöße man ihm warme Getränke teelöffelweise ein, warmes Wasser, Tee, Kaffee, Grog, Wein, aber nicht in großen Mengen (*warme Bäder* nur auf Anordnung eines Arztes).

Der *Deutsche Samariter-Verein* hat es sich angelegen sein lassen, diese Vorschriften möglichst bekannt zu machen; er hat sie samt den Abbildungen auf lackierte Zinkplatten drucken lassen und überallhin versandt, um sie dort anzubringen, wo Menschen ertrinken könnten (Anlegeplätze für Schiffe und Boote, Angel- und Badestellen, Brücken und Schiffe).

Erfrierung

kommt nicht bloß bei sehr hohen Kältegraden zustande, sondern oft schon bei geringem Frost, wenn Menschen, die durch lange Märsche und Hunger erschöpft oder durch geistige Getränke betäubt sind, sich niedersetzen und einschlafen, und nun ein starker Wind ihnen rasch die Lebenswärme und das Bewußtsein entzieht. Im Balkankriege 1912/13 und im Weltkriege 1914—1918 sind bei den Truppen Frostwirkungen beobachtet worden, wenn das Thermometer kaum unter Null gefallen war. In der Regel handelte es sich um geschwächte Soldaten, die viele Stunden in feuchten, schlammigen Schützengräben gestanden hatten. Man hat auch geglaubt, die zahlreichen Frostschäden der Füße und Unterschenkel auf die den Blutkreislauf hemmenden Wickelgamaschen zurückführen zu sollen. Doch ist ein einwandfreier Beweis für die Richtigkeit dieser Annahme nicht erbracht.

Fällt bei herrschender Kälte reichlicher Schnee, so ist das nur günstig, weil Schnee ein schlechter Wärmeleiter ist. *Eingeschneite* sind meist leichter wieder ins Leben zurückzurufen.

Bei Erfrorenen ist die ganze Körperoberfläche *bleich* und kalt, nur an Nase und Mund, an Händen und Füßen zeigt sich ein *bläulicher Anflug*. Das Atmen hat aufgehört, der Puls ist nicht mehr zu fühlen. Die Glieder sind gefühllos, steif, die äußersten Enden (Nase, Ohren, Finger, Zehen, Arme, Beine) oft hart gefroren, eisig kalt.

Die *Wiederbelebungsversuche* müssen mit der größten Vorsicht angestellt werden, die Erwärmung darf *nur* ganz *allmählich* geschehen.

Bringt man einen Erfrorenen gleich in warme Räume, so geht er sicher zugrunde.

Man trage den Verunglückten vorsichtig in einen geschlossenen, aber *kalten* Raum und entkleide ihn vorsichtig (durch Aufschneiden der Kleider, damit man nicht die steifen Glieder zerbreche).

Ist Schnee da, so bedecke man den ganzen Körper mit solchem und *reibe* ihn damit. Fehlt Schnee, so bedecke und reibe man den Patienten mit *kalten nassen Tüchern,* kaltem *Sand* oder setze ihn in ein *eiskaltes Wasserbad*. Abwechselnd macht man, wenn die Glieder biegsamer werden, *künstliche Atmungsbewegungen* (wie bei Ertrunkenen).

Wenn sich *selbständige* Atembewegungen einstellen, dann trägt man den Patienten in ein *mäßig* erwärmtes Zimmer und deckt ihn leicht mit *kalten* Decken und Laken zu. Erst ganz allmählich geht man zum Reiben mit *warmen Tüchern* über und läßt das Zimmer wärmer heizen.

Dann versucht man durch *Riechmittel* (Salmiakgeist, Äther, Hoffmannstropfen, zerschnittene Zwiebeln) und leichte *innere Reizmittel* (kalten Wein, kalten Kaffee, Suppe) das Bewußtsein wieder zurückzurufen.

In derselben Weise verfährt man, wenn nur einzelne Körperteile erfroren sind. Bleiben dieselben trotz der vorsichtigen Behandlung gefühllos, blau, schwellen sie an und bekommen Brandblasen, dann ist die größte Gefahr vorhanden, daß sie *brandig* werden, absterben.

Durch *hohe Lage* (Schwebe) oder durch Anlegen einer ,,Stauungsbinde" (neueres Verfahren) kann die Gefahr des Absterbens (Brandes) bisweilen noch abgewendet werden. Man ziehe in solchen Fällen den Arzt ungesäumt zu Rate.

Mit den etwa entstandenen Blasen ist zu verfahren wie bei solchen nach Verbrennungen.

Erstickung

kommt am häufigsten zustande durch

Einatmung schädlicher Luftarten:

z. B. von *Kohlendunst* (Kohlenoxydgas) nach zu frühzeitigem Verschluß der Ofenklappen, die daher jetzt fast völlig abgekommen sind;

von *Leuchtgas,* welches aus offengelassenen Hähnen, schadhaften Röhren strömte;

von *Schwefelwasserstoff-* und *Grubengas,* das sich oft in Senkgruben, Sielen, Abzugskanälen, alten Brunnenschächten ansammelt;

und von *Kohlensäure,* die sich in von Menschen überfüllten Räumen, in Brunnen oder in Kellern entwickelt, in denen neuer Wein oder Bier gären.

Die Menschen, die solche Luftarten einatmen, werden alsbald betäubt, das Atemholen wird gehemmt, der Puls stockt, sie verlieren das Bewußtsein, sinken ohnmächtig zusammen, bekommen Krämpfe und sterben, wenn nicht alsbald Hilfe eintrifft.

Hier gilt es zunächst, die Bewußtlosen oder Scheintoten an die *frische Luft zu schaffen.*

Aber dabei muß der Helfer mit der größten Vorsicht verfahren, daß er nicht selbst dem Gas zum Opfer falle.

Muß man in ein mit *Kohlendunst* gefülltes Zimmer dringen, so suche man zuerst durch Öffnen der Türen und Einstoßen der Fenster, einen kräftigen *Luftzug* zu erzeugen, wenn möglich, von außen her (mit Leitern, Stangen).

Kann man von außen nicht herankommen, so binde man sich ein in Wasser (Kalkwasser oder Essigwasser) getauchtes Tuch vor

Nase und Mund, schöpfe vor der Tür noch einmal tief Atem, eile dann durch das Zimmer auf das nächste Fenster zu, öffne dieses schnell oder schlage eine Scheibe aus, atme frische Luft durch die Öffnung ein, eile zum nächsten Fenster und fahre so fort, bis starker Zug den Kohlendunst vertrieben hat, und die Bewußtlosen herausgeholt werden können.

Ist *Leuchtgas* ins Zimmer ausgeströmt, so trete man natürlich nicht mit Licht hinein, sondern suche vorsichtig im Dunkeln gegen das Fenster vorzudringen. Durch Absperrung des Haupthahns der Gasleitung oder durch Verschluß der örtlichen Austrittsstelle des Gases verhindere man den weiteren Austritt des Leuchtgases und suche durch Gegenzug rasch gesunde Luft zuzuführen.

Ist ein in eine *Grube* hinabgestiegener Mensch bewußtlos geworden, so beweist das hinreichend die Gefährlichkeit der darin befindlichen Luft.

(Die viel empfohlene „Lichtprobe" ist unzuverlässig und Zeitverschwendung. Im Schwefelwasserstoffgas z. B. brennt das Licht weiter.)

Man sende sofort nach Leitern und Seilen und nach einem Mundschutzverband (Essig- oder Kalkwasser), suche aber unterdessen die giftigen Gase, die meist schwerer als die gewöhnliche Luft sind, herauszuschaffen, indem man eine starke *Luftbewegung* hervorbringt (durch Schießen, Hinabwerfen von brennendem Stroh oder Papier (Vorsicht!), durch Hinablassen und schnelles Wiederaufziehen eines aufgespannten, durch eingeschütteten Sand, besser durch kleine Steine oder durch einen angehängten großen Stein beschwerten Regenschirms, Hinunterschütten von *vielem* Wasser, namentlich Kalkwasser). Ist gelöschter *Kalk* in der Nähe (wie gewöhnlich beim Brunnenbau), so bereite man rasch eine *Kalkmilch* (durch Zusammenrühren von Kalk mit Wasser) und brause mit Gießkannen von dieser Mischung möglichst viel in den Brunnen oder werfe in die Kalkmilch[1] getauchte Strohbündel hinab. Da die Grubengase nicht selten entzündlich sind und verpuffen, wenn man Feuer hinabwirft, so sei man vorsichtig, daß man nicht von der plötzlich aufsteigenden Lohe versengt wird.

Wer hinuntersteigen will, um den Bewußtlosen heraufzuholen, dem muß ein Seil um die Brust unter den Achselhöhlen hinweg festgebunden werden; um die eine Hand knüpft sich der Helfer eine Signalleine. Ein in Essigwasser oder Kalkwasser getauchtes Tuch bindet er vor den Mund, wenn nicht etwa Atmungsschläuche

---

[1] Kalkmilch saugt sowohl die Kohlensäure als auch den Schwefelwasserstoff begierig auf.

(Luftzubringer), wie sie die Feuerwehrleute gebrauchen, sog. Rauchhelme, oder ganze Taucherapparate zur Hand sind. Das Seil wird von oben stets gespannt gehalten, die Leine von einem

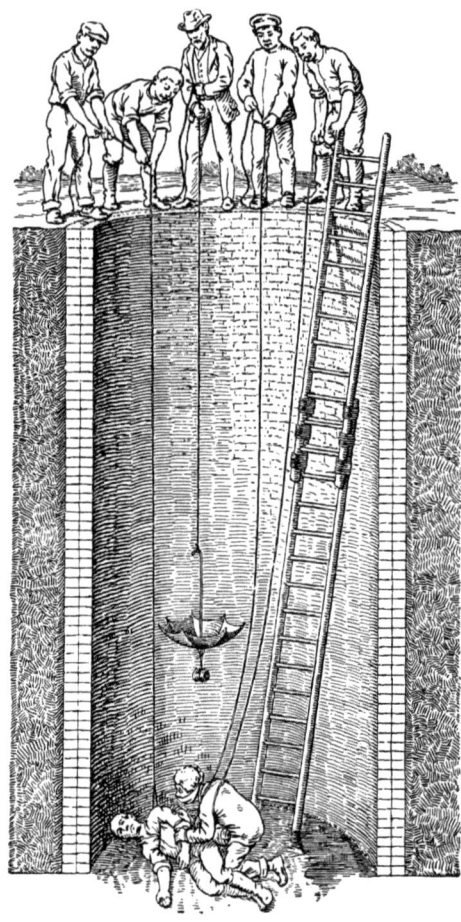

Abb. 153. Rettung eines in einem Brunnenschachte Erstickten (der Schirm ist durch einen sorgfältig daran befestigten Stein oder auch durch kleine Steine, die in den offenen Schirm gelegt werden, zu beschweren).

lediglich dafür Bestimmten überwacht. Denn der Hinabsteigende kann blitzschnell ohnmächtig werden, und sofort läßt die Leine fühlen, ob der an ihr befestigte Arm sich noch willkürlich bewegt, wenn etwa die Antworten auf zeitweises Anrufen nicht gut zu hören sind. Beim ersten Zeichen von Schwachwerden muß der Retter sofort wieder emporgezogen werden (Abb. 153).

Ist der Retter glücklich unten angelangt, so sucht er, den Bewußtlosen möglichst rasch zu fassen und an dem zweiten Seil zu befestigen; dann gibt er das Zeichen zum raschen Hinaufziehen beider Personen.

Sobald der Erstickte an die frische Luft gebracht ist, beginne man die *Wiederbelebungsversuche* mit künstlicher Atmung, kalten Begießungen und Reizmitteln, wie früher beschrieben wurde, wenn nicht schon *ärztliche Hilfe* da ist. Ist Sauerstoff zu haben, vgl. S. 111, so soll er schleunigst angewandt werden, da er besonders gegen die Kohlenoxydgasvergiftung das beste Mittel ist.

Gasschutz.

Die Gefahr für Leben und Gesundheit des Menschen durch giftige Gase und Dämpfe hat mit der Entwicklung der Industrie in beträchtlichem Maße zugenommen. Chlorgas, Ammoniak, Phosgen, Salzsäure, Kohlenoxyd, Kohlensäure, Blausäure, Schwefelwasserstoff und andere kommen jetzt überall vor und wirken je nach der Menge ihrer Beimischung zur Atmungsluft und je nach der Dauer ihrer Einwirkung giftig auf den Körper. Es ist daher dringend zu empfehlen, daß nicht bloß die Bevölkerung zu ihrem eigenen Vorteil und zur Rettung ihrer Nebenmenschen sich mit Gasschutzgeräten versieht, wenn sie in der Nähe entsprechend gearteter Fabriken wohnt, sondern daß auch die Betriebe selbst geeignete Einrichtungen treffen für den Fall, daß ihre Arbeiter in Lebensgefahr geraten.

Nach dem Weltkriege mit seinen Massengasangriffen und seinen Gasabwehreinrichtungen hat man die Kriegserfahrungen und die nun mehr und mehr erhältlichen vollwertigen Materialien zur Anfertigung immer zuverlässigerer Gasschutzapparate ausgenützt. Es würde den Rahmen dieser Anleitung weit überschreiten, wollte ich eine eingehende Beschreibung eines jeden einzelnen Gerätes hier anschließen. Wer ein Schutzgerät besitzt, muß sich an der Hand der ihm beigefügten Anleitung mit dessen Konstruktion und Verwendungsweise eingehend vertraut machen und sich gründlich üben. Nur der Vollständigkeit wegen seien die drei Gruppen von Apparaten kurz erwähnt, die von der Auer-Gesellschaft in Berlin ersonnen und zum Verkauf gestellt sind. Man unterscheidet:

1. die frei tragbaren *geschlossenen* Atemschutz- oder Sauerstoffgeräte, bei denen der Helfer den für die eigene Atmung nötigen Sauerstoff im Apparat mit sich führt, so daß der Träger von der Außenluft völlig unabhängig ist;

2. die Frischluftgeräte, bei denen dem Helfer die zur Atmung nötige Luft mittels eines Schlauches durch den Druck einer Maschine oder den Zug der eigenen Lungenkraft zugeführt werden kann, vorausgesetzt, daß der Raum, dem die Luft entnommen wird, selbst keine Giftstoffe enthält;

3. die frei tragbaren *offenen* Atemschutz-Filtergeräte. Bei ihnen wird die vergiftete Luft bei der Einatmung durch ein Filter geleitet und in diesem von den Giftstoffen befreit, bevor sie in die Atmungsorgane gelangt. Die Geräte sind einfach und verhältnismäßig billig. Sie haben eine lange Gebrauchsdauer, sind aber nur da verwendbar, wo in der Außenluft noch genügend Sauerstoff vorhanden ist, da sie ja selbst keinen Sauerstoff liefern.

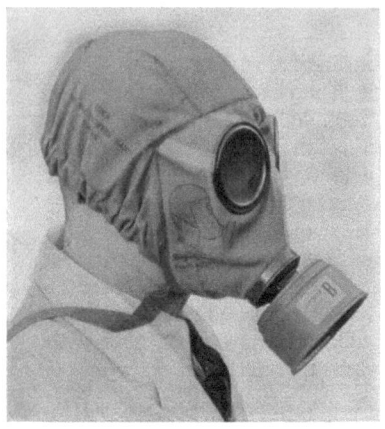

Abb. 154. Volksschutzmaske, Modell der Deutschen Gasglühlicht-Auer-Gesellschaft Berlin.

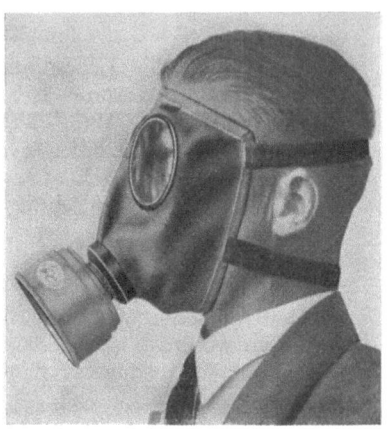

Abb. 155. Volksschutz-Halbhaube, Modell der Deutschen Gasglühlicht-Auer-Gesellschaft Berlin.

Diese Filtergeräte schließen sich dem Heeresmodell an und werden vornehmlich von der Feuerwehr, Polizei und sonstigen Verbänden benützt. Für die Zivilbevölkerung ist allmählich eine einfachere Form mit einem geringeren, aber für die bürgerlichen Verhältnisse durchaus genügenden Schutzumfang, von leichter Handhabung, Verpaßbarkeit und Billigkeit, herausgebildet worden, so daß jetzt vorwiegend zwei Modelle für die Zivilbevölkerung in Aussicht genommen sind, die durch die vorstehenden Abbildungen veranschaulicht werden sollen.

Sobald es gelungen ist, einen durch Giftgas scheintot gewordenen Menschen an die frische Luft zu bringen, muß sofort die künstliche Atmung nach einer der auf S. 100—114 beschriebenen Weise begonnen und mit Energie und Ausdauer, wenn nötig mehrere Stunden lang fortgesetzt werden. Ist ein der auf S. 111—114 erwähnten Sauerstoff-Atmungsapparate erhältlich, dann empfiehlt sich dessen Anwendung, vorausgesetzt, daß die Helfer in seinem Gebrauch hinreichend geübt sind.

Wird jemand durch Einstürzen von Sand- oder Erdgruben *verschüttet*, so muß man ihn sehr vorsichtig ausgraben, um ihn nicht durch die Schaufel zu verletzen. Meist hat er schon durch die nachstürzenden Erdmassen Verletzungen des Brustkorbes und Beckens erlitten. Zunächst sind Mund und Nase von Sand und Erde zu reinigen; dann kann man versuchen, künstliche Atmung auszuführen. (Vorsicht! Rippen- und Armbrüche!) Bei Gerüst- und Hauseinstürzen können Verschüttete oft mehrere Stunden, ja Tage lang ihr Leben fristen. Mitunter gelingt es noch nach längerer Zeit, das Leben zurückzurufen, wenn der Verunglückte unverletzt unter eine Höhlung der herabstürzenden Balken und Bretter zu liegen kam.

Findet man einen *Erhängten*, so schneide man sofort den Strick ab, halte aber mit dem freien Arme den Körper, damit er nicht durch Herabfallen Schaden nehme. Darauf verfahre man wie vorhin bei der Erstickung geschildert wurde. Vgl. auch S. 116—119.

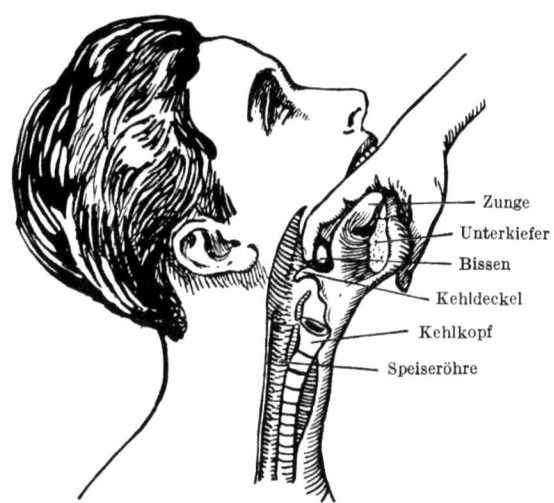

Abb. 156. Entfernung eines Bissens aus dem Schlund.

Erstickung durch *verschluckte* große *Bissen* von Nahrungsmitteln (Fleischstücke, Kartoffeln, Klöße, Knochen usw.) oder durch Fremdkörper, die im Schlunde stecken bleiben und den Kehlkopf zusammendrücken oder verlegen, kann rasch zum Tode führen.

Der Erstickende wird blaurot im Gesicht, die Augen treten vor, er stößt unverständliche Laute aus, greift mit den Händen um sich oder an den Hals und stürzt bewußtlos zusammen.

Hier gilt es, rasch zu handeln.

Man halte dem Erstickenden mit der linken Hand die Nase zu (um das Öffnen des Mundes zu erzwingen), führe dreist und rasch Zeigefinger (und Daumen) der rechten Hand über die Zunge tief in den Schlund ein und suche den Brocken zu fassen und herauszuziehen (Abb. 156).

Gelingt dies nicht, so *schicke man schleunigst zum Arzt* und lasse ihn wissen, um was es sich handelt, damit er gleich die nötigen Instrumente mitbringe. Unterdessen suche man, das eingeklemmte Stück beweglich zu machen und herauszuschleudern dadurch, daß man Brust und Bauch des Erstickenden gegen einen Tisch, Schrank oder anderen festen Gegenstand andrückt und mit der Faust einige kurze *kräftige* Schläge gegen den Rücken, zwischen die Schulterblätter, führt. Die dadurch aus den Lungen herausgepreßte Luft kann den Bissen mit sich reißen. Eine ähnliche Wirkung soll es haben, wenn man dem Erstickenden stark ins Ohr bläst oder den Gehörgang kitzelt, bis er husten muß. Weiche Stücke zerdrückt man von außen.

Bewußtlosigkeit,

d. h. Verlust der Empfindung und willkürlichen Bewegung, kann außer bei den hier geschilderten Unfällen noch infolge sehr verschiedenartiger Zustände eintreten. Die hauptsächlichsten Ursachen der Bewußtlosigkeit sind:

1. *Verletzung des Gehirns* (mit oder ohne Schädelbruch).
2. *Erkrankungen des Gehirns* (Schlagfluß, Fallsucht).
3. *Vergiftungen* durch sog. narkotische Gifte (Opium, Morphium u. dgl.), durch Alkohol (Trunkenheit), durch Äther und Chloroform, durch Erkrankung der Nieren (zurückgehaltener Harnstoff).
4. *Ohnmachten* (Herzlähmung durch Schreck, Schmerz, Erschöpfung, Blutverlust, Hunger, Durst, enges Schnüren usw.).

Da es selbst für den besten Arzt oft sehr schwierig ist, gleich zu entscheiden, von welcher Art die Bewußtlosigkeit ist, so würde es mich viel zu weit führen, wenn ich Ihnen sagen wollte, wie Sie diese Zustände feststellen und unterscheiden können.

Ich beschränke mich darauf, nur einige *Hauptregeln* für das Verhalten des Laien vor der Ankunft des Arztes zu geben:

1. Man suche soviel als möglich über die Veranlassung des Unglücksfalles zu erfahren (ob der Bewußtlose gefallen, abgestürzt, geschlagen, verwundet sei, getrunken habe usw.).

2. Man merke sich genau die Lage des Körpers und dessen Umgebung (weil der Fall ja möglicherweise vor die Gerichte kommt, und man dann genaue Auskunft zu geben hat).

Man schaffe den Verunglückten, um den sich sofort eine Menschenmenge anzusammeln pflegt, mit Hilfe einiger Männer, in den nächsten Hausflur od. dgl. und lasse nur wenige zu, die wirklich helfen wollen und können.

3. Man prüfe, ob der Atem des Bewußtlosen nach *Spirituosen* riecht. Ist dies der Fall, so beweist das zwar, daß er getrunken hat; aber man sei vorsichtig, da die Trunkenheit auch noch mit einem anderen schweren Zustand verbunden sein kann (Schlagfluß, Hirnverletzung usw.; auch auf Arm- und Beinbrüche muß der Helfer dabei Rücksicht nehmen).

4. Man entferne alle *einschnürenden Kleidungsstücke vom Halse und von der Brust* (Halstuch, Kragen, Gürtel, Korsett), löse die Hemdknöpfe am Halse, weil durch sie der Abfluß des Blutes vom Kopfe gehemmt und die Blutströmung im ganzen beeinträchtigt wird.

(Landleute tragen nicht selten 5—6 einengende Kleidungsstücke übereinander.)

5. Man gebe der *frischen Luft* rings um den Patienten freien Zutritt und schicke alle müßigen Zuschauer fort.

6. Man lege den Körper auf den Rücken und den Kopf *niedrig,* wenn das Gesicht *blaß* ist (wie in der Ohnmacht, nach großem Blutverlust). Ist aber das Gesicht *gerötet,* so muß der Kopf höher gelegt werden. Tritt Erbrechen ein, dann muß man den *Kopf sofort auf die Seite drehen,* damit das Erbrochene nicht in die Lungen eingeatmet wird (Abb. 255).

Ohnmächtige, die umgesunken auf der Erde liegen, *lasse man liegen,* lagere den Kopf bequem und ganz wagerecht, löse sofort alle einschnürenden Kleidungsstücke und benetze die Schläfen und die Stirn mit kaltem Wasser. Nach kurzer Zeit pflegt dann unter Veränderung der (blassen) Gesichtsfarbe das Bewußtsein wiederzukehren. *Droht* jemand eine Ohnmacht in sitzender Stellung, so ist es am einfachsten, den Stuhl hintenüber zu kippen, bis der Kranke fast wagerecht liegt (Abb. 157).

Den nur vor Hunger oder Schwäche ohnmächtig Umgesunkenen labe man durch einen Trunk und gebe ihm etwas zu essen.

Hat der Bewußtlose einen *epileptischen Anfall* (Fallsucht), so zucken die Glieder und der ganze Leib krampfhaft, das Gesicht ist gerötet und verzerrt, Schaum tritt zuweilen vor den Mund, die Zunge ist oft zwischen den Zähnen eingeklemmt und wird durch die Kieferkrämpfe zerbissen.

In solchem Falle versuche man nicht, die krampfhaften Bewegungen zu verhindern oder gar die krampfhaft geschlossenen Fäuste aufzubrechen; denn dadurch werden die Krämpfe nur verschlimmert. Man beeile sich nur, zu verhüten, daß der Kranke sich verletze, lege etwas Weiches unter den Kopf, stecke etwas

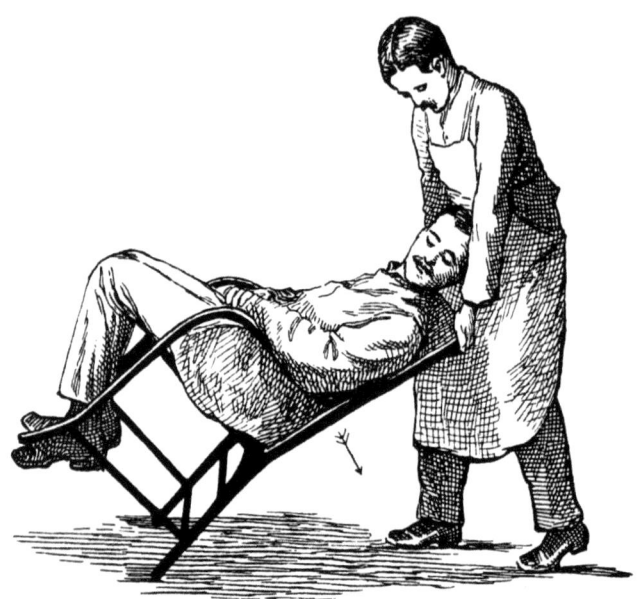

Abb. 157. Umkippen des Stuhles mit dem Kranken bei eintretender Ohnmacht.

Elastisches (Korkpfropfen, Taschentuch) zwischen die Zähne, um das Zerbeißen der Zunge zu verhindern, und warte, nachdem auch die beengenden Kleidungsstücke gelöst sind, ruhig ab, bis der Anfall vorüber ist. Dabei darf selbstverständlich der Luftzutritt nicht behindert werden. Nach dem Anfall tritt meist längerer Schlaf ein. Man störe ihn nicht, überwache aber den Kranken, da die Krämpfe sich wiederholen können.

Atmet der Bewußtlose gar nicht mehr (was man durch Vorhalten einer glatten Metall- oder Glasfläche, welche nicht beschlägt, oder einer Flaumfeder, welche sich nicht bewegt, vor Mund und Nase erkennt), so mache man sofort die *künstlichen Atembewegungen,* wenn es sich wahrscheinlich um eine Ohnmacht oder Vergiftung handelt; doch hüte man sich vor diesem Eingriff (ohne ärztliche

Anordnung) bei Schädelverletzungen und beim Schlaganfall, da man in diesen Fällen nur schadet.

Man hole so rasch als möglich *ärztliche Hilfe* oder schaffe den Kranken in ein Hospital.

Hitzschlag

nennt man eine *gefährliche Art von Bewußtlosigkeit*, die durch *Aufstauung der Körperwärme* bei *schwülem*, heißen Wetter und bei großer körperlicher Anstrengung zustande kommt. Mangel an Trinkwasser ist besonders gefährlich. Es scheinen sich im Körper Stoffe zu bilden, die eine Art *Selbstvergiftung* hervorrufen.

Am häufigsten werden davon *Soldaten* befallen, wenn sie bei heißer, drückender, unbewegter Luft in geschlossenen Reihen marschieren.

Als Vorboten dieses Zustandes empfindet der Kranke quälenden Durst, große Mattigkeit, Schwindel, Brustbeklemmung; die Haut ist heiß, das Gesicht gerötet, die Zunge trocken, der Puls rasch und schwach, das Atmen mühsam, die Körperwärme erhöht. Auf Anreden antwortet der Mann entweder gar nicht oder langsam, stockend und heiser, weil sowohl das Gehör als die Bewegung der Zunge beeinträchtigt sind. Er stiert teilnahmslos vor sich, schwitzt auffallend und wankt oft bei müdem, schlotterndem Gang.

Werden diese Erscheinungen rechtzeitig bemerkt, so kann dem Hitzschlage *vorgebeugt* werden durch Schonung[1] (Halten, Austreten aus dem Gliede, Abnahme des Gepäcks), Lüftung der Kleider, Zufächeln von Luft und Verabreichung von Wasser, Lagern an schattigem, luftigen Platz; später Transport auf Gepäckwagen.

Dauern die Schädlichkeiten fort, so stürzt der Betroffene *plötzlich bewußtlos zusammen.* Das Gesicht ist oft dunkelrot, zuweilen aber auch blaß, die Augen sind starr, glänzend, das Atmen ist sehr rasch, oberflächlich, bisweilen schnarchend, der Puls sehr beschleunigt, kaum fühlbar, die Haut trocken, brennend heiß.

Wenn jetzt nicht sofort richtige Hilfe geleistet wird, so stellen sich heftige krampfhafte Zuckungen des Gesichtes und der Glieder ein. Bald wird der ganze Körper steif, das Gesicht blau, die Pupillen erweitern sich, der Puls wird immer schwächer, das Atmen rasselnd, blutiger Schaum tritt vor den Mund, und allmählich erfolgt der Tod (durch Lähmung des Herzens und der Lunge).

---

[1] Da Hitzschlag häufiger bei Mannschaften auftritt, die ungenügend geschlafen und gegessen haben oder durch Zahnschmerzen, Fußleiden in hohem Maße mitgenommen sind, so ist diesen begünstigenden Ursachen ein besonderes Augenmerk zu schenken. (Frühzeitiger Zapfenstreich, Fuß- und Zahnpflege, Erleichterungen für Nachtposten am folgenden Tage, Beachtung von Verdauungsstörungen u. dgl.). Auch für das jetzt so viel geübte Jugendwandern sind diese Ratschläge sehr beachtenswert.

Solcher Ausgang kann nur durch schnelle zweckmäßige Hilfe verhütet werden. Es kommt alles darauf an, den Körper rasch abzukühlen und ihm Flüssigkeiten zuzuführen. Man trage ihn, wenn möglich, sogleich an einen *kühlen* Ort (in den Schatten eines Baumes oder Hauses), lagere ihn mit mäßig erhöhtem Oberkörper, öffne und entferne sämtliche beengenden und die Wärme zurückhaltenden Kleidungsstücke, fächle ihm durch Schwenken des Rockes oder des Taschentuches *frische Luft* zu, begieße ihn reichlich mit *kaltem Wasser,* mache *kalte* Umschläge mit nassen Tüchern über Kopf und Brust, flöße ihm möglichst viel *Wasser* oder kalten Tee ein.

Stockt die Atmung, so mache man *künstliche Atmungsbewegungen,* reibe Hände und Füße mittels eines Tuches oder einer Bürste und wende zuletzt Riechmittel (Salmiakgeist) und Reizmittel an (Wein, Schnaps, kalten Tee, Kaffee, Hoffmannsche Tropfen, Schwefeläther). Auch die Auflegung von Senfpflastern kann Nutzen bringen.

Bei dem *Sonnenstich* kommt neben den oben erwähnten Ursachen hauptsächlich die *unmittelbare Bestrahlung* des Schädels und des in ihm eingeschlossenen Gehirns in Betracht, wie sie durch den Aufenthalt in der Sonne mit unbedecktem Kopfe bei Erwachsenen vorkommen kann, hauptsächlich aber für kleine Kinder gefährlich wird, die von unachtsamen Wärterinnen mit dem Wagen in die Sonne geschoben werden und der Gefahr nicht selbst entfliehen können.

Die Bestrahlung kann so stark werden, daß der erste und zweite Grad der Verbrennung entstehen kann.

Die Behandlung ist die gleiche wie beim Hitzschlag, später wie die bei Verbrennung.

Unfälle durch Elektrizität.

a) Blitzschlag.

Der Blitz ist eine äußerst heftige elektrische Spannungsausgleichung zwischen den Wolken und der Erde. Er schlägt mit Vorliebe an solchen Orten ein, an welchen schon vorher eine Ausstrahlung der Elektrizität in die Luft stattfand, d. h. an Stellen, die über ihre Umgebung hervorragen und mit dem Unterwasser (Grundwasser) in guter Verbindung stehen. Auf dieser Wahrnehmung beruht die Erfindung des Blitzableiters.

Während eines Gewitters und auch schon bei dessen Herannahen *vermeide* man, sich auf freier Ebene aufzuhalten, in aufrechter Stellung auf freiem Felde zu verweilen oder gar den Schutz eines Blitzableiters aufzusuchen, sei dies nun ein natürlicher (einzeln stehende Bäume, namentlich solche mit tiefgehenden Wurzeln, z. B. Eichen) oder ein künstlicher. Zu diesen sind nicht nur die eigentlichen Blitzableiter und deren Ableitungen, die die Verbindung mit dem Grundwasser herstellen, zu rechnen, sondern alle größeren, namentlich senkrecht stehenden Metallgegenstände, Teile von Bauten, sowie Öfen und Schornsteine, da diese mit warmem aufsteigenden Luftstrom ebenfalls Blitzableiter darstellen. Gefährlich ist auch die Benutzung des Telephons bei Gewittern oder gewittriger Luft.

Wird ein Mensch *vom Blitz getroffen,* so ist er oft auf der Stelle tot, „erschlagen". Das Aussehen eines so Erschlagenen verrät gewöhnlich nicht die gewaltige Wirkung des Blitzes. Häufig befindet sich der Getroffene in derselben Stellung und Lage, die er im Augenblick des Unfalls einnahm; hier hat die *erschütternde* Wirkung auf Gehirn und Nerven eine Lähmung der Atmung und des Kreislaufes hervorgerufen.

In leichteren Fällen, in denen nur die Erscheinungen einer schweren Gehirnerschütterung eintreten, erholen sich die Verunglückten meistens wieder. Teilweise Lähmungen und Gelenkschmerzen verlieren sich in der Regel allmählich, jedoch kann mitunter noch lange Zeit Unruhe und Zittern des Körpers, Lähmung der Sprechmuskeln, der Seh- und Hörnerven oder der Beine zurückbleiben. Schlug der Blitz nur in großer Nähe ein, so geht die Betäubung rascher und leichter vorüber.

Vom Blitz getroffene und wiederbelebte Menschen konnten nie Aufschluß über ihre Empfindungen geben; denn die Wirkung war so äußerst schnell, daß sie sich nicht erinnerten, vom Blitze etwas gesehen zu haben. Einen Blitz, den man sieht, braucht man daher nicht mehr zu fürchten.

Die *zerreißende* Kraft des Blitzschlages ist ungeheuer. Dem Getroffenen können Arme und Beine vom Körper abgerissen, und seine Kleider völlig zerfetzt werden. Mitunter entstehen schwere Verletzungen, wenn der Mensch zu Boden geworfen und weit fortgeschleudert wird.

Die *verbrennende* Wirkung zeigt sich besonders auf der Haut, die etwas besser als die Körpermasse leitet. An der Ein- und Austrittsstelle finden sich tiefe, mitunter rundliche Brandschorfe, auch Blutunterlaufungen und Blasen. Vollständige Durchlöcherung der Haut tritt besonders an den Füßen auf (Austrittsstelle). Zwischen Ein- und Austrittsstelle zeigen sich eigentümliche, baumzweigartig verästelte Versengungen der Oberhaut (Blitzfiguren). Die Kleider zeigen ebenfalls an der Ein- und Austrittsstelle des Blitzes rundliche Löcher mit verbrannten Rändern. Metalle (Uhrkette, Schlüssel) werden in der Kleidung geschmolzen oder verbogen gefunden, die Körperhaut an diesen Stellen ist dann ebenfalls verschorft.

Die erste Hilfe, die man einem vom Blitz Erschlagenen leisten kann, besteht darin, daß man ihn sogleich an einen kühlen Ort bringt, von den Kleidern befreit und unverdrossen *lange* Zeit — jedenfalls bis zur Ankunft des Arztes — künstliche Atmung und Herzmassage ausführt, wie auf S. 114 bei Scheintoten angegeben ist. Gerade bei diesen Unfällen sind Erfolge mitunter erst nach 4—5 *stündigen* Bemühungen eingetreten. Darum lasse man nie zu früh den Mut sinken.

b) Elektrische Betriebe.

Der Widerstand, den ein Mensch einer elektrischen Durchströmung entgegensetzt, ist je nach seiner Körperanlage und seiner Kleidung verschieden. Die Erfahrung hat gelehrt, daß die Berührung von nicht isolierten oder schlecht isolierten spannungführenden Bestandteilen von elektrischen Gleichstromanlagen bis zu 120 Volt und von Wechselstromanlagen bis zu 60 Volt nicht lebensgefährlich ist.

Die Lebensgefahr *vermindert* sich sehr, wenn bei der Berührung von Leitungsteilen isolierende Stoffe (trockene Stiefel, Gummischuhe, Gummihandschuhe, Gummimatten) der Strömung durch den Körper einen großen Widerstand entgegensetzen. Andererseits wird die Lebensgefahr *vermehrt* durch Alkoholismus, der erfahrungsgemäß den Leitungswiderstand des menschlichen Körpers erheblich herabsetzt. Trinker sind daher wegen Entartung ihrer gesamten Körperbeschaffenheit den Schädigungen durch elektrische Einflüsse besonders ausgesetzt. Ebenso erhöhen die Lebensgefahr starke Schweißbildung und feuchte Kleidung, namentlich eine Durchtränkung der Kleidung und Haut mit elektrisch gut leitenden Flüssigkeiten, wie es z. B. in Salinen, Brauereien, Zucker-, chemischen Fabriken (Säure) der Fall ist.

Die Wirkung „elektrischer Schläge", die durch Berührung von spannungführenden Leitungsstücken oder durch deren Herabfallen auf den Körper entstehen, ist derjenigen des Blitzschlags ähnlich. Es können Verbrennungen bis zum dritten Grade, Krampferscheinungen, tiefe Bewußtlosigkeit oder gar der Tod eintreten.

Hat der Verunglückte die Leitungsteile mit den Händen berührt, so tritt häufig ein Krampf ein, der dem Betroffenen ein selbständiges Loslassen der Leitung unmöglich macht.

Die erste Hilfe, die man einem durch elektrische Betriebe Verunglückten zu bringen hat, besteht aber *zunächst* in der *Trennung* des Betroffenen von den elektrischen Leitungsteilen.

Der Verband Deutscher Elektrotechniker empfiehlt folgende Maßnahmen:

1. Man stelle die Maschine ab oder schalte den betreffenden Stromkreis mit allen Polen von der Stromquelle (Maschine, Transformator) aus (nächster Schalter!).

2. Erfordert dies zu viel Zeit, so suche man die Leitungen kurzzuschließen und zu „erden", d. h. gutleitend mit der Erde, eisernen Masten, der Wasserleitung od. dgl. zu verbinden.

Unfälle durch Elektrizität.

3. Berührt der Verunglückte nur einen Leitungsdraht, so genügt es vielfach, diesen zu „erden" oder den Verunglückten vom Boden

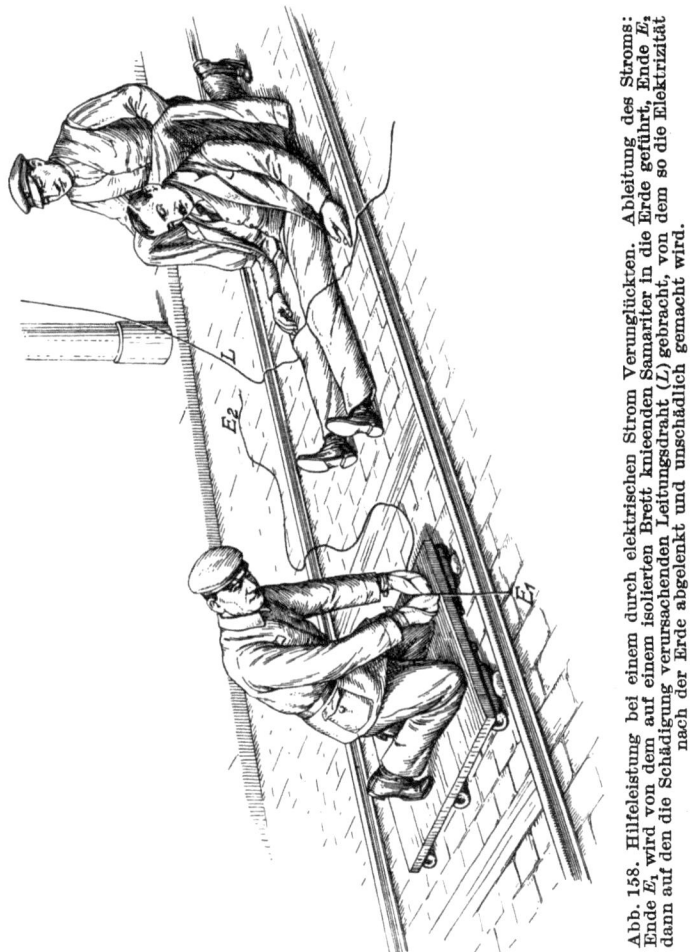

Abb. 158. Hilfeleistung bei einem durch elektrischen Strom Verunglückten. Ableitung des Stroms: Ende E_1 wird von dem auf einem isolierten Brett knieenden Samariter in die Erde geführt, Ende E_2 dann auf den die Schädigung verursachenden Leitungsdraht (L) gebracht, von dem so die Elektrizität nach der Erde abgelenkt und unschädlich gemacht wird.

abzuheben, indem man ihn an seinen Kleidern faßt, ihn aber nicht an unbekleideten Körperstellen berührt.

4. Wenn die Leitungsdrähte nicht kurzgeschlossen sind, darf nur *die* Leitung „geerdet" werden, an der sich der Verunglückte befindet.

Ist der Verunglückte aus dem Stromkreis entfernt, aber bewußtlos oder scheintot, so treten die Vorschriften über Wiederbelebungsversuche (S. 100—114) in Kraft. Ist das Leben wiedergekehrt,

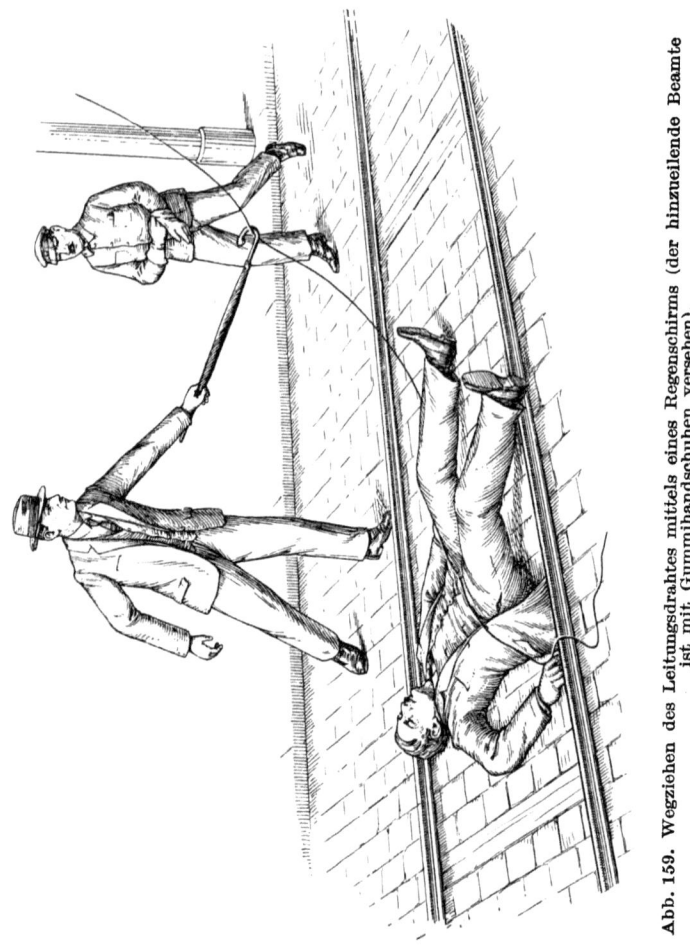

Abb. 159. Wegziehen des Leitungsdrahtes mittels eines Regenschirms (der hinzueilende Beamte ist mit Gummihandschuhen versehen).

dann bleibt der Gerettete noch längere Zeit unter sorgfältiger Beobachtung ruhig liegen. Setzt die Atmung von neuem aus, dann ist die künstliche Atmung nochmals einzuleiten und so lange fortzusetzen, bis die natürliche Atmung sich wieder einstellt, mindestens aber 2—3 Stunden lang.

Gerötete, stark geschwollene oder mit Schorf bedeckte Stellen werden behandelt wie verbrannte (s. S. 81—86).

5. Der Helfende beobachte zum eigenen Schutz folgende Regeln:

a) Jede Berührung der Leitung, auch der kurzgeschlossenen, sowie des mit der Leitung in Verbindung stehenden Verunglückten ist gefährlich, solange die Leitung nicht „geerdet" ist.

b) Der Helfer stehe daher gut von der Erde (eisernen Masten usw.) isoliert, etwa auf Glas, *trockenem* Holz oder zusammengelegten Kleidungsstücken und fasse den Verunglückten nur an seinen Kleidungsstücken an oder bediene sich etwa vorhandener Gummihandschuhe, eines Strohwisches, eines *trockenen* Tuches oder eines *trockenen* Holzstückes, um ihn von der Leitung zu entfernen.

c) Das Kurzschließen der Leitungsdrähte ist vor dem „Erden" vorzunehmen, wenn es durch Überwerfen eines Drahtes, nasser Tücher oder dgl. geschehen kann, ohne daß sich der Helfende dadurch mit den Leitungsdrähten in leitende Verbindung bringt. Andernfalls ist zunächst diejenige Leitung zu „erden", an der sich der Verunglückte befindet (vgl. Abb. 158).

d) Beim „Erden" ist der dazu benutzte Draht (die Eisenstange oder dgl.) zuerst mit der Erde (dem eisernen Maste usw.), dann mit der Leitung in Berührung zu bringen.

Vergiftung.

Gifte nennen wir im allgemeinen Stoffe, die, schon in kleinen Mengen innerlich genommen, die Gesundheit schädigen oder das Leben zerstören.

Man unterscheidet *scharfe* und *betäubende* Gifte.

1. *Scharfe* (fressende, ätzende) *Gifte,* wie Arsenik, Kupfer, Phosphor, Sublimat, Säuren (Schwefel-, Salz-, Salpetersäure, Vitriolöl, Karbolsäure, Salizylsäure, Oxalsäure, Kleesalz) und Alkalien (Ätzkalk, Laugen, Seifenstein, Lysol)).

Sie verursachen sofort die *heftigsten Schmerzen* im Munde, Schlund und Unterleib sowie *Erbrechen* und *verbrennen* (verätzen) außerdem Lippen, Mundhöhle, Speiseröhre und Magen. An der Verbrennung ist die Art des Giftes leicht zu erkennen (weiße oder gefärbte Flecken an den Lippen und auf der Zunge).

2. *Betäubende Gifte* (narkotische Pflanzengifte): Opium, Morphium, Kokain, Tollkirsche, Schierling, Stechapfel, Bilsenkraut, Fingerhut, Goldregen, Tabak, giftige Pilze usw.; Alkohol, Blausäure (bittere Mandeln), Strychnin; sie verursachen Betäubung, Irrereden, Bewußtlosigkeit, schnarchendes Atmen.

3. *Nahrungsgifte* entstehen gelegentlich durch Fäulnis von Fleisch, Fischen, Wurst und Käse. Aber auch allerlei andere Eßwaren, insbesondere eingemachte Früchte, Büchsenkonserven u. dgl. können verderblich für den Körper werden.

4. *Giftgase* bedrohen Leben und Gesundheit auf verschiedene Weise. (Vgl. das Kapitel: Gasschutz S. 119—120.)

Man suche, wenn möglich, die *Art des Giftes* zu ermitteln und schicke sofort zum Arzt *unter der Angabe, daß Vergiftung vermutet wird oder festgestellt ist,* und zur nächsten Apotheke (wo man das für einzelne Giftarten erprobte Gegengift kennt). Um die Giftart festzustellen, hat der Helfer die Krankheitserscheinungen, das Verhalten der Pupillen (ob eng, ob weit) zu beobachten und dafür zu sorgen, daß Fläschchen, Speisen, Flüssigkeiten, die das Gift möglicherweise enthielten, sorgfältig aufbewahrt werden. Auch das Erbrochene ist bis zum Eintreffen des Arztes zurückzustellen.

Bis dahin bedenke man, daß *Säuren* und *Alkalien* wechselseitig *Gegengifte* sind, sich neutralisieren.

Wenn also scharfe *Säuren* verschluckt sind, gebe man gleich *Alkalien, in vielem Wasser gelöst,* zu trinken, z. B. Soda, doppeltkohlensaures Natron, Pottasche, Magnesia, Asche, Kalk (von der Wand schaben), Kalkwasser, Seifenwasser. (Wo das sehr wirksame Mittel Magnesia usta nicht zur Hand ist, kann mit großem Vorteil eine Lösung von 1 Teil gebranntem Kalk und 2 Teilen Zucker in vielem Wasser gereicht werden. Dagegen ist bei Säurevergiftung die Anwendung von Soda, Kreide u. dgl. verboten.)

Sind Alkalien (Laugen) verschluckt, so gebe man Säuren, z. B. Essig, Zitronensäure, Zitronensaft, saures Eingemachtes.

Zum *Schutz des Magens und des Schlundes* gegen die ätzende Wirkung scharfer Gifte lasse man viel *schleimige* und *ölige* Flüssigkeiten trinken (Öl, Eiweiß, Milch, Mehl und Wasser, Zuckerwasser, Rizinusöl). *Viel Milch ist überhaupt für alle scharfen Vergiftungen ein gutes* Gegenmittel außer bei Phosphor und Kupfer. Phosphor löst sich in Fetten auf. Bei Verdacht auf Phosphor dürfen also Öle, Butter oder Milch nicht verabfolgt werden.

Um das Gift aus dem Magen zu schaffen, suche man, wenn die vorstehend empfohlene Neutralisierung vollzogen ist, *Erbrechen* zu erregen durch *Reizung des Schlundes* mit dem Finger oder einer Feder, oder durch *Trinken von vielem lauwarmen Wasser,* dem man einen Teelöffel Salz, Senf oder Butter zusetzt, oder von *lauwarmer Milch.* Muß befürchtet werden, daß im Einzelfalle die Ätzwirkung die Magenwandung bereits stark angegriffen hat, dann darf die künstliche Atmung nicht ausgeführt werden. Auch verbietet sich die absichtliche Erregung von Erbrechen bei solchen Kranken.

War das Gift ein *betäubendes* Pflanzengift, so suche man den Patienten durch Rufen und Rütteln *wach zu erhalten* (im Zimmer herumschleppen), reize ihn, wenn es noch angeht, zum Erbrechen, gebe ihm starken schwarzen Kaffee oder Tee zu trinken (oder Klystiere von starkem Kaffee oder Rotwein mit Wasser, halb und halb, oder Essigwasser $^1/_4 : ^3/_4$), lege eiskalte Umschläge auf den Kopf und Senfteige auf den Magen und die Waden, bespritze das Gesicht, mache kalte Übergießungen.

Bei schwerer Alkoholvergiftung ist starker Kaffee in größeren Mengen zu verabfolgen; besteht starke Brechneigung, Kaffee in Form eines Einlaufs.

Der Arzt wird versuchen, mit einer *Magenpumpe* das Gift aus dem Magen zu schaffen. Bis zur Ankunft des Arztes stelle man einige Liter reinen Wassers von etwa 30⁰ C, Trichter, Gummischlauch und Schlundrohr zur Magenspülung für alle Fälle zurecht, wenn sie erhältlich sind. (Siehe auch die Improvisationen S. 206 mit besonderen Ansätzen.)

Kennzeichen des Todes.

Unmittelbar nach einem Unglücksfalle können Verlust des Bewußtseins, Aufhören der Atmung, Fehlen des Pulses und Herzschlages, Kälte der Haut, Blässe, starrer Blick, Erstarren der Glieder (Frostwirkung!?) *nicht* als sichere Anzeichen dafür angesehen werden, daß der Tod eingetreten ist. Vielmehr muß ein solcher Mensch stets als Scheintoter betrachtet und behandelt werden.

Wohl aber kann aus der Art und Ausdehnung der Verletzung (z. B. Zertrümmerung des Schädels, Zerreißung der Bauch- und Brusteingeweide in weitem Umfange u. dgl.) mit großer Wahrscheinlichkeit auf tödlichen Ausgang geschlossen werden.

In allen zweifelhaften Fällen handle man so, als ob noch Leben vorhanden und wieder anzufachen wäre.

Als *untrügliche Zeichen* des *bereits vor Stunden* (!) eingetretenen Todes sind bemerkenswert: Rotblaue Flecken an den der Unterlage (Tisch, Boden usw.) aufliegenden Körperflächen (Rücken, Gesäß, Arme, Beine). Leichenstarre in den Gelenken, so daß diese, selbst unter beträchtlicher Gewaltanwendung, nicht bewegt werden können. Aufblähung des Leibes, Leichengeruch, übelriechender wässeriger Ausfluß aus Mund und Nase.

Die vorzeitige Bestattung verunglückter Scheintoter verbietet sich im Frieden schon durch die gesetzlichen Schutzvorschriften. Im Kriege erfolgt die Bestattung unter der Aufsicht vertrauenswürdiger Offiziere oder Beamten.

Fünfter Vortrag.
Das Fortschaffen Verunglückter (Transport).

Wenn sich plötzlich Unglücksfälle in Wald und Feld, auf der Landstraße oder auf den Straßen großer Städte ereignen, dann gilt es, den Verunglückten so schnell und so schonend als möglich zum Arzt oder in ein Krankenhaus oder in seine Wohnung zu schaffen; denn von dem richtigen Transport hängt oft Leben und Gesundheit des Verletzten ab.

Weit größer und umfassender ist natürlich diese Aufgabe im Kriege, wo zu gleicher Zeit zahlreiche Verwundete vom Schlachtfelde nach den Verbandplätzen oder in die Lazarette zu bringen sind.

Zu diesen Transporten bedient man sich, wenn möglich, der *Tragen* (Abb. 160, 161, 162, 163 u. 164).

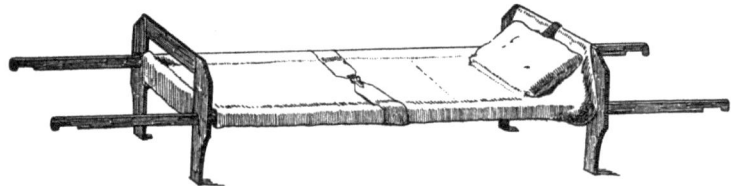

Abb. 160. Zusammenlegbare Trage, wie sie meistens in Samaritervereinen, Sanitätskolonnen, Verbänden der Genossenschaft freiwilliger Krankenpfleger im Kriege vom Roten Kreuz verwendet wird.

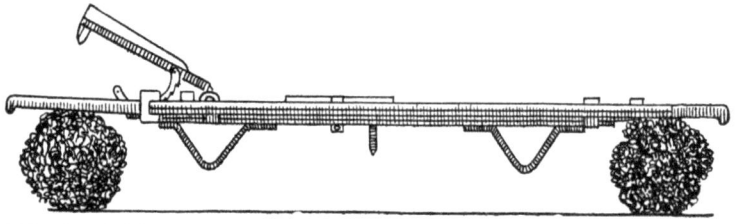

Abb. 161. Militärische Krankentrage; elastische Unterlagen aus Reisigbündeln.

Das sind leichte, tragbare Betten, aus einem Gerüst von Stangen bestehend, zwischen denen ein Stück Segeltuch ausgespannt ist.

Im Kriege befinden sich bei den Truppenteilen besonders ausgebildete Mannschaften, die mittels der ihnen zur Verfügung gestellten Hilfsmittel u. a. für den Transport der Verwundeten und Kranken zu sorgen haben.

Aber bei der heutigen Kriegsführung reichen die vorhandenen Kräfte oft nicht aus; die Verwundeten müssen lange auf dem Schlachtfelde oder in dessen Nähe liegen bleiben, und da kann dann die *freiwillige Hilfe* von unendlichem Nutzen sein. Zwar hat in den letzten Jahrzehnten das Heeres- und Marinesanitätswesen einen außerordentlichen Aufschwung genommen und während des Weltkrieges hat es sich in musterhafter Weise bewährt; aber noch während desselben Krieges mit seinen Millionenheeren hat gleichwohl die freiwillige Krankenpflege beim Verwundetentransport noch in ausgedehntem Maße Verwendung gefunden.

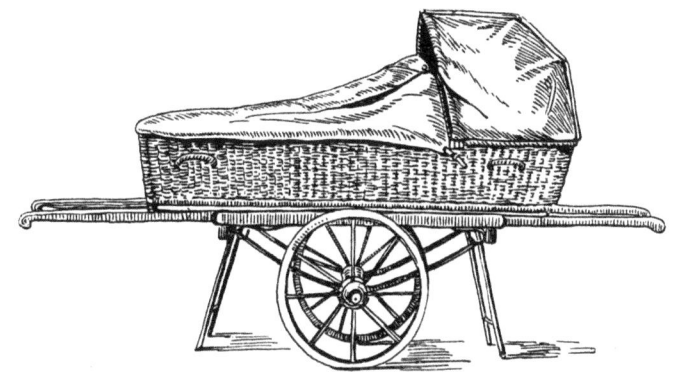

Abb. 162. Fahrbare Korbkrankentrage mit Verdeck.

Die Bekleidung und Ausrüstung der Mitglieder der Sanitätskolonnen und Samaritervereine ist genau vorgeschrieben und steht im allgemeinen mit den militärischen Einrichtungen im Einklang. Deshalb sind auch die Transporteinrichtungen der freiwilligen Krankenpflege im Frieden und im Kriege meistens denen des Heeres-Sanitätswesens gleich.

Die fahrbare Krankentrage, wie sie in Abb. 162 wiedergegeben ist, kann zwar auch im Kriege an der Front verwendet werden, wenn der Boden nicht zu uneben ist; am nützlichsten ist sie aber bei Unglücksfällen im gewöhnlichen Leben, namentlich in Städten, weil sie, an bestimmten Orten (z. B. in Polizei- und Feuerwehrwachen, Bahnhöfen usw.) immer bereitstehend, leicht und schnell von *einem* Menschen herbeigeholt werden kann und auf ebenem Boden und gebahnten Straßen einen ziemlich schonenden Transport ermöglicht.

136 Das Fortschaffen Verunglückter (Transport).

Weit besser sind freilich die vollständig eingerichteten *Krankenwagen*, die im Innern eine oder mehrere bequeme Tragen bergen. Auf dem Lande werden diese Wagen zuweilen noch durch

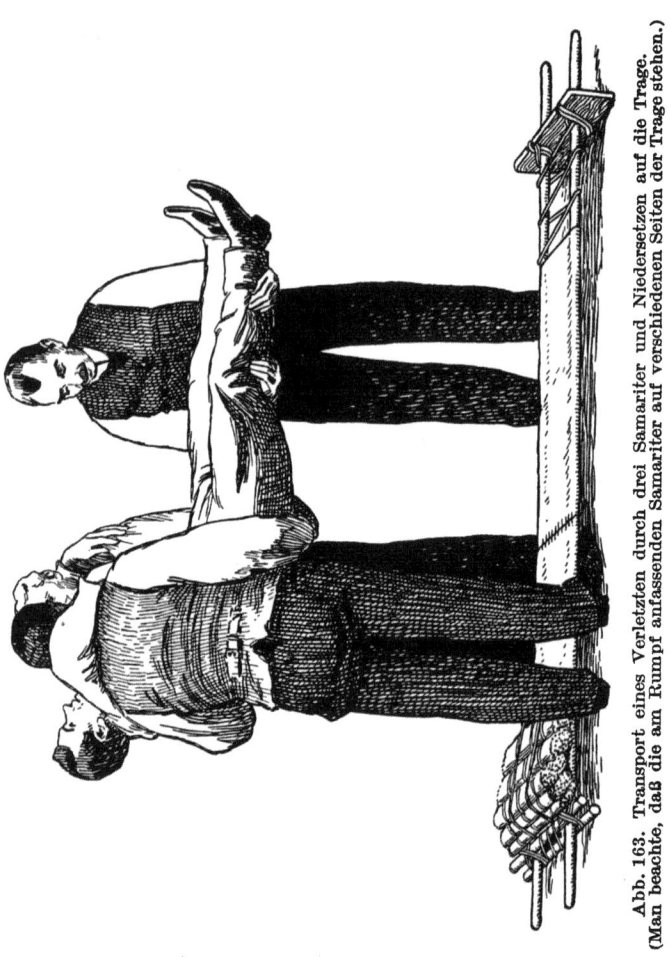

Abb. 163. Transport eines Verletzten durch drei Samariter und Niedersetzen auf die Trage. (Man beachte, daß die am Rumpf anfassenden Samariter auf verschiedenen Seiten der Trage stehen.)

Pferdegespanne fortbewegt. In den größeren Städten aber — nicht selten auch in Landgemeinden — werden Krankenkraftwagen bereit gehalten, die durch ihre Schnelligkeit und ihre geräuschlose und schonende Gangart sich in hohem Maße bewähren. Sie haben namentlich während des Weltkrieges 1914—1918 für Hunderttausende unberechenbaren Nutzen gebracht.

Das *Aufladen* und *Forttragen* eines Verletzten auf einer Trage erfordert eine gewisse Geschicklichkeit, die man sich jedoch durch Übung leicht erwerben kann.

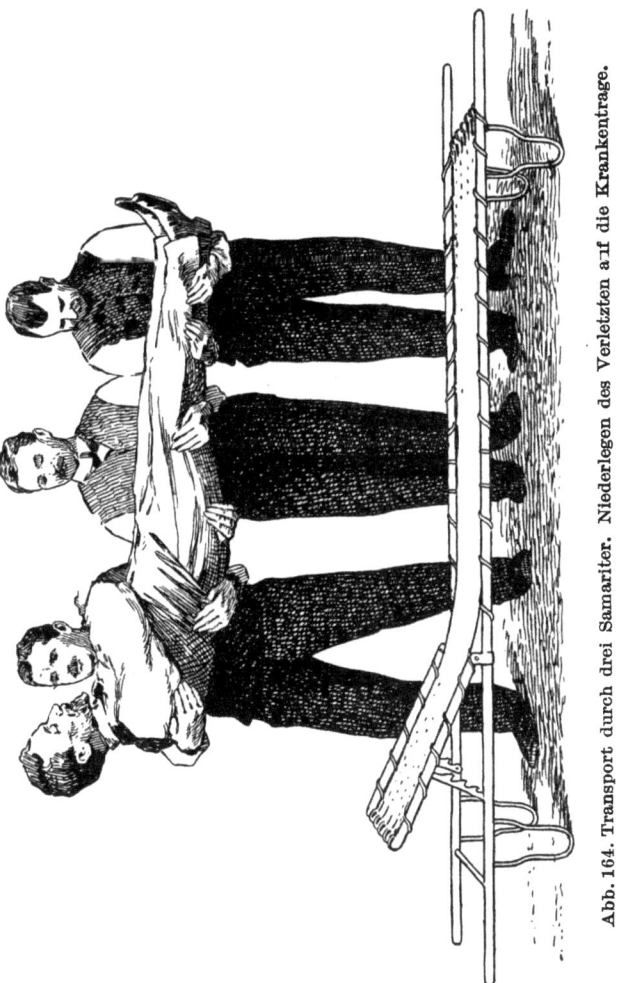

Abb. 164. Transport durch drei Samariter. Niederlegen des Verletzten auf die Krankentrage.

Beim Militär kommen vier Träger auf jede Trage. Für nicht zu weite Entfernungen sind dazu indessen nicht mehr als drei Träger nötig. Zwei davon befördern die Trage, der dritte sorgt für den Verletzten und wechselt nötigenfalls mit einem der Träger ab.

Um den liegenden Verletzten aufzuladen, stellt man die Trage *in eine Linie* mit seinem Körper, ihr Fußende hinter seinen Kopf, oder umgekehrt das Kopfende der Trage an die Füße des Verunglückten.

(Stellt man sie an seine Seite, so ist sie den Trägern im Wege; sie können darüber stolpern oder fallen.)

Dann stellen sich die beiden Träger jeder auf eine Seite des Verletzten, reichen sich die Hände unter seinem Rücken und unter seinen Oberschenkeln, heben ihn gleichmäßig auf Kommando auf, tragen ihn, seitwärts schreitend, über die Trage weg und legen ihn darauf nieder.

Der dritte unterstützt den verletzten Teil (Glied oder Kopf) und übernimmt die Leitung (Abb. 163).

Die beiden Träger stellen sich nun an das Kopf- und Fußende der Trage, erheben sie und tragen sie fort, während der dritte an der Seite der Trage geht als Schutzwache für den Verunglückten (Abb. 167). Er gibt auch die nötigen Kommandos beim Aufnehmen und Absetzen der Trage, beim Auftreffen auf Hindernisse, beim Eintritt von Blutungen u. dgl.

Sind nur zwei Helfer zur Stelle, so stellt sich einer an die rechte, der andere an die linke Seite des Verwundeten. Sie knien nieder und reichen sich unter dem Rücken und den Oberschenkeln des letzteren die Hände, während der Hilfsbedürftige, wenn möglich, seine Arme um die Schultern der Träger legt und sich festzuhalten sucht. Die Samariter erheben sich dann vorsichtig und gleichmäßig und bewegen sich in der Richtung auf die Trage zu, über die der Verletzte dann hinweggehoben wird, bis er behutsam niedergesetzt werden kann. In gleicher Weise kann auch der Kranke über das Fußende der Trage hinweggehoben und niedergelegt werden (Abb. 200).

Nötigen räumliche Rücksichten (kurzes Zimmer usw.) dazu, daß die Trage, statt in der Verlängerung des Kranken, an dessen Seite niedergestellt werden muß, so treten die drei Helfer auf die unverletzte Seite des Hilfsbedürftigen, damit das verletzte Glied beim Aufheben nicht gedrückt wird, einer am Kopfe, einer am Becken, einer an den Unterschenkeln. Nun faßt der erste Helfer unter dem Nacken des Verwundeten hindurch nach der gegenüberliegenden Achselhöhle, mit der anderen Hand nach der nächstgelegenen Schulter; der zweite schiebt eine Hand in der Lendengegend, die andere unter den Oberschenkeln hinweg möglichst weit vor; der dritte umfaßt von unten die beiden Unterschenkel. Auf Zuruf des letzterwähnten Trägers wird der Kranke langsam und vorsichtig in die Höhe gehoben, und die Helfergruppe bewegt sich in der Richtung der Trage. Haben sie diese erreicht, oder ist sie ihnen durch einen etwa anwesenden vierten Helfer bis an ihre Füße herangeschoben, so wird der Verunglückte auf Zuruf schonend, tunlichst wagrecht, auf die Trage niedergelegt (vgl. Abb. 164). Der etwa anwesende vierte Samariter unterstützt dabei — auf der freien Seite der Trage stehend — seine Genossen.

Ist ein Samariter auf sich allein angewiesen, so handle er nach Abb. 198.

Für das Tragen gelten folgende Regeln:

1. Man fasse die Tragenstangen *mit den Händen* an oder hänge sie in *Gurte*, die über die Schultern der Träger gelegt sind. Doch darf man auch bei Verwendung von Gurten nie die Hände von den Tragestangen loslassen, weil die Gurte abrutschen oder reißen können, und dann der Verletzte zu Boden gleitet.

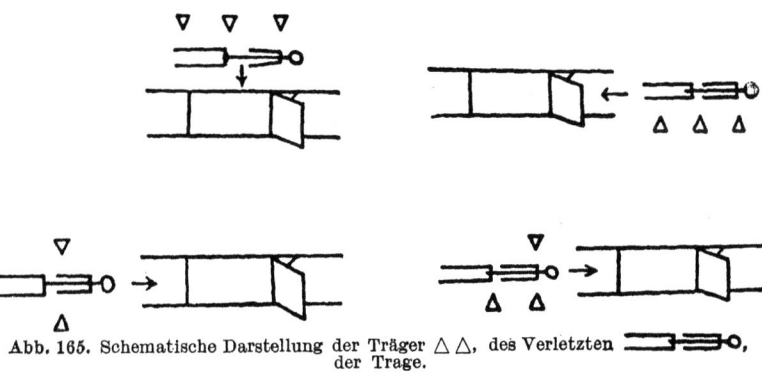

Abb. 165. Schematische Darstellung der Träger △ △, des Verletzten ⎯⎯⎯, der Trage.

Niemals dürfen die Tragen auf den Schultern getragen werden, weil der Verletzte dabei nicht im Auge behalten werden und leicht herunterfallen, ja sogar, ohne daß es bemerkt wird, sterben kann. Beim Militär sind ganz bestimmte Kommandos vorgeschrieben, die ein pünktliches und gleichzeitiges Handeln gewährleisten („Faßt an!" „Fertig!" „Hebt auf!" „Setzt ab!"). Auch die Mitglieder der Sanitätskolonnen und der Verbände der Genossenschaft freiwilliger Krankenpfleger im Kriege vom Roten Kreuz sind an diese militärischen Kommandos gewöhnt. Es empfiehlt sich, der gleichen oder ähnlichen Zurufe sich auch im täglichen Leben zu bedienen, damit nicht der Kranke durch verfrühtes oder verspätetes Handeln eines Helfers vermeidbare Schmerzen oder gar noch größere Nachteile erleidet.

Der verletzte Teil ist tunlichst erhöht und so fest zu lagern, daß er nicht hin- und herzufallen vermag. Hohlliegende Teile, wie z. B. die Kniekehle, müssen durch Stroh- oder Häckselkissen,

Strohkeile, Kleidungsstücke, zusammengerollte Decken und ähnliche Dinge gepolstert werden.

Bei Verletzungen am Hinterkopf, Nacken, Rücken wähle man die Seitenlage, die Wundstelle nach oben gerichtet, frei liegend. Brustverletzte erhalten eine mehr sitzende Stellung (Tragelehne steil stellen, gute Polsterung!).

Bei Bauchverletzungen gilt es, die im Knie gebeugten Beine gegen den Leib heranzuziehen und in die Kniekehle Polster, wie vorstehend erwähnt, zu legen.

Bei Oberschenkelbrüchen ist die Lagerung der — am besten zusammengebundenen — Beine ähnlich. Zur Unterstützung der

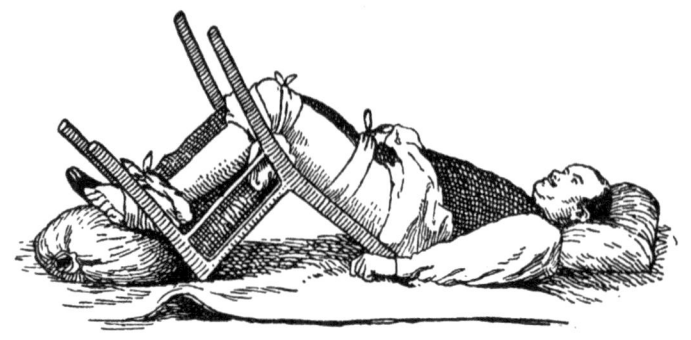

Abb. 166. Notlagerung auf einem Stuhle bei gebrochenem Oberschenkel.

Kniekehle benützt man u. a. auch die bereits erwähnte doppeltgeneigte schiefe Ebene, aus zwei, in etwa einem rechten Winkel aneinandergefügten Brettstücken bestehend.

Das am Knie, am Unterschenkel oder Fuß getroffene Bein wird entweder ebenfalls an der gesunden Seite durch Tücher befestigt oder durch Strohrollen, einen Strohrost, einen gerollten Mantel, eine Zeltbahn oder ausgestopfte Strümpfe gestützt.

Treffen die Samariter mit ihrem so versorgten Verunglückten auf ein *Hindernis*, und ist dieses nicht zu umgehen, so wird die Trage vor dem Hindernis, senkrecht auf dieses gerichtet und, mit dem Fußende voraus, niedergesetzt. Der dritte Helfer stellt sich jenseits des Hindernisses, der Trage zugewandt, auf und erfaßt die inzwischen von dem ersten und zweiten Helfer ihm zugeführten nächsten Tragestangenenden. Sind diese in sicheren Händen, dann überschreitet auch der dem Hindernis zunächst stehende Helfer das letztere und ergreift die allmählich vorgeschobene Trage an deren anderem Stangenpaar, um schließlich gemeinsam mit seinen Kameraden die Last niederzusetzen. Die Weiterbeförderung geschieht in gleicher Weise wie bisher.

Soll der Verletzte eine Treppe oder einen steilen Abhang hinaufgebracht werden, so wird das vordere Tragenende von dem voranschreitenden Helfer in den Händen getragen, während die beiden anderen den hinteren Trageteil in Schulterhöhe wagerecht zu halten suchen. Beim Abstieg wird umgekehrt verfahren.

2. Die Träger dürfen miteinander *nicht Schritt halten!* Wenn beide mit dem gleichen Fuß antreten, wie beim Marschieren, so schwankt die Trage von einer Seite zur andern, und der Körper rollt [1].

Um dies zu vermeiden, müssen die Träger im gebrochenen Schritt *(Gebirgsschritt)* gehen, d. h. mit ungleichen Füßen (in

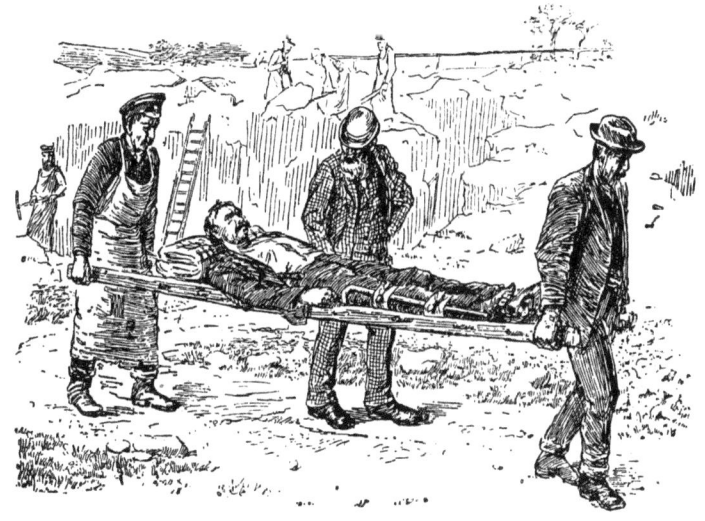

Abb. 167. Leitertrage.

der Regel der vordere Träger mit dem linken, der hintere mit dem rechten Fuß zuerst) antreten. Dann bleibt die Bewegung der Bahre eine mehr gleichmäßige.

Die Schritte sollen ferner *kurz* (etwa $1/2$ m) sein und nicht schnellend, stoßend. Die Knie müssen etwas gebogen bleiben, die Hüften sollen so wenig als möglich bewegt werden [2].

---

[1] Wie auf dem Kamel, welches gleichzeitig Vorder- und Hinterbein derselben Seite in Bewegung setzt (Paßgang). Der Araber nennt es bekanntlich auch das Schiff der Wüste, und wer zum erstenmal auf einem Kamel reitet, wird gewiß seekrank.

[2] So gehen die italienischen Gipsfigurenhändler mit dem auf dem Kopfe getragenen Brette.

3. Beim Tragen vermeide man alles Stoßen, jede hastige Bewegung, das Übersteigen von Zäunen, Wällen und Gräben. Man suche ruhig die Zaunlücken, Tore, Pforten auf und benutze sie.

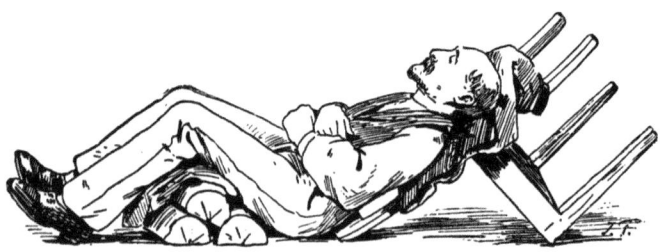

Abb. 168. Lagerung eines Verletzten mit gebrochenem Oberschenkel bis zur Anlegung des Notverbandes.

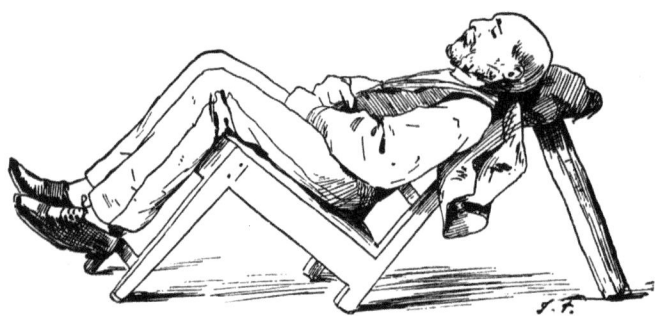

Abb. 169. Andere Form einer Lagerung des Verletzten mit gebrochenem Oberschenkel bis zum Abtransport.

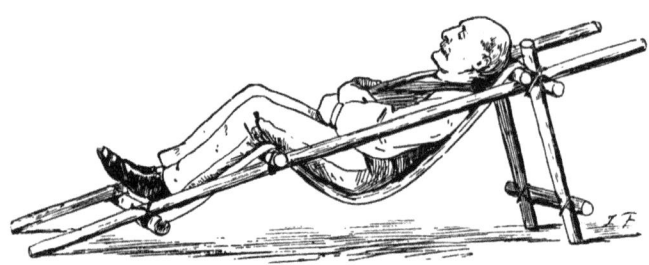

Abb. 170. Stellbare Trage von NICOLAI.

4. Wenn möglich, wähle man *Träger von derselben Größe*; wo nicht, so lasse man die Tragegurte so zurechtmachen, daß die Trage so wagerecht als möglich gehalten werde.

5. *Geht es bergauf*, so muß der Kopf des Patienten vorangehen, beim *Bergabgehen* aber das Fußende, mit Ausnahme der Ver-

Das Fortschaffen Verunglückter (Transport). 143

unglückten mit Beinbrüchen, weil bei solchen die Körperlast auf den verletzten Teil drücken und heftige Schmerzen verursachen würde. Dies gilt besonders für den *gebrochenen Oberschenkel*, der nur sehr schwer schmerzlos zu transportieren ist. Am einfachsten verhütet man die Schmerzen, wenn man unter die Knie eine starke Polsterung (vgl. S. 140 u. 142, Strohkeil, Häckselsack, Tornister, Rucksack u. dgl.) legt, so daß der Verletzte gewissermaßen an den Knien *hängt*. Oder man zimmert rasch aus zwei Brettern die bereits erwähnte doppelgeneigte schiefe Ebene, die man auch durch einen umgelegten oder an den Hinterbeinen abgesägten Stuhl notdürftig herstellen kann (Abb. 168 u. 169). Besonders zweckmäßig ist das leicht aus zwei Längs- und Querstangen zusammengenagelte *Oberschenkelbett* von PORT, in dem der Verletzte wie in einem Triumphstuhl ruht und schmerzlos selbst weite Strecken fortgeschafft werden kann. Sogenannte Triumphstühle, Gartenliegestühle, lassen sich ebenfalls gut verwerten (Abb. 170 u. 185).

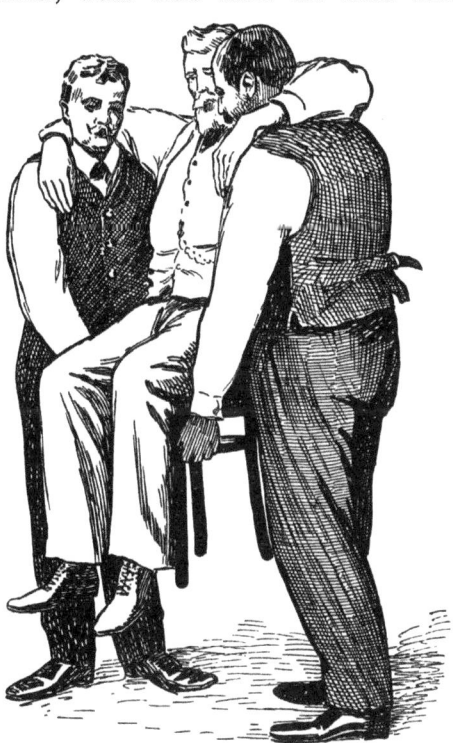

Abb. 171. Wegtragen auf einem Stuhl.

6. Der Verunglückte wird in derselben Weise von der Trage abgehoben, wie er darauf gelegt wurde.

Wenn aber Tragen nicht zur Hand sind, dann ist man genötigt, sich *Nottragen* zu fertigen, d. h. irgendwelche Gegenstände zu suchen oder zusammenzustellen, auf denen der Verletzte, ohne weiteren Schaden zu erleiden, fortgeschafft werden kann.

In der Herstellung solcher *Nottragen* kann der Einzelne ebenso

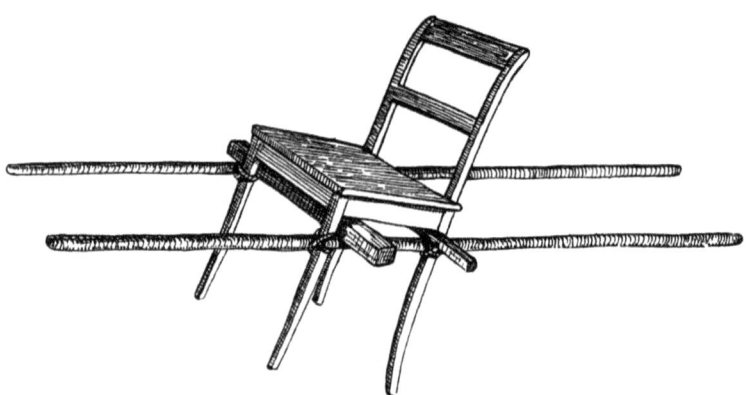

Abb. 172. Nottrage, aus einem Stuhl, zwei Stangen und Querhölzern verfertigt. Soll diese Nottrage auf engen Treppen verwendet werden, so können die Tragestangen gekürzt werden.

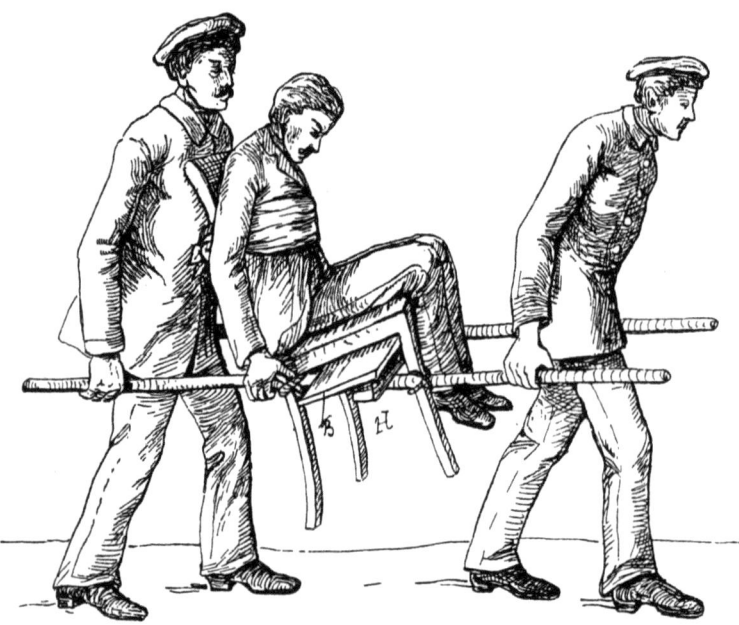

Abb. 173. Nottrage, aus zwei Stangen und einem Stuhl. (Man beachte, daß der Stuhl durch ein untergelegtes Brettstück (*B*) und ein Querholz (*H*) nach rückwärts geneigt ist, und daß die Tragestangen außerhalb der Stuhlbeine befestigt sind, so daß die Träger leichter zwischen ihnen Platz finden.)

Das Fortschaffen Verunglückter (Transport).

seinen Scharfsinn zeigen, wie bei der Anfertigung der Notschienen. Mancher wird rasch aus den verschiedensten Sachen eine Trage zusammenstellen, während ein anderer noch ratlos umhersucht.

Als Beispiele solcher *Nottragen* will ich hier nur einige Ihnen vorführen.

Von Gegenständen, die man in *bewohnten Häusern* findet, kann man als Nottragen verwenden: Bettstellen, Bettkörbe, Bett-

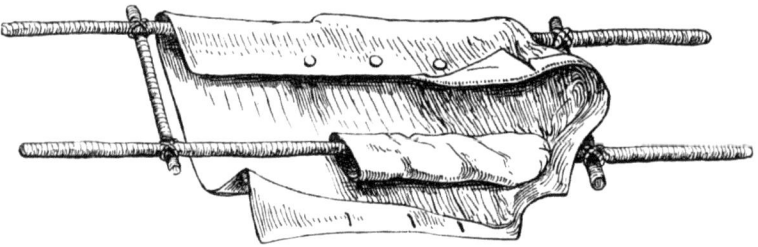

Abb. 174a. Nottrage aus Baumstämmchen, Spannhölzern und einem Mantel verfertigt. (Man beachte, daß die Ärmel des Mantels nach innen gewendet sind.)

rahmen, Sofas, Bretter, Türen, Fensterläden, Bänke, Leitern, Stühle (Abb. 171—173, 175 u. 185).

Alle harten Gegenstände derart müssen natürlich durch Auflegen von Bettkissen, Decken, Stroh u. dgl. gepolstert werden.

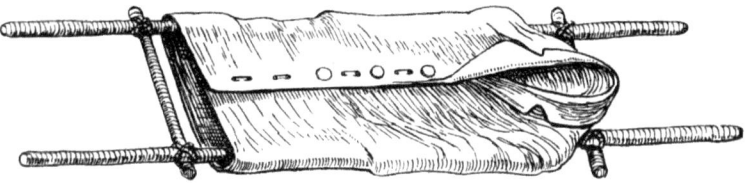

Abb. 174b. Nottrage, aus Baumstämmchen, Spannhölzern und einem Mantel hergestellt. Letzterer ist zugeknöpft und zum Teil durch Sicherheitsnadeln geschlossen.

Ferner: Matratzen oder Strohsäcke, an deren vier Ecken man Ringe oder Gurtschlaufen fest annäht[1]; Decken (Bettdecken, Fußdecken), welche von vier Mann an den vier Ecken angefaßt und getragen werden können. Auch kann man zwei Seiten derselben mit starkem Bindfaden fest zusammennähen und zwei Stangen hindurchstecken, die dann von zwei Männern getragen werden können *(Deckentrage* Abb. 175).

---

[1] In früheren Feldzügen viel gebraucht zum Forttragen von Verwundeten aus den Lazaretten.

146   Das Fortschaffen Verunglückter (Transport).

In derselben Weise lassen sich Säcke (Korn-, Mehlsäcke) verwenden, nachdem man unten beide Ecken aufgeschnitten hat *(Sacktrage)*. Es empfiehlt sich in solchen Fällen, die Tragestangen

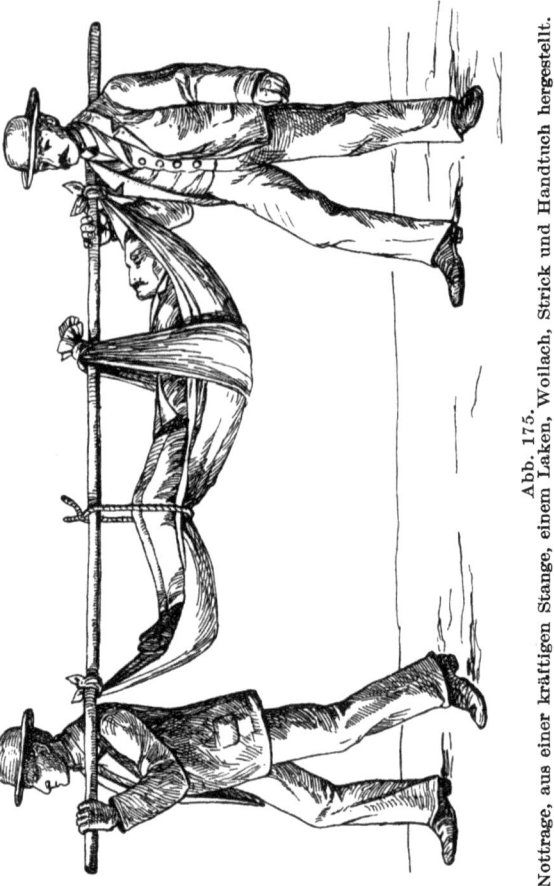

Abb. 175. Nottrage, aus einer kräftigen Stange, einem Laken, Wollach, Strick und Handtuch hergestellt.

durch aufgenagelte oder aufgebundene Spannhölzer auseinanderzuhalten.

Hängematten, an einer oder zwei Stangen befestigt, die von zwei Mann auf den Schultern getragen werden, sind besonders in der Marine in Gebrauch. Auch durch Zusammenknüpfen je zweier Zipfel eines Bettlakens über eine Stange läßt sich eine solche Hängematte herstellen (Abb. 175).

Hat man *zwei Stangen,* so kann man mit Zuhilfenahme der verschiedensten Materialien brauchbare Tragen anfertigen. An

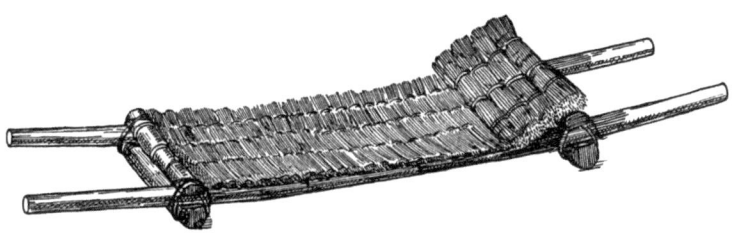

Abb. 176 a. Nottrage, aus Stämmchen, Strohmatten und Strohkeilen bestehend.

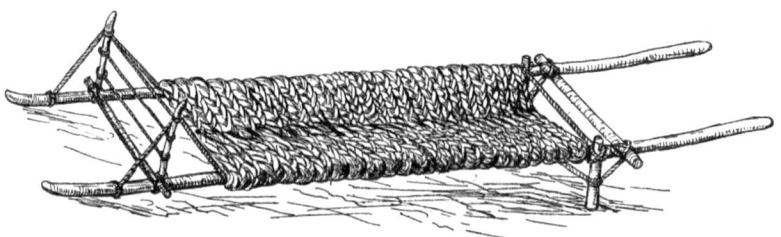

Abb. 176 b. Nottrage, aus Baumstämmchen, Stricken und Strohseilen hergestellt.

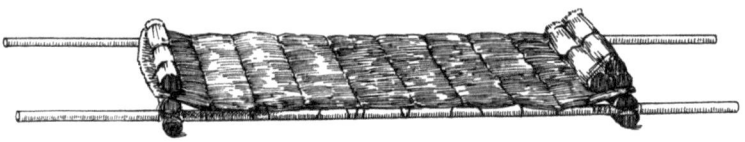

Abb. 177. Nottrage, aus Holzstämmchen, Strohmatten und Strohkeilen.

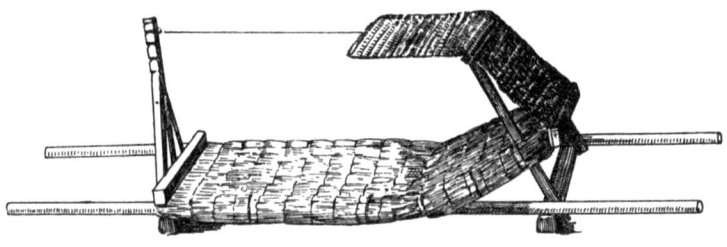

Abb. 178. Nottrage, aus Holzstämmchen und Strohmatten (nebst Strohschutzdach).

ihrer Stelle nimmt man im Kriege *Lanzenschäfte,* welche auf den Schlachtfeldern herumliegen, im Notfalle auch Gewehre.

148 Das Fortschaffen Verunglückter (Transport).

Wenn man solche z. B. durch die nach innen gestülpten Ärmel von zwei Waffenröcken oder Soldatenmänteln steckt und letztere darüber zusammenknöpft, so hat man eine *Rocktrage* oder

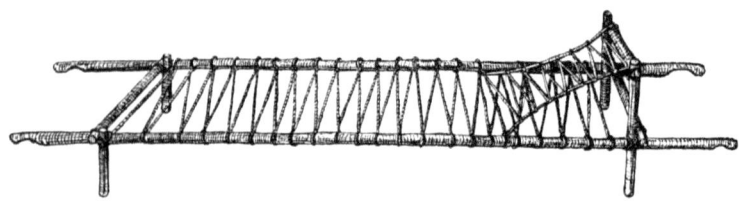

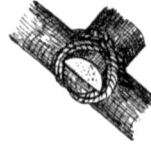

Abb. 179. Nottrage, aus Längsstangen, Querhölzern und Stricken gefertigt. Die Füße sind dadurch befestigt, daß die Rundhölzer am oberen Ende eingekerbt und an die etwas abgeflachten Tragestangen gebunden werden (siehe Nebenabbildung).

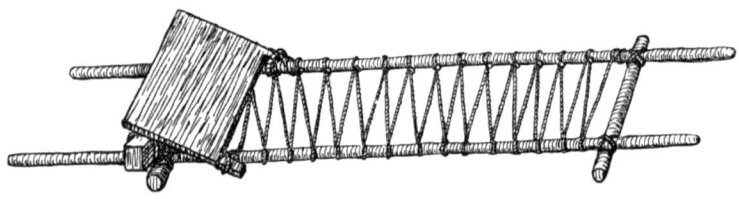

Abb. 180. Nottrage, aus Baumstämmchen, Stricken und einem Brett hergestellt. Die Spannhölzer sind an der Unterseite der Tragestangen angebracht und dienen so zugleich als Tragefüße. Die Kopflehne, aus einem Brettstück verfertigt, erhält ihre schiefe Lage durch ein untergeschobenes Stück Kantholz.

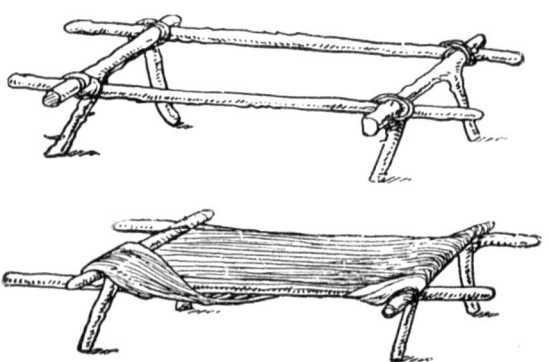

Abb. 181. Nottrage nach SMITH.

Das Fortschaffen Verunglückter (Transport).

Manteltrage (Abb. 174 a u. b a. v. S.). Auch aus *Hemden* und gerollten Mänteln sind sie herzustellen [1].

Die Matrosen können ihre Ruder oder Bootshaken durch die

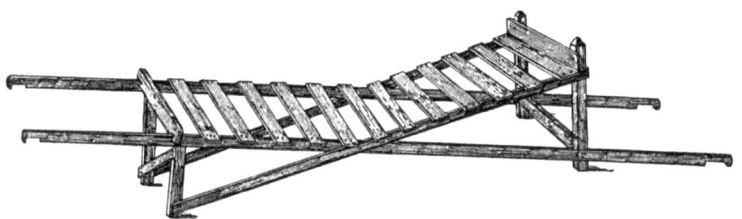

Abb. 182. Nottrage, aus Dachlatten mit doppelt geneigter schiefer Ebene.

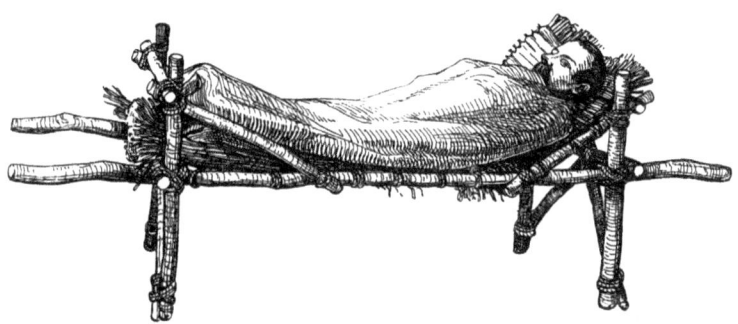

Abb. 183. Nottrage — auch als Notbett verwendbar — aus Baumstämmchen und Stricken hergestellt, mit Stroh- oder Schilfmatten belegt.

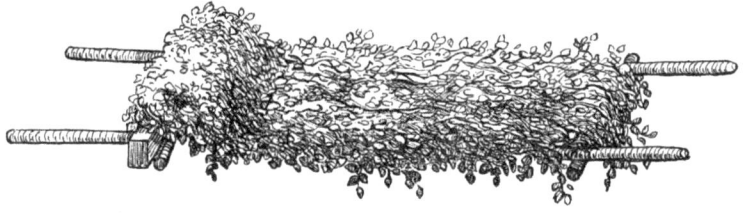

Abb. 184. Nottrage, aus Tragestangen, Querhölzern und Strauchwerk bestehend.

umgestülpten Ärmel ihrer Jacken oder Jerseys (wollene Unterjacken) stecken und so eine *Jackentrage* anfertigen.

---

[1] General JACKSON ließ im Kriege gegen die Indianer seine Verwundeten auf Ochsenhäuten fortschaffen, die zwischen zwei Gewehren ausgespannt waren.

Zwei oder drei Tornister, welche mit ihren Tragriemen zwischen zwei durch Spannhölzer auseinandergedrängten Stangen oder Gewehren befestigt werden, geben eine *Tornistertrage*.

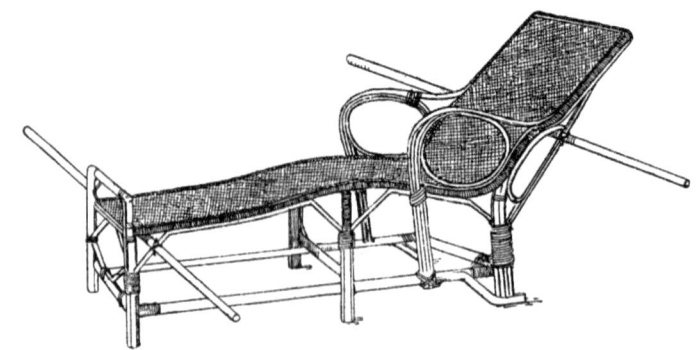

Abb. 185. Liegestuhl als Nottrage zu verwenden,

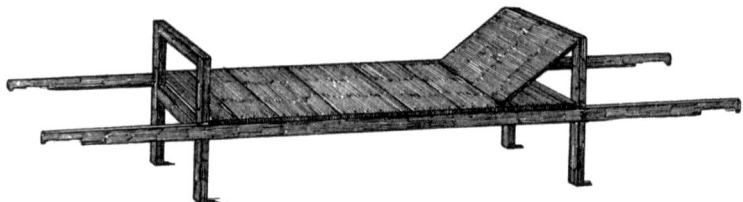

Abb. 186. Nottrage, aus Dachlatten und Brettern hergestellt.

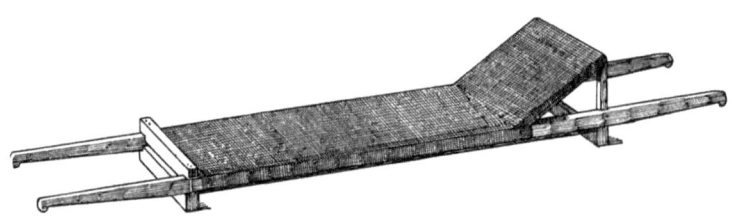

Abb. 187. Nottrage, aus Dachlatten und Gitterdraht angefertigt.

Mit *Gurten* und *Riemen* verschiedener Art, wie man sie auf dem Schlachtfelde findet (Leibgurte, Tornisterriemen, Gewehrriemen, Pferdezäume, Steigbügelriemen), kann man eine *Gurttrage* herstellen, wenn man die Riemen und Gurte zwischen zwei Stangen oder Gewehren ausspannt.

Zu demselben Zwecke läßt sich ein langes *Strohseil* verwenden, das Landleute rasch zu flechten verstehen.

Die Strohseile werden wie ein dreisträhniger Zopf aus Stroh- oder Getreidehalmen geflochten, wie S. 73 des näheren ausgeführt. Spannt man ein solches Strohseil im Zickzack über zwei durch

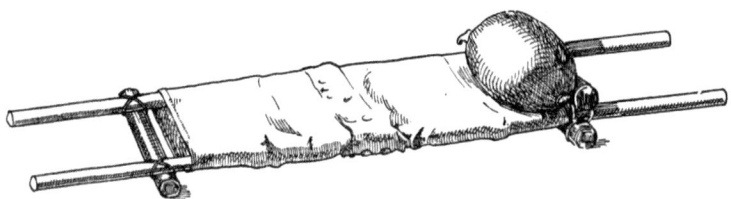

Abb. 188. Nottrage, aus Stämmchen und zwei zusammengeknöpften Zeltbahnen verfertigt. Futtersack, mit Heu ausgestopft, als Kopfpolster verwendet (zu gleichem Zweck lassen sich auch Tornister oder Rucksack verwerten).

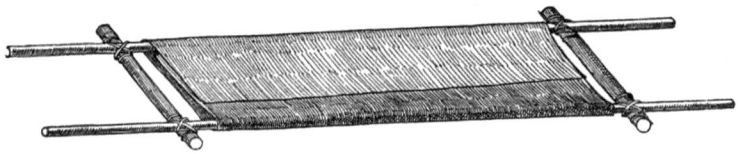

Abb. 189. Nottrage, aus Holzstämmchen und einer wollenen Decke hergestellt.

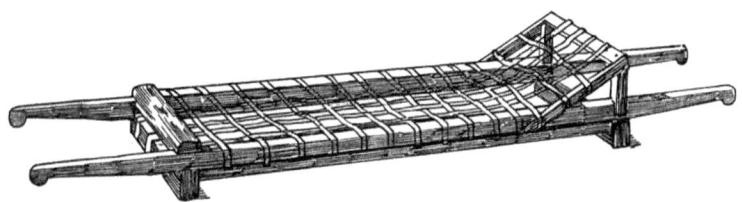

Abb. 190. Nottrage, aus vierkantigen Tragestangen, Dachlatten und Bandeisen gefertigt.

Querstäbe (Spannhölzer) auseinandergehaltene Stangen (z. B. Bambusstangen) aus und legt ein Strohbündel (einen Strohkeil) als Kopfkissen darauf, so hat man eine sehr bequeme *Strohseiltrage* (Abb. 176b). In gleicher Weise lassen sich auch Seile, Leinen, Schläuche der Feuerwehr u. a. zwischen zwei Stangen, Dachlatten, Baumstämmchen, Lanzen, Besenstielen usw. zur Bereitstellung von Nottragen verwenden (Abb. 179 u. 180).

Auch *Faschinen* und *Schanzkörbe*, wie sie in den Laufgräben benutzt werden, lassen sich als Tragbahren verwenden.

In *Wäldern* und *Gärten* kann man aus Baumästen und jungen Fichtenstämmchen, die man mit Birkenreisern zusammen bindet, vortreffliche *Nottragen mit Füßen* (Abb. 181, 183 u. 195) herstellen.

Unsere Soldaten führen jetzt Zeltausrüstungen mit, die rasch und leicht zusammengeknüpft und nach Durchstecken zweier Stangen (Spannhölzer nicht vergessen!) in eine Trage umgewandelt werden können (vgl. Abb. 175 u. 188).

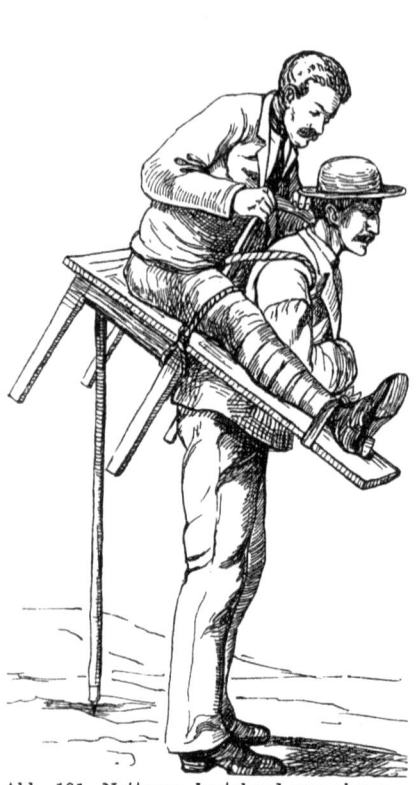

Abb. 191. Nottrage, bestehend aus einem Stuhl. Ein auf den Sitz aufgelegtes Brett mit seitlicher Verlängerung dient als Schiene für das verletzte Bein (vgl. auch Abb. 170 u. 171, sowie 196).

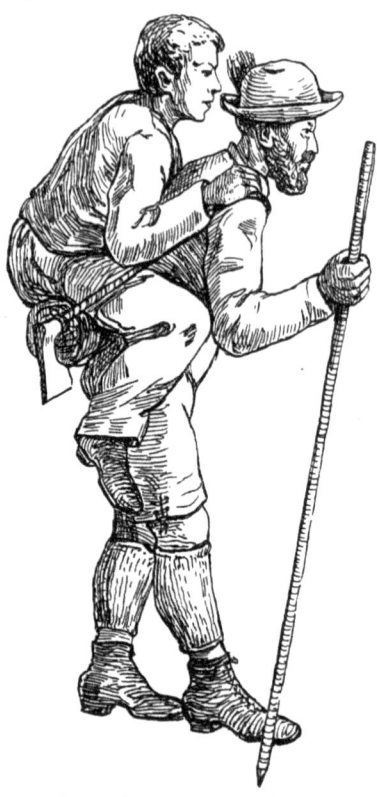

Abb. 192. Axt, deren Stiel mit einer Decke umwickelt ist, als Rettungs-Transportmittel verwendet.

Wenn aber weder eine Trage noch irgendwelche Sachen, aus denen eine Nottrage hergestellt werden könnte, zur Stelle sind, dann muß man den Verunglückten *mit den Händen* fortzubringen suchen, was natürlich nur auf kurze Strecken geschehen kann.

Ist nur *ein* Helfer da, und kann der Verletzte zwar gehen, ist aber durch Blutverlust oder überstandene Ohnmacht schwach, so muß er einen Arm um den Hals des Helfers legen, so daß eine

Das Fortschaffen Verunglückter (Transport). 153

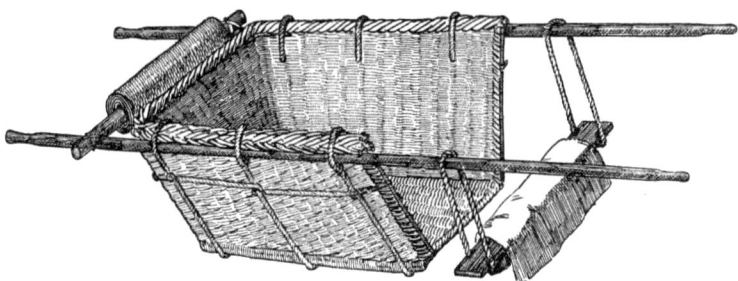

Abb. 193. Nottrage aus einem großen Waschkorb (eine Kopfwand ist entfernt!) zwei Tragestangen, einem gepolsterten Kopf- und Fußlager.

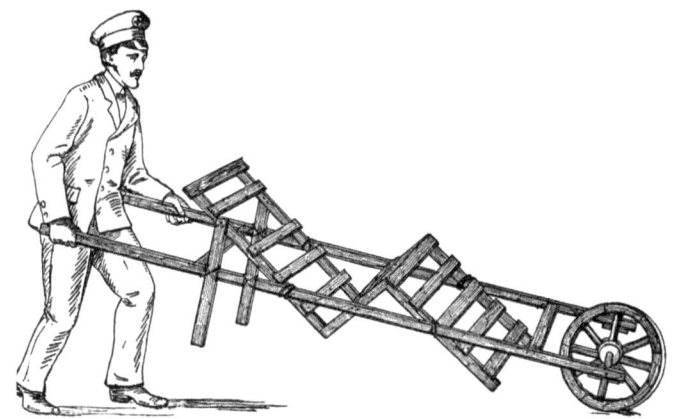

Abb. 194. Fahrbare Nottrage, aus Dachlatten und einem Karren- oder Pflugrade zusammengestellt.

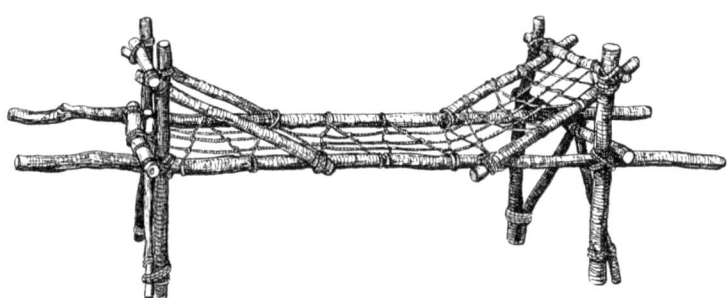

Abb. 195. Nottrage — auch als Notbett zu benutzen — aus Baumstämmchen und Stricken verfertigt.

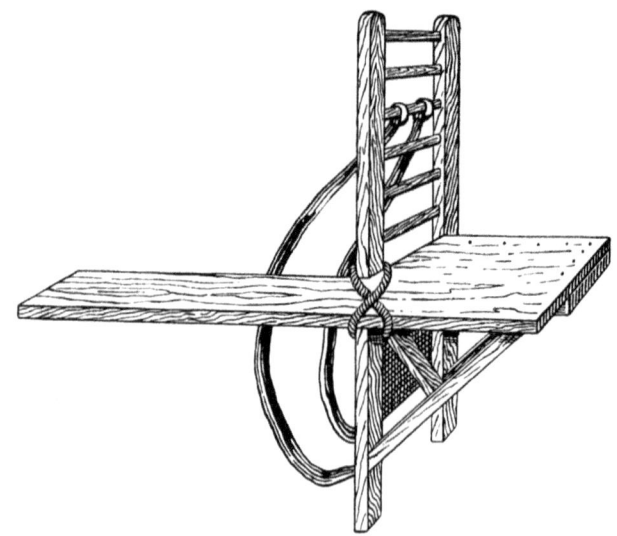

Abb. 196. Gebirgskraxe der Alpenführer, durch ein aufgelegtes Brett (Schiene) zum Krankentransport vorbereitet.

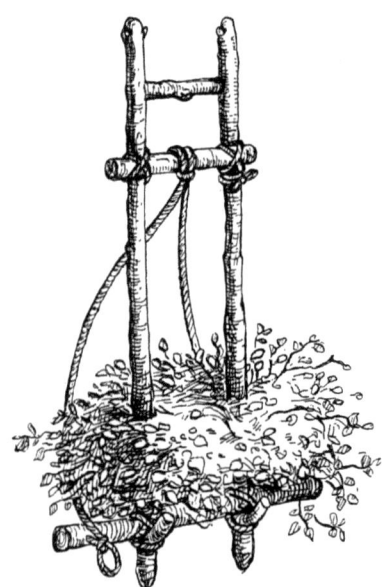

Abb. 197. Notkraxe, aus Stämmchen, Zweigen und Stricken angefertigt.

Hand vor dessen Schulter herabhängt. Diese Hand ergreift der Helfer. Dann legt er seinen noch freien Arm hinter dem Rücken des Verletzten herum und umgreift seine Hüfte. Wenn er dann seine eigene Hüfte hinter die des anderen drängt, so kann er ihn sehr wirkungsvoll unterstützen, ihn, wenn nötig, schwebend halten und vorwärtsbringen (Abb. 199).

Vermag aber der Verletzte nicht zu stehen und zu gehen, dann kann ein Helfer ihn entweder auf den Rücken (huckepack) nehmen oder ihn, wie ein Kind, vor sich in den Armen tragen, wenn er die dazu nötigen Kräfte besitzt. In beiden Fällen muß der

Das Fortschaffen Verunglückter (Transport).

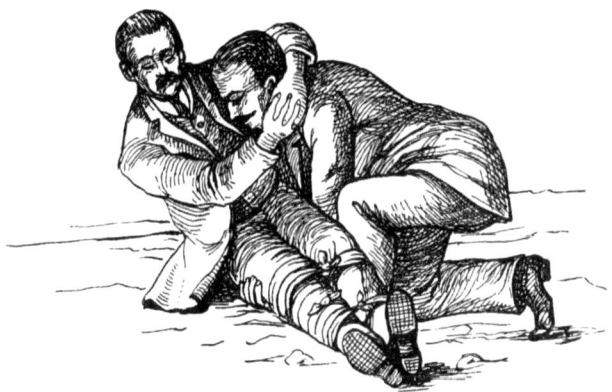

Abb. 198. Aufheben eines Verletzten von der Erde durch einen Samariter.

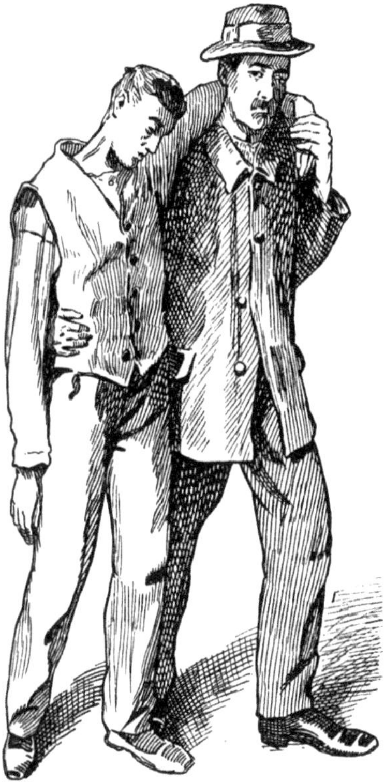

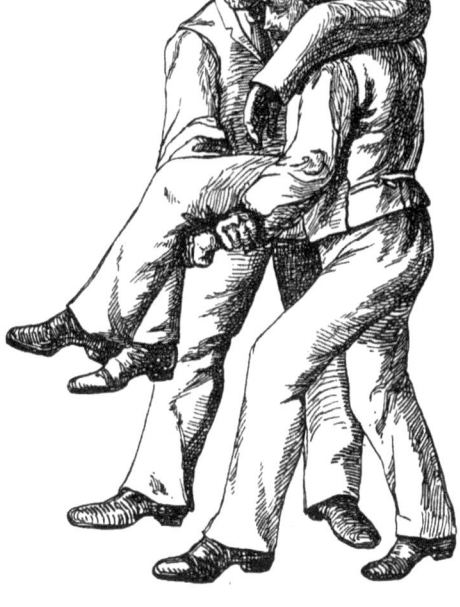

Abb. 199. Unterstützung eines gehfähigen Kranken durch einen Samariter.

Abb. 200. Forttragen eines Verunglückten auf den verschränkten Vorderarmen der Samariter.

156 Das Fortschaffen Verunglückter (Transport).

Getragene seine Arme um Brust und Hals des Trägers schlingen (Abb. 198).

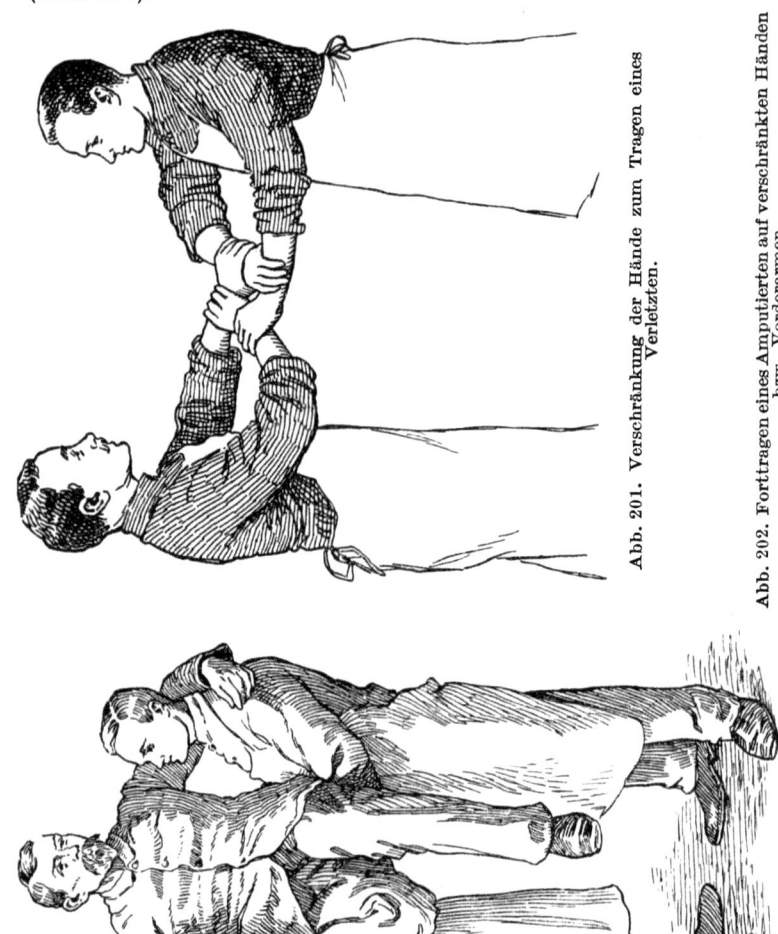

Abb. 201. Verschränkung der Hände zum Tragen eines Verletzten.

Abb. 202. Forttragen eines Amputierten auf verschränkten Händen bzw. Vorderarmen.

Sind aber *zwei Helfer* da, dann kann von ihnen ein Verletzter auf mannigfache Weise befördert werden; z. B.:

Das Fortschaffen Verunglückter (Transport).

1. Sitzend auf den Händen der Träger, die zwei Hände unter seinen Oberschenkeln und zwei hinter seinem Rücken verschränken. Der Patient umfaßt mit seinen Armen die Nacken der Träger (Abb. 202).
2. Eine zweite Art ist folgende: die Träger verschränken ihre Hände in verschiedener Weise zu einem *Sitz*, auf welchem sie den

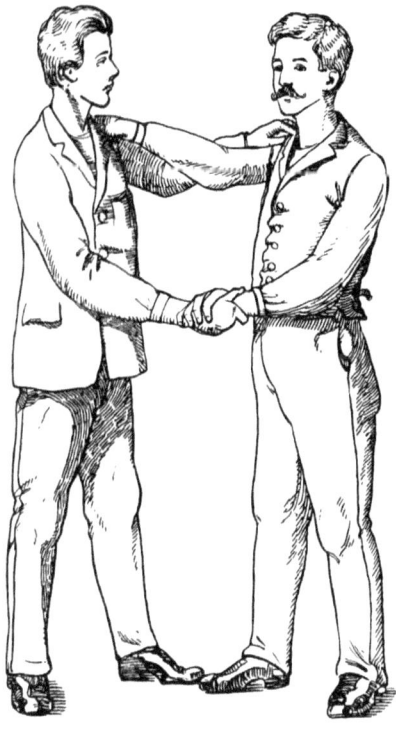
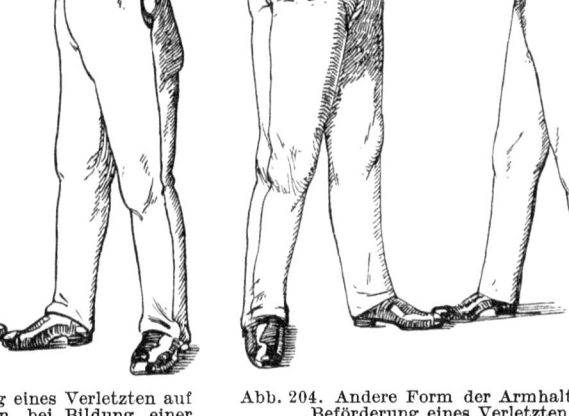

Abb. 203. Beförderung eines Verletzten auf verschränkten Händen bei Bildung einer Rückenlehne mittels des zweiten Armpaares.

Abb. 204. Andere Form der Armhaltung zur Beförderung eines Verletzten.

Verletzten sehr weit tragen können, wenn er die Arme über ihre Schultern legt (Abb. 201—204).
3. Sehr erleichtern können sich die Träger ihre Arbeit, wenn sie sich einen *Tragkranz* herstellen aus einem zusammengeschnallten Leibriemen, einem zusammengeknoteten Strick oder einem Strohseil (Strohkranztrage), aus einem starken Tuch und Querhölzern (Sitztrage, Abb. 205), denselben mit je einer Hand fassen und den Verletzten darauf setzen. Noch leichter ist dieser zu tragen, wenn

beide Träger Schultertragriemen zu Hilfe nehmen. Besonders für den Transport auf Treppen ist der Tragsitz sehr geeignet.

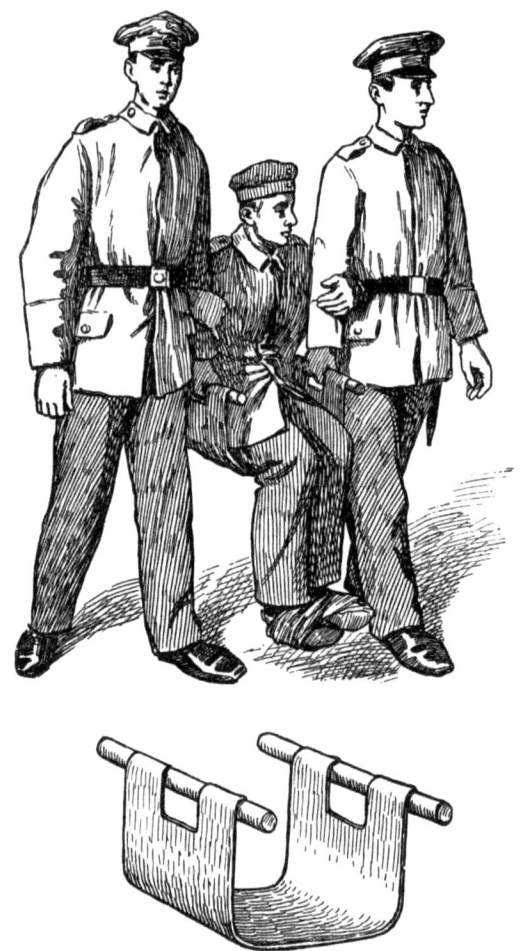

Abb. 205. Tragtuch, aus einem Stück Läufer oder einem Handtuch und zwei Stäben hergestellt.

Treppauf sitzt der Verletzte rückwärts, treppab vorwärts; mit seinen Armen umschlingt er die Arme der Träger.

Ist aber der Verletzte *bewußtlos,* so muß der eine Träger unter dessen Achseln greifen, ohne den Brustkorb zu drücken, und der andere, der vorangeht, die Beine unter seine beiden Arme nehmen (Abb. 206).

Wenn es sich um größere Entfernungen handelt, auf denen Tragen nur mit Hilfe mehrerer Träger verwendet werden könnten, dann empfiehlt es sich, zwei Fahrräder in der nachstehenden Weise zu verbinden und eine gewöhnliche fertige Trage oder eine Nottrage darauf zu befestigen (s. Abb. 207).

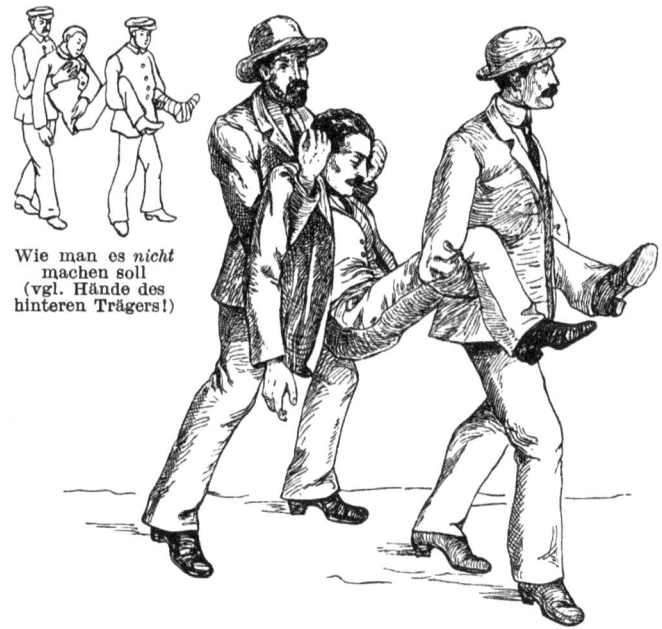

Wie man es *nicht* machen soll (vgl. Hände des hinteren Trägers!)

Abb. 206. Beförderung ohne Trage.

Sind Fahrräder nicht vorhanden, dann läßt sich eine schonende Beförderung auch auf einem Liegestuhl bewerkstelligen, den man auf einem Plan- oder Kastenwagen sicher befestigen kann (Abb. 208).

Eine federnde Lagerung der Trage kann auf einem Planwagen mittels einiger Bretter hergestellt werden, was Abb. 213 zeigen soll.

Wie im übrigen Kasten- und Leiterwagen zur Aufnahme von Tragen und Verletzten vorbereitet werden können, mag aus den folgenden Abb. 209—211 u. 214 entnommen werden.

Im Notfalle ist auch eine gewöhnliche *Schubkarre,* gut gepolstert, ein brauchbares Beförderungsmittel (Abb. 212).

Für die *Krankenträger* im Heere gibt es genaue Anweisungen zur Herrichtung der gewöhnlichen Leiterwagen zum Verwundetentransport mittels Stricken, Strohseilen, Strohschütten usw. Auch

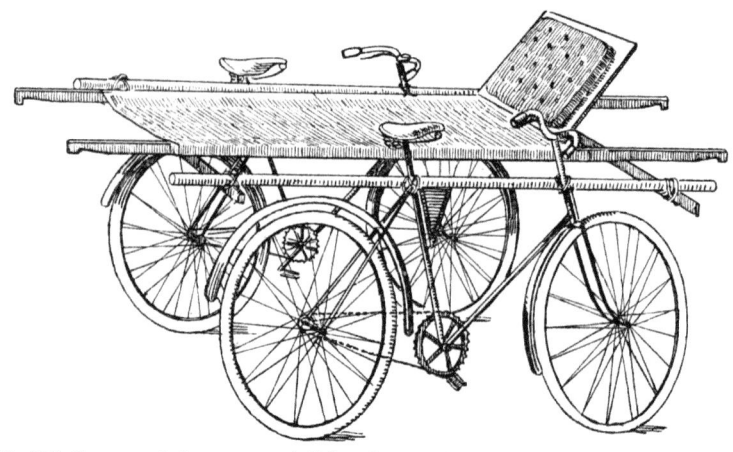

Abb. 207. Trage, auf einer aus zwei Fahrrädern bestehenden Notfahrbahre angebracht.

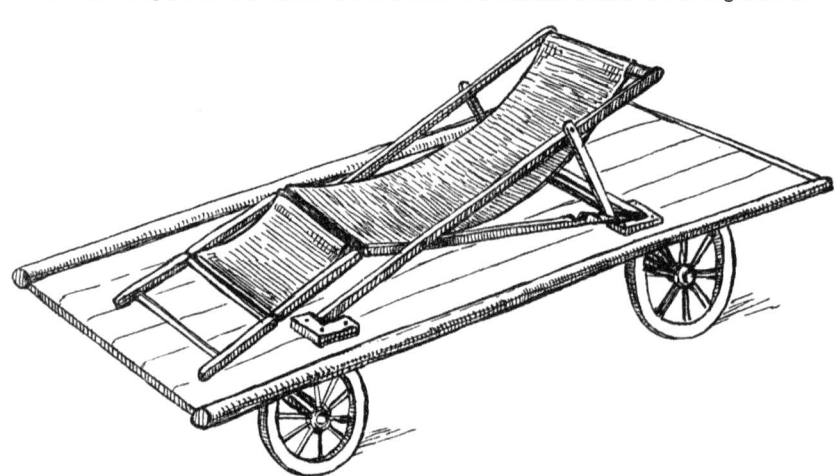

Abb. 208. Liegestuhl, auf einem Planwagen befestigt, zur Beförderung eines Verletzten bereit.

bei den Sanitätskolonnen, Samaritervereinen und Verbänden der Genossenschaft freiwilliger Krankenpfleger im Kriege vom Roten Kreuz werden diese Lagerungs- und Transporteinrichtungen eingehend und sorgfältig geübt.

Das Fortschaffen Verunglückter (Transport). 161

Im Notfalle füllt man den Wagen mit Stroh, Heu, Binsen, Laub, Farnkraut oder anderem weichen Material und lagert den Patienten sorgfältig darauf.

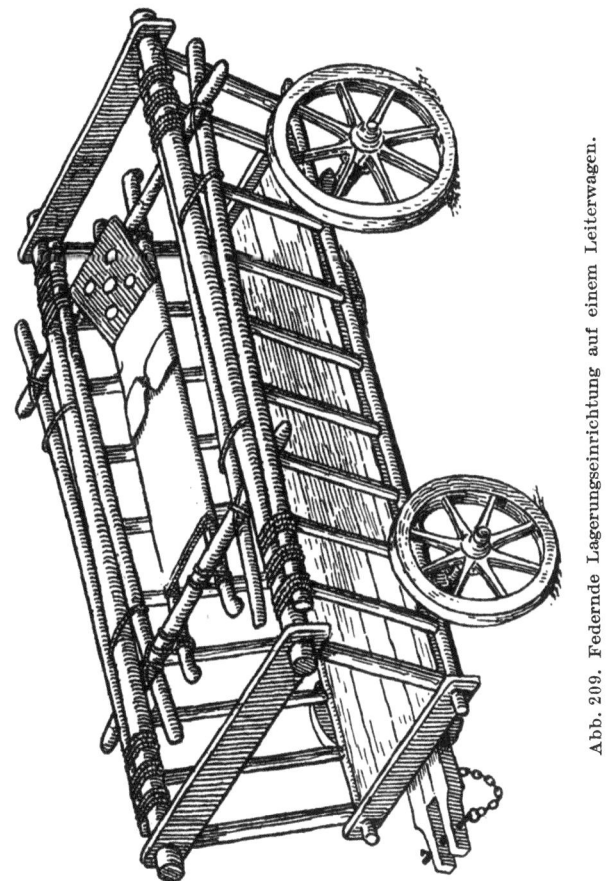

Abb. 209. Federnde Lagerungseinrichtung auf einem Leiterwagen.

Sehr zweckmäßig ist das von dem norwegischen Oberstabsarzt CHRISTEN SMITH angegebene Verfahren, *Leiterwagen* mit *Holzfedern* (Abb. 209) herzustellen, um darauf Verwundete zu transportieren, wenn man sich in einer Gegend befindet, wo es viele Bäume gibt (namentlich junge Birken und Fichten).

Man fällt vier junge Baumstämme und befestigt sie mit Stricken so an den Leiterbäumen, daß die Wipfelenden frei federn können.

Auf diesen Wipfelenden, von denen zwei nach vorn, zwei nach hinten gerichtet sind, werden Querstangen und auf diesen wieder die Tragstangen befestigt.

Im Winter, wenn viel Schnee liegt, sind *Schlitten* natürlich besser zum Transport Verletzter zu gebrauchen, als Wagen, weil sie sanfter, ohne Erschütterung, über den Schnee weggleiten.

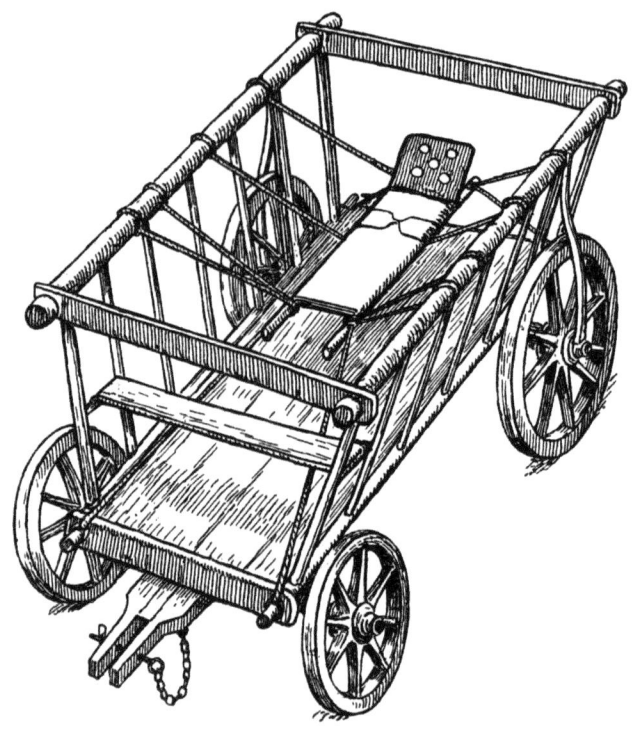

Abb. 210. Befestigung einer Trage auf einem Leiterwagen.

Aus demselben Grunde ist die Beförderung *auf dem Wasser*, in Booten, Schiffen oder auf Prähmen dem Landtransporte bei weitem vorzuziehen, doch haben sich die Lazarettschiffe im Weltkriege 1914—1918 aus anderen Ursachen nicht besonders bewährt.

Hat man *keinen Wagen,* wohl aber ein Pferd, einen Esel, Ochsen oder sonst ein Zugtier und kann man ein paar lange Stangen oder junge Baumstämme bekommen, so läßt sich damit eine *Schleife* herstellen, auf der man zu jeder Jahreszeit und selbst auf schlechten Wegen Verletzte sehr weit transportieren kann (Abb. 215).

Solche Schleifen sind in den Gebirgen überall gebräuchlich.

Bei einem Ausflug auf den Monte Generoso (zwischen Luganer und Comer See), den ich vor Jahren mit einer Gesellschaft machte,

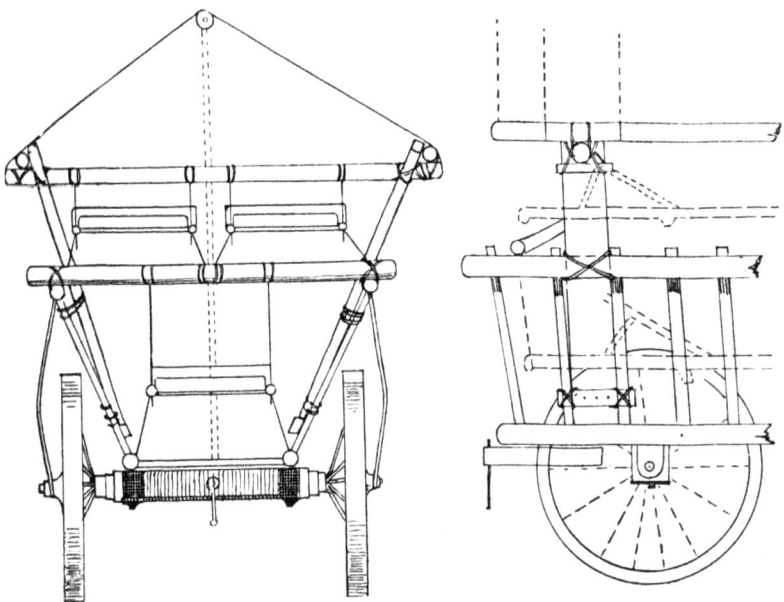

Abb. 211. Aufhängen der Tragen auf einem Leiterwagen.

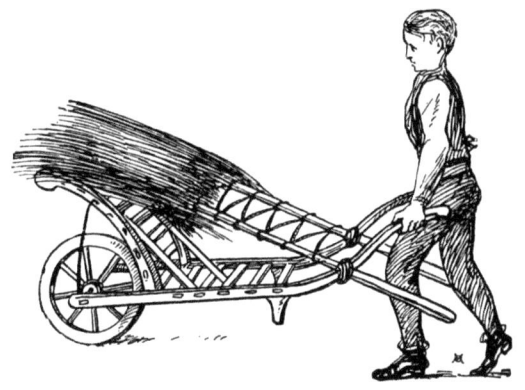

Abb. 212. Schubkarre mit Seiltrage.

hatte eine unserer Damen das Unglück, mit dem Maultier zu stürzen und den Fuß arg zu verstauchen, als wir von der Spitze des Berges nach dem Comer See hinuntersteigen wollten. Wir trugen die Verletzte nach einem kleinen italienischen Dorfe, das nicht weit entfernt war, und suchten hier nach einer Bahre oder einem Wagen. Letzteren gab es nicht, weil die Wege viel zu steil und uneben sind. Dagegen bot man uns eine Gebirgsschleife an, welche aus zwei langen Baumstämmchen bestand, deren eines Ende von zwei Kühen getragen und gezogen wurde, während das andere auf der Erde schleifte. Auf diesen Stämmen wurde ein riesiges Korbbett befestigt, welches, mit Bettzeug gefüllt, ein bequemes Lager für unsere Dame abgab. Mit diesem Fuhrwerk ging es langsam abwärts bis ans Ufer des Comer Sees. Obgleich nun die Felswege zum Teil geradezu schauderhaft waren, so verlief doch die Fahrt für unsere Dame sehr bequem, und die Verletzte litt bei der sanften Bewegung auch nicht die geringsten Schmerzen.

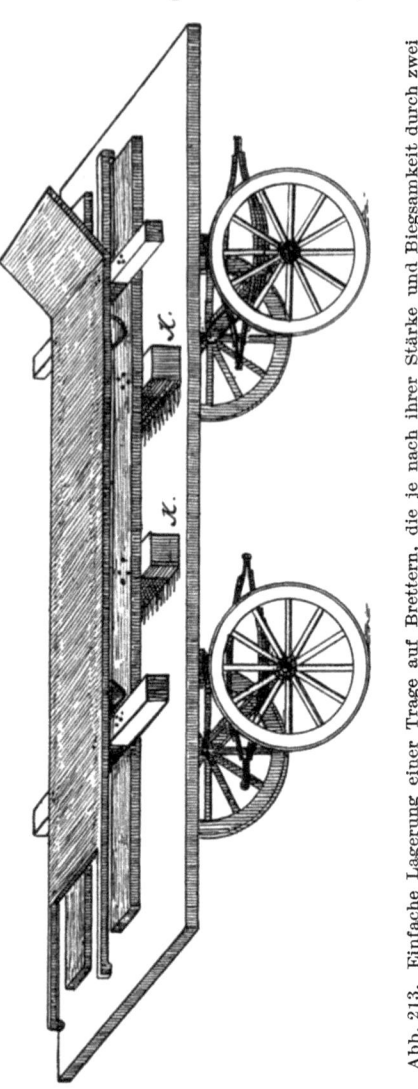

Abb. 213. Einfache Lagerung einer Trage auf Brettern, die je nach ihrer Stärke und Biegsamkeit durch zwei den Enden mehr oder weniger entgegengerückte Kanthölzer (*K. K.*) unterlegt sind und so federn.

Auch die Indianerstämme in Nordamerika bedienen sich solcher Schleifen, um auf ihren Wanderzügen durch die Prärien ihre Frauen, Kinder und Verwundeten fortzuschaffen.

Sind *zwei Zug- oder Tragtiere* zu haben, so läßt sich die Schleife zweckmäßigerweise auch an ihrem anderen Ende in den Rücken-

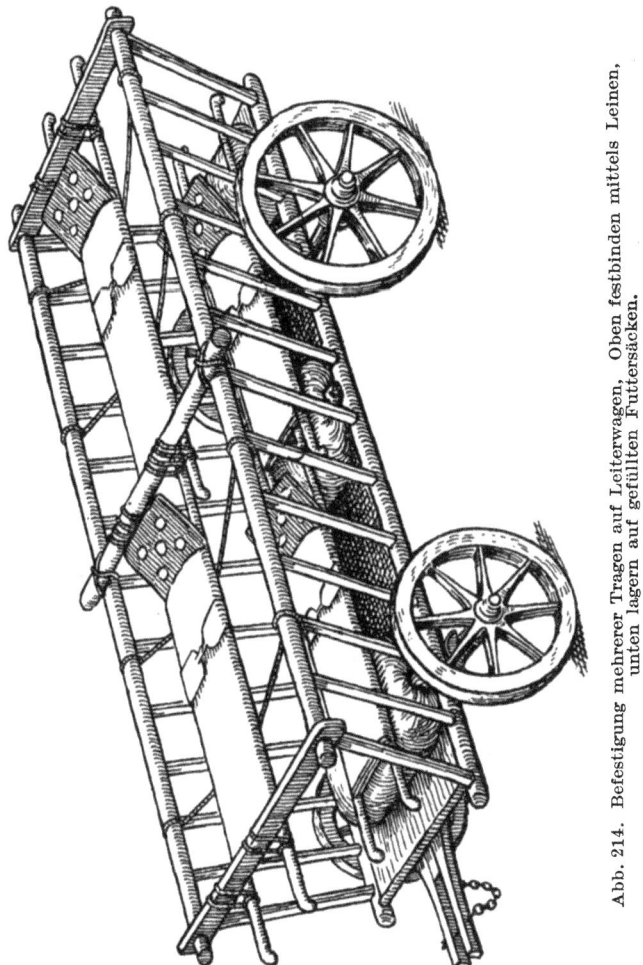

Abb. 214. Befestigung mehrerer Tragen auf Leiterwagen. Oben festbinden mittels Leinen, unten lagern auf gefüllten Futtersäcken.

gurt eines Tieres einhängen, so daß dann der Verletzte wagerecht zwischen den hintereinander gehenden Tieren schwebt (Abb. 217).

Ereignet sich bei den jetzt so häufigen Radfahrten ein Unglück, so läßt sich aus zwei *Fahrrädern,* die nebeneinanderstehend unter den Lenkstangen und über den Sätteln durch Querlatten oder

Hölzer im Abstand von ³/₄ m verbunden werden, ein vierrädriges Gestell herrichten, auf das als Trage eine Leiter, ein Brett od. dgl. der Länge nach gelegt und befestigt werden kann (Abb. 207).

Muß ein Verunglückter auf der *Eisenbahn* transportiert werden, so suche man die Trage, wenn er auf einer solchen liegt, in einen *Personenwagen* zu bringen. Es ist dazu viele und geschickte Hilfe nötig, namentlich wenn nicht ein erhöhter Bahnsteig vorhanden ist. Die Trage legt man am besten der Länge nach über beide Sitze, nachdem über diese Querhölzer, Bretter u. a. gebreitet und gehörig

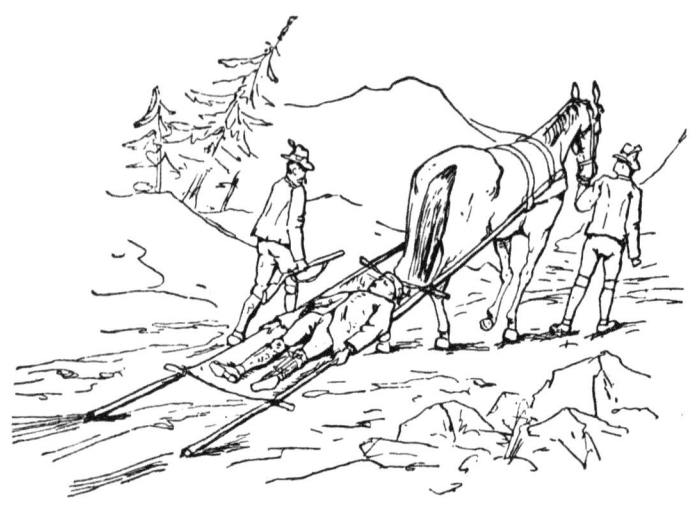

Abb. 215. Schleife.

gepolstert sind (v. S. 171). Übrigens gibt es jetzt auf der Eisenbahn *Krankentransportbetten*, die so schmal sind, daß sie zwischen die Sitzbretter geschoben werden können.

Ist keine Trage vorhanden, so bereite man die bequeme Lagerung auf den beiden Sitzen eines Personenwagens durch Überbrückung mittels Bretter od. dgl. In einem Wagen 2. Klasse zieht man die Polstersitze so weit wie möglich aus, wodurch eine sehr bequeme Lagerung erzielt wird.

Ist die Trage zu breit, um sie durch die Tür eines Personenwagens zu bringen, so stelle man sie in einen Güter- oder Gepäckwagen oder in einen Wagen 4. Klasse, der vor den Güterwagen den Vorzug hat, daß er geheizt wird. Da die Federn der Güter- und Gepäckwagen aber sehr steif sind und erst bei starker Belastung zu wirken anfangen, so muß hier womöglich für eine *federnde Unterlage* (Strohschüttung oder Säcke, mit Stroh, Seegras, Gras, Heu usw. gefüllt), gesorgt werden (v. S. 171).

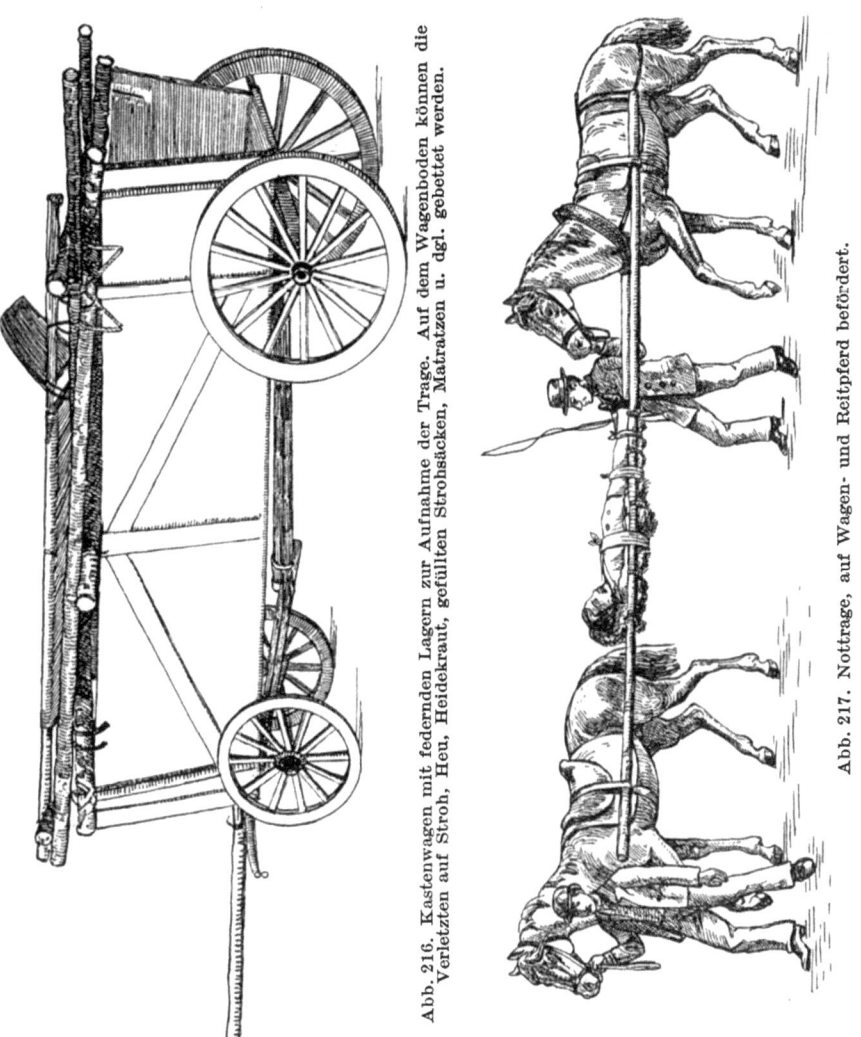

Abb. 216. Kastenwagen mit federnden Lagern zur Aufnahme der Trage. Auf dem Wagenboden können die Verletzten auf Stroh, Heu, Heidekraut, gefüllten Strohsäcken, Matratzen u. dgl. gebettet werden.

Abb. 217. Nottrage, auf Wagen- und Reitpferd befördert.

Die Räderfahrbahren sind mit guten Federn versehen und eignen sich deshalb ganz besonders für die Eisenbahnbeförderung in Güterwagen.

Am besten geht die Beförderung auf Eisenbahnen in *eignen Krankenwagen* oder in *Salonwagen* vor sich. Das ist aber leider sehr kostspielig.

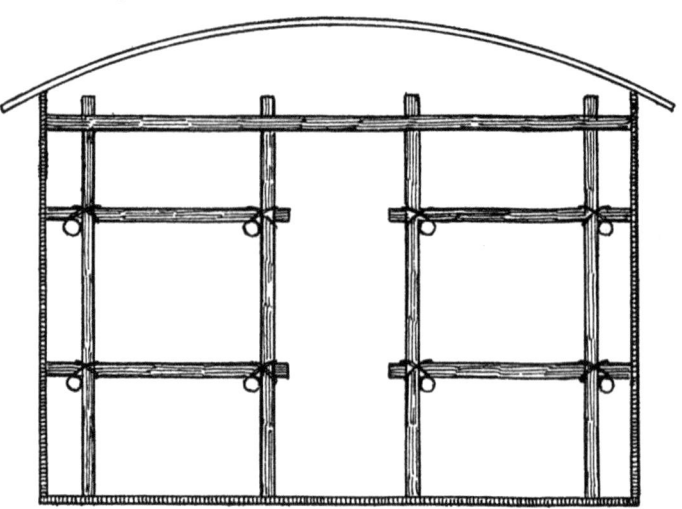

Abb. 218. Notgestell zum Aufhängen von Tragen in einem Eisenbahn-Güterwagen (Schema).

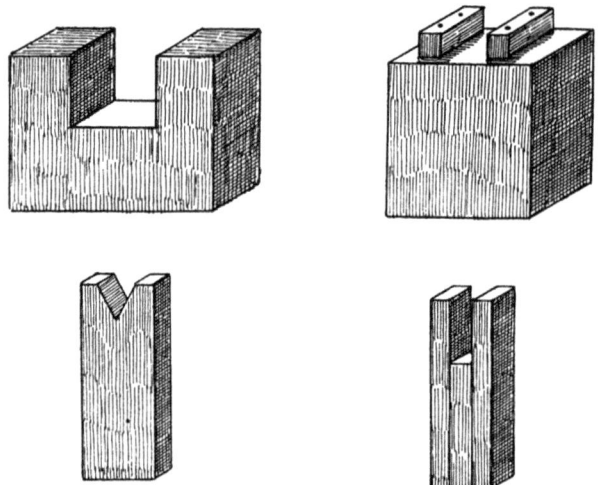

Abb. 219. Untersätze zum Auflegen von Tragestangen; aus Klötzchen und Lattenstücken hergestellt.

Das Fortschaffen Verunglückter (Transport). 169

In *Kriegszeiten* werden die Eisenbahnen zum Massentransport der Kranken und Verwundeten verwertet. Für unser Heer ist das System der planmäßigen Hilfs- und Vereinslazarettzüge eingeführt und im Kriege 1914/18 in großem Umfange benützt worden. In der Regel finden dazu Personenwagen Verwendung; Güterwagen werden im allgemeinen nicht mehr benützt.

Es ist eine der *Aufgaben* der freiwilligen Krankenpflege (vor allem der Gesellschaft vom Roten Kreuz), im Kriege in Verbindung mit dem Heeres-Sanitätswesen solche Hilfslazarett- und Vereinslazarettzüge auszurüsten und damit die Verwundeten und Kranken vom Kriegsschauplatze in die heimatlichen Lazarette zu holen.

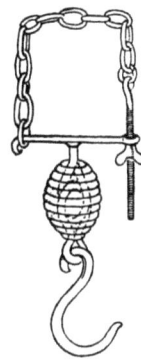
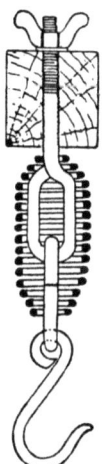

Abb. 220, HUNSDIECKERsche Federbefestigung an dem Holzträger durch eine, mittels Verstellschraube anzupassende Kette.

Abb. 221. HUNSDIECKERsche Feder für den Verwundetentransport. Ältere Form der Befestigung mittels Durchbohrens des Holzträgers,

Die Abb. 222 erläutert, in welcher Weise ein Massentransport von Kranken und Verwundeten auf Tragen in Güterwagen leicht und rasch vorbereitet werden kann. Die Tragestangen lassen sich auch leicht auf Klötze legen, wie sie in Abb. 219 dargestellt sind. Rückt man diese Untersätze möglichst nahe an die Tragenstangen*enden*, so federt die Trage ziemlich gut. Die HUNSDIECKERsche Halbbehelfsvorrichtung (s. Abb. 220 u. 221) ist leicht zu handhaben. Vier solcher Federn dienen zur elastischen Aufhängung einer Trage an Querträgern, an denen sie entweder durch Durchbohren und Verschrauben oder durch Herumschlagen einer verstellbaren Kette befestigt werden können. Sie lassen sich auch auf Leiterwagen leicht anbringen und verdienen um so mehr Beachtung, als sie eine sanfte Beförderung des Kranken gewährleisten und in kleinsten

Behältnissen ohne Schwierigkeit mitgeführt werden können. Andere kunstfertige Lagerungsgestelle, wie das LINXWEILERsche, das HOHMANNsche und manche andere, sehr brauchbare Systeme, sind immerhin umfangreicher und auch schwerer und bedürfen der

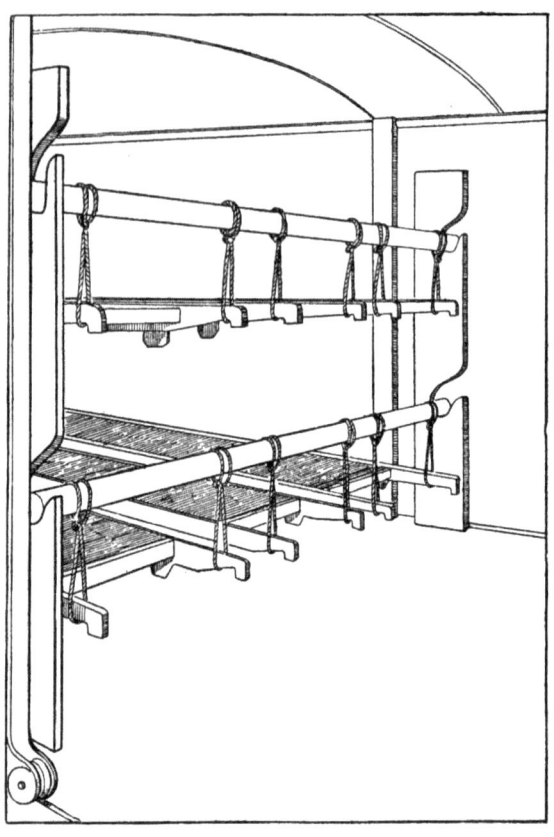

Abb. 222. Behelfseinrichtungen zum Aufhängen von Krankentragen in einem Eisenbahn-Güterwagen (es empfiehlt sich aber, die Aufhängestricke um die Tragestangen zu schlingen).

Vorbereitung, wie man sie für den Fall eines Krieges planmäßig trifft. Als Muster von Behelfseinrichtungen für den Eisenbahntransport sind die Abb. 218 u. 222 eingefügt.

Bei Eisenbahn-, Kanal-, Damm-, Tunnel- und ähnlichen Bauten kommen vielfach *Feldbahnwagen* zur Verwendung, die bei Unglücksfällen zur Beförderung von Verletzten benutzt werden können.

Man bettet letztere nach Anlegung des ersten Verbandes auf Strohsäcken, wollenen Decken, Stroh- oder Reisigschüttungen auf dem Wagenboden oder stellt die Tragen, wenn die Verunglückten auf solchen herangebracht worden sind, im Wagen auf. In diesem Falle empfiehlt es sich, Reisigbündel oder mit Stroh gefüllte Säcke unter die Tragestangen oder Tragefüße zu legen, um so eine gewisse Federung zu erreichen. Handelt es sich um Massentransporte, so kann man die Tragen auch mittels Stricken oder Ketten an Hölzern schwebend aufhängen, die in entsprechenden Abständen voneinander quer über die obere Wagenkastenkante gelegt und befestigt werden. Um große Schwankungen der so aufgehängten Tragen zu vermeiden, müssen diese durch Stricke — am besten in diagonaler Richtung — festgebunden werden.

Das *Einladen* in die *Feldbahnwagen* geschieht am zweckmäßigsten so, daß eine Stirnwand des Wagenkastens herausgenommen wird, und von hier aus die Tragen auf dem Wagenboden eingeschoben werden. Verlangen es die Verhältnisse, daß Tragen auch in einer oberen Lage aufgehängt werden, so heben zwei Samariter die Tragen vom Wagenboden einzeln hoch, während zwei Kameraden deren Befestigung an den erwähnten Querhölzern vornehmen. Ist das geschehen, dann wird erst die Lagerung der übrigen Tragen auf dem Wagenboden vollzogen. Das *Ausladen* geht in umgekehrter Reihenfolge vor sich.

Für das *Einladen* von belegten Tragen in *Vollbahn-Güterwagen* gelten folgende Regeln: Man setzt die Trage zunächst etwa ein bis zwei Schritte von der Tür des Wagens — senkrecht auf die Längsachse des Wagens — behutsam nieder. Dann treten zwei Helfer an die vorderen und zwei weitere an die hinteren Tragestangen, mit dem Gesicht gegeneinander gewendet. Auf den Zuruf aus ihrer Mitte: „Faßt an!" ergreifen sie die Tragestangen und bringen auf den Zuruf: „Fertig — hebt auf!" die Trage wagerecht so in die Höhe, daß sie die vorderen Tragestangenenden und unmittelbar darauf auch die vorderen Tragefüße auf den Wagenboden aufstellen können. Während die hinteren Träger nun die ganze Trage langsam auf dem Boden vorschieben, besteigen die beiden ersten Helfer den Wagen und verbringen von dort den Hilfsbedürftigen in das Innere.

Die Tragen werden entweder in ähnlicher Weise wie S. 167 angegeben auf den Wagenboden gestellt oder nach den (S. 168 u. 170) gegebenen Mustern aufgehängt.

Hat man eine Trage auf die beschriebene Weise in ein Personenabteil schieben können, so bleibt sie entweder auf dem Fußboden stehen oder wird auf Querhölzern befestigt, die man über die Sitzbänke gelegt hat. In Wagen 1. und 2. Klasse gibt die Polsterung der Sitzbänke genügende Federung für die aufgelegten Hölzer und damit auch für die Trage. In Wagen 3. Klasse erzielt man die elastische Lagerung durch Unterschieben von Kleiderbündeln, zusammengefalteten wollenen Decken, Reisigbündeln, Strohsäcken unter die Querhölzer.

Beim *Ausladen* der Tragen aus Personen- und Güterwagen ziehen zwei draußen stehende Helfer die Trage wagerecht so weit an sich heran, daß die letzten Tragenfüße eben noch auf dem Wagenboden ruhen. Dann greifen zwei weitere Samariter in der Höhe dieser Tragenfüße die Stangen an und setzen mit dem ersten Trägerpaar den Verletzten auf den Zuruf: „Setzt ab!" gleichmäßig wagerecht auf den Erdboden.

Zum *Einbringen* von Tragen in *Wagen 4. Klasse* mit *Eingangstüren auf der Stirnseite* müssen die Kuppelketten zwischen je zwei Wagen so weit gelöst werden, daß sich die Puffer eben noch berühren, und zwischen den Stirnwänden der Wagen ein Raum von etwa einer Tragenlänge entsteht. Dann wird die beladene Trage rechtwinkelig zur Zugrichtung und etwa zwei Schritte vom Wagen auf dem Erdboden so aufgestellt, daß das Fußende der Plattformbrücke zugekehrt ist.

Während nun einer der Helfer auf der Plattform Aufstellung nimmt, heben zwei an den vorderen Tragefüßen anfassende Samariter mit dem vierten, zwischen den hinteren Tragestangen postierten Mann die Trage auf Zuruf in die Höhe und bewegen sich in der Richtung auf den auf der Plattform Stehenden zu, bis dieser die vorderen Tragestangen ergreifen kann. Nunmehr tasten die beiden vorderen Helfer sich so weit gegen die hinteren Tragestangen hin, bis sie diese fast in horizontaler Lage halten und nach der Seite umschwenken können. Der vierte Mann, der so frei geworden ist, hat inzwischen ebenfalls die Plattform erstiegen, nimmt dort die ihm zugeführten Tragestangen auf und bringt mit dem ersten Helfer die Trage durch die geöffnete Flügeltür in das Wageninnere. Hier findet sie in der bereits beschriebenen Weise entweder auf dem Wagenboden Platz oder wird aufgehängt.

Beim *Ausladen* der Tragen verfährt man in umgekehrter Reihenfolge.

Sechster Vortrag.
Krankenpflege.

An die Hilfeleistungen bei Unglücksfällen reiht sich zwanglos die häusliche *Pflege* des erkrankten Menschen an. Hat eine uns näher stehende Person einen Unglücksfall erlitten, so werden wir uns nicht damit begnügen, nach besten Kräften helfend einzugreifen, um weiteren Schaden zu verhüten, *bis der Arzt* kommt, sondern einen ebenso schönen Beruf darin finden, *nachher* die ärztlichen Anordnungen mit Verständnis und Geschick auszuführen.

Ich wende mich hierbei vorzugsweise an meine *Zuhörerinnen*. Ist doch die eigentliche Krankenpflege von altersher Ihre schönste Aufgabe gewesen, wird doch gerade an Ihnen, meine Damen, mit vollstem Recht die Leichtigkeit und Zartheit der Hand, die aufopfernde, treue Hingabe, die Selbstverleugnung gerühmt. Im Krieg und Frieden war auch die öffentliche, berufsmäßige Krankenpflege vor allem immer die Sache der Frauen und hat reichen Segen gestiftet.

Wenn ich Ihnen nun einiges über *Krankenpflege* vortragen will, so habe ich durchaus nicht die Absicht, Sie vollständig zu Pflegerinnen auszubilden; dazu gehört Wissen und Können, jahrelange *tägliche Übung und opferfreudige Arbeit*. Ich möchte Sie vielmehr nur in den Stand setzen, bei Anfällen und Erkrankungen *in der Familie*, am Bett Ihres kranken Kindes oder Gatten alles das, was der Arzt verordnet hat, auch richtig auszuführen, und Sie auch auf allerlei andere, meist unscheinbare Dinge, die aber für den Kranken sehr wichtig werden können, aufmerksam machen. Gar vieles wird manchen unter Ihnen schon längst bekannt sein; denn es gehört zu den Pflichten und Gewohnheiten einer *guten Hausfrau*. Nichtsdestoweniger muß ich es hier erwähnen, da Aberglauben und großmütterliche Überlieferung noch immer gegen die heutige *Gesundheitswissenschaft* ankämpfen und Pfuschereien begünstigen.

Lassen Sie uns also einen Blick in das Krankenzimmer tun und seine Einrichtung, das Bett, den Kranken, die ärztlichen Anordnungen und ihre Ausführung usw. einer kurzen Besprechung unterziehen.

Welche Anforderungen darf man zunächst an ein gutes **Krankenzimmer** stellen? Im allgemeinen diejenigen, die man an ein *gutes Wohnzimmer* zu stellen hat. Denn für einen Kranken, der den ganzen Tag fest im Bett liegen muß und auch in der Besserung noch lange Zeit das Zimmer nicht verlassen darf, wird die Krankenstube zur vollständigen Wohnung. Wenn es schon bei *gesunden* Personen nicht gebilligt werden kann, — vom gesundheitlichen Standpunkte — daß zur Aufstellung der Betten, in denen wir doch *fast den dritten Teil* unseres Lebens zubringen, sehr oft diejenige Stube gewählt wird, für die man sonst gerade keine Verwendung finden kann, also ein meist dunkler, wenig großer Raum, in dem dann oft, eng zusammengepfercht, viele Personen schlafen, so ist gar für den *kranken* Menschen eine solche Familienschlafstube der denkbar schlechteste Aufenthalt; jedes andere Zimmer *wäre besser,* und das *beste ist doch gerade gut genug.*

Vor allem soll es *geräumig* [1] und *hoch* sein; desto länger wird die Luft gut bleiben. Auch die Fenster seien groß und leicht zu öffnen, und sehr zweckmäßig ist es, wenn sie so liegen (wenn möglich nach Südosten), daß wenigstens für einige Stunden die *Sonne* an schönen Tagen hineinschauen kann. Denn so wie „die Pflanze freudig sich zum Lichte kehrt" und im Sonnenschein am besten gedeiht und blüht, so fühlt auch der Mensch den *belebenden* Einfluß der Sonne und schöpft beim Anblick ihrer Strahlen neue Zuversicht und Hoffnung. Neuerdings ist ja auch von Forschern nachgewiesen worden, daß längere Einwirkung der Sonnenstrahlen sogar Krankheitskeime abtöten kann, also *desinfizierend* wirkt. Vielleicht hat darum das Sprichwort wieder recht: „Der Leichenwagen hält auf der Sonnenseite einer Straße nur halb so oft als auf der Schattenseite!" — „Wo die Sonne nicht hinkommt, kommt der Arzt hin!"

In manchen Krankheiten freilich ist nur *gedämpftes Licht* rätlich; dann kann man durch Vorhänge, Vorsetzer usw. jeden gewünschten Grad von Dämmerlicht herstellen.

Zur *künstlichen Beleuchtung* diene abends eine Lampe und nachts eine Kerze oder Nachtlicht. Viel besser ist freilich elektrisches Licht — wenn es vorhanden ist.

Im Krankenzimmer müssen *Ruhe* und *Stille* herrschen; es liege daher zweckmäßig *fern vom Lärm* der Straße nach dem Garten oder Hofe zu; auch auf laute Nachbarn ist dabei Rücksicht zu nehmen. Daß in der Krankenstube selbst jedes unnötige Geräusch

---

[1] Der Luftraum soll für eine Person nicht unter 37 Kubikmeter (d. i. Höhe mal Länge mal Breite des Zimmers) betragen.

möglichst vermieden werden soll, ist eigentlich selbstverständlich; denn Kranke, besonders Fiebernde und Nervenkranke, geraten schon durch Kleinigkeiten weit mehr in Unruhe und Aufregung als Gesunde. Knarrende Türen und Fenster müssen „beruhigt" werden. Der Fußboden wird zweckmäßig mit Linoleum belegt; es dämpft den Tritt und läßt sich leicht und rasch reinigen.

Vermieden sollen daher werden: lautes unnötiges Sprechen und lange Unterhaltungen, die von teilnehmenden Besuchern oft ungebührlich ausgedehnt werden, lautes Umhergehen, zumal in knarrendem Schuhwerk, unvorsichtiges Anstoßen an Tische und Stühle, lautes Zuschlagen von Türen und Fenstern usw. Freilich darf solche Vorsicht auch nicht wieder so übertrieben werden, daß die Umgebung etwas Geheimnisvolles, schleichend Geisterhaftes erhält. Denn der Kranke gerät, wenn er nicht das ganze Zimmer übersehen kann, in Unruhe, weil er nicht weiß, was um ihn her geschieht. Wenn z. B. nur Flüstergespräche geführt werden, die er wohl hören, aber nicht verstehen kann, oder wenn die pflegende Person ganz leise bald hierhin, bald dorthin läuft, ohne daß er weiß, wie sie dahin gelangt ist, so macht ihn das nervös. Beunruhigend wirken auch längere leise Gespräche mit Besuchern und namentlich mit dem Arzt, bevor er das Zimmer betritt.

Gestatten es die Verhältnisse, dann ist es gut, wenn vor dem eigentlichen Krankenzimmer sich noch ein *Vorzimmer* befindet, in dem sich etwaige Besucher, ehe sie eintreten, besonders im Winter und bei schlechtem Wetter, zuvor einige Zeit aufhalten können, in dem die Abgänge vorübergehend aufbewahrt werden, und allerlei anderes Platz findet, was nicht notwendigerweise ins Krankenzimmer gehört, aber zum Gebrauch schnell bei der Hand sein soll. Dieses Vorzimmer erleichtert auch die Erneuerung der Luft im Krankenzimmer, ohne daß diese Ventilation von dem Kranken unangenehm empfunden wird.

Die Wohnungsverhältnisse werden freilich manche dieser Forderungen nur zum frommen Wunsch machen und unausführbar erscheinen lassen. *Zweierlei* aber muß man *in jedem* Krankenzimmer unbedingt *verlangen*: das sind *äußerste Reinlichkeit und gute Luft*, die beiden Haupterfordernisse der ganzen Krankenpflege.

Jeden Morgen wird das ganze Zimmer mit einem leicht *angefeuchteten* Besen ausgefegt oder feucht aufgenommen und mit einem trockenen Lappen nachgewischt; besondere Sorgfalt muß dabei den Ecken und weniger leicht zugänglichen Stellen (unter dem Bett und unter größeren Möbelstücken) geschenkt werden, wie das ja jede gute Hausfrau zu beachten gewohnt ist. Geschieht dies nicht, so häuft sich der nur angefeuchtete, aber nicht fortgeschaffte Staub an diesen Orten in größeren Mengen an.

Jegliche *Staubansammlung* und *Stauberregung* soll aber peinlich vermieden werden. Es ist bekannt, daß Staub schon für die Lunge des gesunden Menschen höchst gefährlich werden kann (gewisse Gewerbe); um wieviel mehr muß also der kranke Mensch dadurch geschädigt werden! Daher ist es auch dringend geboten, alle sog. „*Staubfänger*" aus dem Zimmer zu verbannen, wenngleich leider in diesem Punkte, wie auch sonst im Leben, die Mode über die Vernunft siegt. Solche Staubfänger sind alle Polstermöbel, Sofas, Lehnsessel, wenn sie mit Plüsch usw. überzogen sind, dann die schweren Übergardinen, Vorhänge, „Himmel" an den Betten, Markartsträuße und große und kleine Teppiche und Läufer; *nur ein kleiner Bettvorleger* ist nützlich, auf den der Kranke beim Verlassen des Bettes zunächst die Füße setzen kann.

Tuberkulöse sollen, wenn angängig, ein Schlafzimmer für sich allein erhalten, damit sie beim Husten und Sprechen nicht mit ihren entleerten Tröpfchen ihre Umgebung schädigen. Wo solches nicht möglich ist, rücke man das Bett des Kranken so weit als tunlich von den übrigen Liegestätten ab oder schütze die Gesunden wenigstens durch einen Bettschirm, der nötigenfalls durch einige Holzlatten und ein Laken oder Pappetafeln leicht improvisiert werden kann.

Auf *möglichste Einfachheit* der im Zimmer vorhandenen Möbel ist ebenfalls zu sehen, damit auch im Notfall alles *gründlich gereinigt und abgeseift* werden kann. *Notwendig* sind außer dem Bett nur ein Waschtisch, ein Schrank, ein größerer Tisch und einige Stühle, *wünschenswert* ein Krankentischchen (Abb. 223 bis 226) oder ein Nachttischchen zum Aufbewahren einer Glocke[1], eines Trinkglases und — bei Lungenkranken — eines Speiglases; ferner ein Liegestuhl. Außerdem soll ein Eimer zur Aufnahme der Abfallstoffe nicht fehlen, der im Vorzimmer Platz finden kann. Damit das Zimmer auch einen freundlichen Eindruck mache, stelle man einen Strauß nicht stark duftender Blumen auf den Tisch, einige Blattpflanzen vor das Fenster und hänge an der dem Bett gegenüberliegenden Wand ein gutes Bild auf, das man nach einigen Tagen durch ein anderes ersetzen kann, um doch einige Abwechselung in die Einförmigkeit der Krankenstube zu bringen. Auf den Tisch gehören ferner ein Leuchter mit Kerze, Feuerzeug, Nachtlicht, Papier (Temperaturkurve), Tinte und Feder.

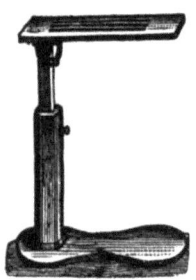

Abb. 223, Krankentisch,

---

[1] Kann sich der Kranke einer Glocke nicht bedienen, so lege man ihm in Reichnähe die Holzbirne einer elektrischen Klingelleitung.

Gute Luft ist bei manchen Krankheiten heilsamer als alle Arzneien. Die Luftverderbnis erkennt man schon durch den Geruchsinn beim Betreten eines Krankenzimmers; sie wird herbeigeführt durch die Anwesenheit mehrerer Menschen in geschlossenem Raum. Diese entnehmen aus der Luft die guten, uns dienlichen Bestandteile und atmen dafür eine schlechte, verbrauchte, dem Menschen schädliche Luft aus (s. Atmung S. 21 u. 23). Es kommen noch hinzu die Ausdünstungen und Abgänge des Kranken, die durch Öfen, Lampen und Licht bedingte Luftverderbnis, die noch viel stärker ist, als die durch die Menschen verursachte (1 Petroleumlampe = 4 Menschen), die Gerüche von Salben, Umschlägen, Eiter, endlich alle sog. Wohlgerüche, mögen sie von Speisen herrühren oder künstlich zur Verdeckung schlechter Gerüche erzeugt sein.

Alle diese Übelstände müssen durch *ausgiebige Lüftung (Ventilation)* beseitigt werden.

In Wohnräumen, in denen keine eigene Lüftungsvorrichtungen angebracht sind, erzeugt man den Luftwechsel durch *Öffnen von Fenstern und Türen*, wodurch dann der von vielen Menschen so arg gefürchtete „Zug" entsteht; dieser schadet aber gar nicht, wenn man nur dafür Sorge trägt, daß der Kranke vollständig zugedeckt ist, mit Ausnahme des Kopfes; bei sehr starkem Zug wird auch der Kopf eingehüllt. So kann keine „*Erkältung*" entstehen, die übrigens nicht so nachteilig ist als beständiges Einatmen schlechter Luft.

Diese Lüftung läßt man morgens und abends etwas länger dauern, am Tage kürzer und nur dann, wenn die Luft vorübergehend durch Speisegerüche oder Abgänge verdorben ist. Hat man ein Vorzimmer zur Verfügung, so wird die Lüftung in diesem vorgenommen und durch zeitweiliges Öffnen der Zwischentür der Luftwechsel in schonender Weise hergestellt. Bei sog. „*toten Winkeln*", das sind Ecken, die der Luftzug nicht bestreicht, ist es ganz praktisch, mit einem geöffneten Regenschirm die dort liegende Luft gewissermaßen *auszuschöpfen*. Doch darf bei diesem Verfahren nicht viel Staub im Zimmer sein, andernfalls wird er dadurch aufgewirbelt.

Nach den Naturgesetzen steigt die *warme* Luft, weil sie leichter ist, *nach oben*, die *kalte*, schwere *sinkt herab*. In jedem geheizten Raum ist es oben an der Decke am wärmsten, am Fußboden am kältesten, und beim Öffnen einer Tür fühlt man sofort den eintretenden kalten Luftstrom an den Füßen. Hiernach soll man sich richten bei der Lüftung. Wenn wir nur den oberen Teil des Fensters aufmachen, so entweicht die warme Oberluft nach außen hin, die kältere Außenluft fällt aber ihrer Schwere gemäß fast senkrecht am Fenster herunter in das Zimmer hinein. Steht das Krankenbett direkt am Fenster, so wird der Kranke den kalten Luftzug unangenehm fühlen; daher soll man ihn durch einen Bettschirm davor schützen und die frische Luft sich erst mit

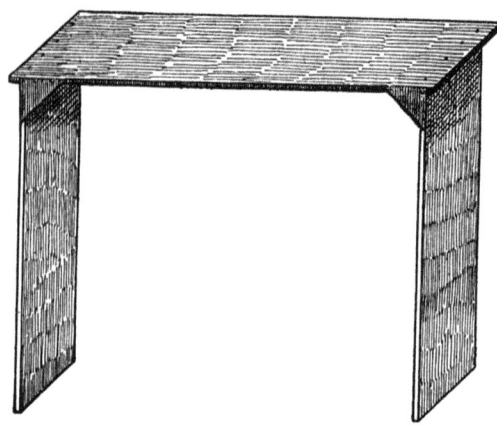

Abb. 224. Notkrankentisch.

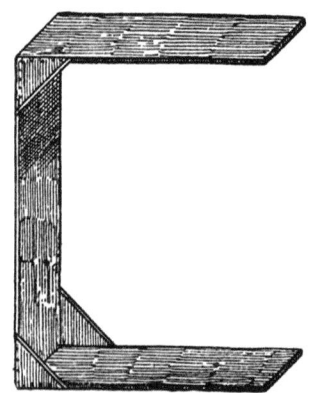

Abb. 225. Notkrankentisch, von der Seite unter das Bett zu schieben.

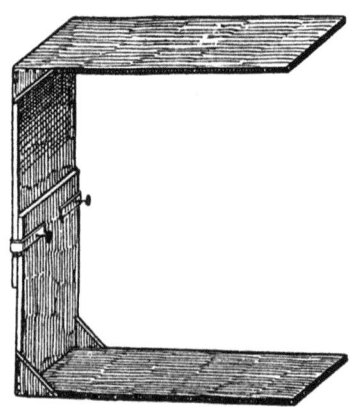

Abb. 226. Notkrankentisch, nach der Höhe des Bettes verstellbar.

Zimmerluft vermischen lassen. Wenn ein Bettschirm nicht vorhanden ist, kann man ein Seil spannen oder ein Wäschetrockengerüst aufstellen und darüber ein großes Tuch hängen. Machen wir nur die untere Fensterhälfte auf, so dringt kalte Luft ein, ohne daß die obere warme, verbrauchte Luft entweichen kann; es ist also immer vorteilhafter, nur die *oberen* Fensterflügel zu öffnen.

Das Ein- und Ausströmen der Luft durch eine offene Tür läßt sich durch einen einfachen Versuch leicht zeigen: hält man ein brennendes Licht in die obere Hälfte des Türspaltes, so wird es durch die ausströmende warme Luft, nach der kälteren Luft zu, nach außen geblasen; hält man es in die untere Hälfte, so wird es durch die einströmende kalte Luft, nach entgegengesetzter Richtung geweht, und zwar um so heftiger, je größer der Wärmeunterschied zwischen beiden Räumen ist.

Die in den neueren Häusern angebrachten *Ventilatoren, Luftklappen* und *Luftscheiben* (Kippfenster) sind von großem Nutzen, da sie die Lüftung fast unmerklich für die Bewohner bewerkstelligen, wenn sie richtig benutzt werden.

Auch in *geheizten Öfen und Kaminen* besitzen wir vorzügliche Lüftungsmittel. Indem die in ihnen entstehende warme Luft beständig nach oben zu in den Schornstein steigt, zieht sie die Zimmerluft nach sich, was man an dem Zuge der Flammen des Brennmaterials leicht erkennen kann. Kamine sind bessere Ventilatoren als Öfen, geben dafür aber viel weniger Wärme an das Zimmer ab. Die ausgiebigste Lüftung erzielt man im Winter durch Heizen des Ofens bei offenen Fenstern. Auch im Winter sollte man mehrmals täglich für gründliche Lüftung — mindestens durch Öffnen eines Oberfensters — sorgen. Das ist keine Vergeudung des Brennmaterials, da bekanntlich gute Luft sich bedeutend leichter erwärmt, als schlechte, kohlensäurereiche.

In modernen Krankenhäusern wird die Lufterneuerung durch Lüftungsschächte, Kamine in den Mauern, herbeigeführt. Deren untere Klappen lassen frische, kalte Luft von außen einströmen;

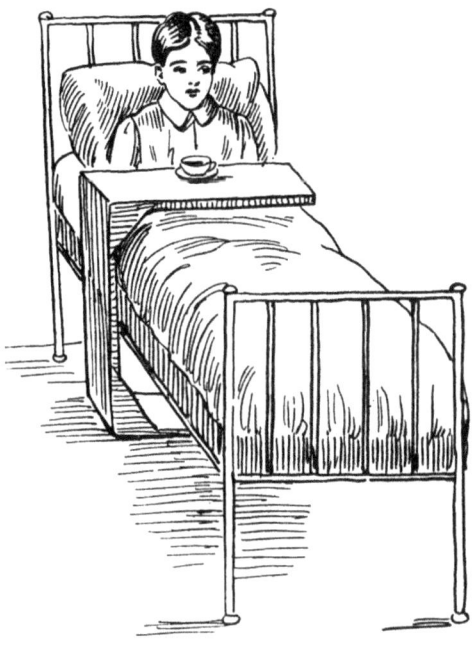

Abb. 227. Notkrankentisch im Gebrauch.

die verbrauchte, erwärmte Luft zieht durch die oberen Klappenöffnungen ab.

Die Wärme (Temperatur) des Krankenzimmers darf nie zu hoch werden: besser zu kalt als zu warm. Für gewöhnlich ist eine Temperatur von 14—15⁰ R, das sind 19—20⁰ C, erwünscht; hierbei befinden sich Gesunde und Kranke am wohlsten. Von Personen aber, die durch fieberhafte Krankheiten ans Bett gefesselt sind, werden auch niedrigere Grade (8—10⁰ R) noch nicht unangenehm empfunden. Dagegen ist es bei den langwierigen, mit Säfte- und Blutverlusten, Blutarmut einhergehenden Krankheiten notwendig, die Temperatur um einige Grade zu erhöhen, da diese Kranken ebenso wie kleine Kinder und Greise leicht frösteln und frieren. Das Zimmerthermometer soll weder am Ofen, noch auch in der Sonne aufgehängt werden, sondern in der Nähe des Bettes.

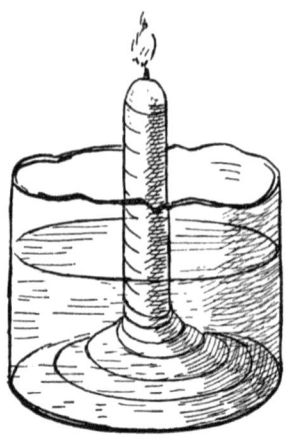

Abb. 228. Not-Nachtlicht. Die Kerze steht in einem mit Wasser gefüllten Einmacheglas oder in einer Blechbüchse.

Eine durch Heizung erwärmte Luft ist meist *trocken*; und diese trockene Luft reizt die Atmungswerkzeuge, Kehlkopf, Lunge. Es ist daher stets, besonders aber bei Krankheiten der Luftwege, zu empfehlen, die Luft *feuchter* zu machen, indem man entweder den Fußboden mit Wasser besprengt oder eine Schale mit Wasser in die warme Ofenröhre, auf den (eisernen) Ofen oder auf die Heizkörper der Zentralheizung stellt und hier langsam verdampfen läßt. Auch nasse Tücher — z. B. den S. 178 erwähnten Bettschirm — kann man mit Wasser besprengen, das er durch Verdunsten an die Zimmerluft wieder abgibt. Alle Heizkörper, auch die obere Fläche des Kachelofens, müssen öfter vom Staube gereinigt werden, da gerade die feinen, durch die Wärme emporgewirbelten Staubteilchen die Zimmerluft so unangenehm machen. Noch mehr Feuchtigkeit liefert der „Zerstäuber" (Spray), den man mitunter bei Halskrankheiten nicht gut entbehren kann.

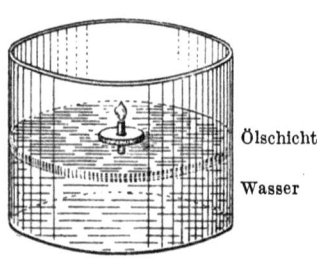

Abb. 229. Not-Nachtlicht, aus einem Einmacheglas, Weißbierglas u. dgl. herstellbar.

Ölschicht
Wasser

Der Beleuchtung ist eine besondere Beachtung zu schenken. Elektrisches Licht, durch Schirme verdeckt, ist am zweckmäßigsten. Auch gedämpftes Gaslicht ist gut verwendbar, wenn auch die dadurch hervorgerufene Wärmesteigerung und Trockenheit der Atmungsluft zuweilen lästig empfunden wird. Bei Verwendung von Petroleumlampen muß das beliebte Kleinschrauben des Dochtes vermieden werden. Es bringt in kurzer Zeit eine sehr erhebliche Verschlechterung der Luft hervor. Man lasse die Petroleumlampe in voller Höhe brennen und stelle nur einen Schirm zwischen Auge des Kranken und Lichtquelle. Wie Notlichte hergestellt werden können, die zugleich eine gewisse Sicherheit gegen Feuersgefahr bieten, stellen die Abb. 228—230 dar. Eine Notkochvorrichtung zum Erwärmen von Milch, Suppen, Tee u. dgl. in der Nacht ist in Abb. 231 vorgeführt.

Das Licht wirkt auf den menschlichen Körper belebend; insbesondere nach überstandener schwerer Krankheit ist die Einwirkung der Sonnenstrahlen sehr wohltätig. Aber ein zu grelles Sonnenlicht ist für Kranke, die dem Fenster gegenüberliegen, nicht selten unangenehm und muß durch Fenstervorhänge gemildert werden.

Wenden wir uns nun dem Kranken selbst und seiner Lagerstätte zu:

Das Krankenbett

muß vor allem zweckmäßig aufgestellt werden, am besten *frei* im *Zimmer,* so daß es von allen Seiten leicht zugänglich ist. Wenn dieses nicht angeht, so soll es höchstens mit dem Kopfende an der Wand stehen, so zwar, daß der Kranke, wenn möglich, das Licht im Rücken hat, allenfalls auch von der Seite; es stehe nicht zu nahe am Ofen und möglichst nicht in der Zugluft.

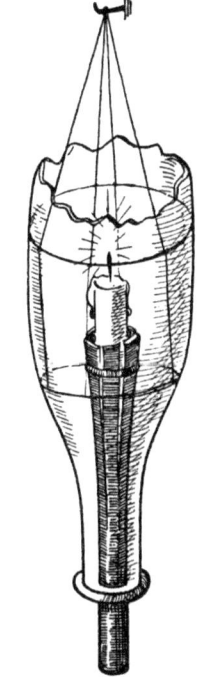

Abb. 230. Notleuchter, aus einer Flasche, einer Kerze und einigen Drähten zum Aufhängen gefertigt.

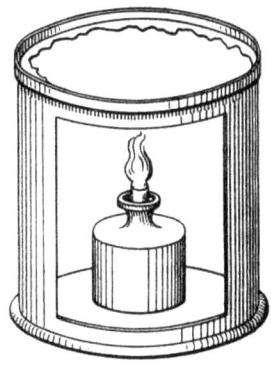

Abb. 231. Notkochapparat, aus einer Konservenbüchse, einem Tintenfaß und einem Docht bestehend, (Spirituskocher).

Krankenpflege.

Nach den oben geschilderten Anforderungen muß es *einfach und leicht zu reinigen sein*: daher ist die gewöhnliche *eiserne Bettstelle*, die man ja jetzt in geschmackvollster Ausführung haben kann, allen anderen vorzuziehen, zumal, wenn ihr *Federboden frei*

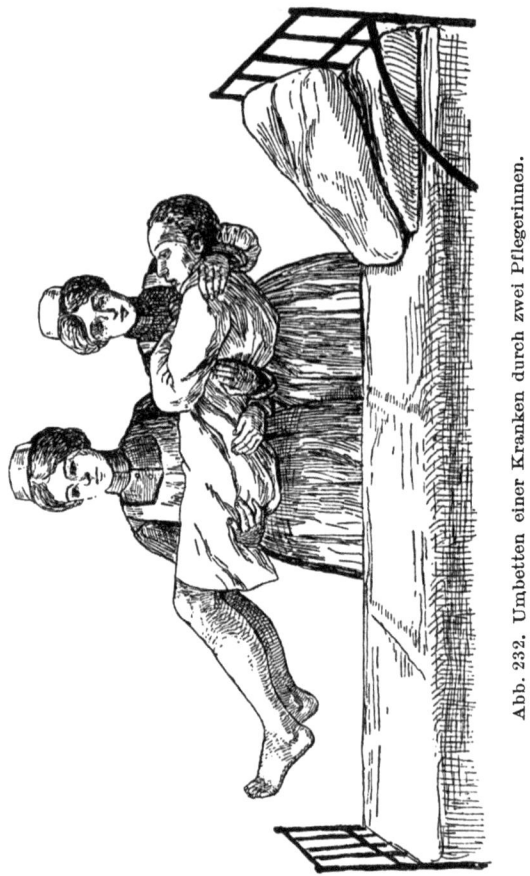

Abb. 232. Umbetten einer Kranken durch zwei Pflegerinnen.

von allen Seiten zugänglich ist. Als Unterlage genügt dann eine einfache Roßhaarmatratze [1], mit einem Laken bedeckt, am Kopfende ein leichtes Pfühl, ebenfalls Roßhaar oder Seegras usw., und über das Ganze eine wollene Decke oder deren mehrere

---

[1] In vielen Krankenhäusern bedient man sich der leicht auswechselbaren dreiteiligen Matratzen.

gebreitet, je nach der Jahreszeit. Das Laken, Bettuch oder Leintuch lege man, glatt und fest gespannt, um die Matratze herum oder stopfe es zwischen Bettstelle und Matratze fest. Bei unruhigen Kranken kann man es auch mit Sicherheitsnadeln an der unteren

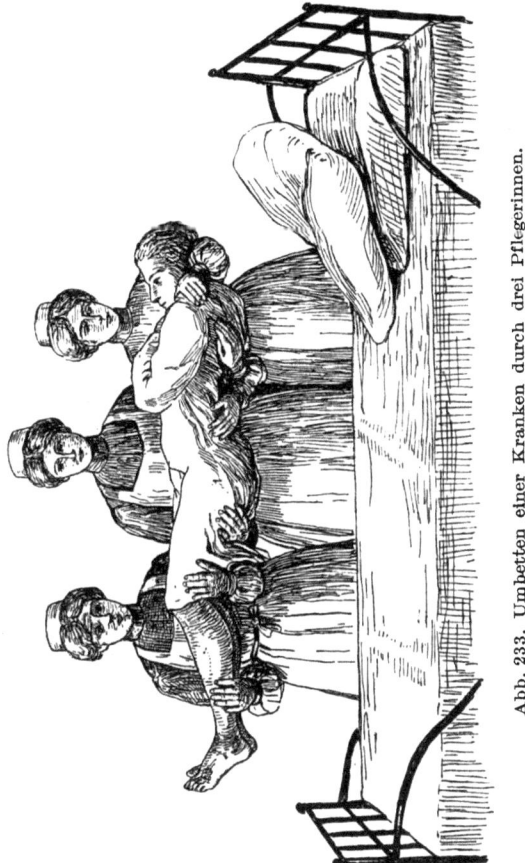

Abb. 233. Umbetten einer Kranken durch drei Pflegerinnen.

Fläche der Matratze befestigen. — Das ist das einfachste und beste Krankenlager. Freilich mancher, der von Jugend auf in Daunenbetten eingesunken geschlafen und sich noch mit einem unübersehbaren Federberg zugedeckt hat, wird dieses Lager anfangs etwas hart finden; in der Tat ist es das aber nicht. Wie viele Tausende von Kranken schlafen in den Krankenhäusern jahrein-jahraus nur auf solchen Lagerstätten und finden sich vortrefflich dabei!

In Privathäusern, vor allem auf dem Lande, wird man diesen Bettstellen wohl nur ganz ausnahmsweise begegnen; hier werden allgemein die *hölzernen* Betten bevorzugt, weil sie die Wärme besser halten sollen. Aber eben durch diese hölzernen Kastenbetten, die womöglich noch mit Vorhängen und „Himmeln" umgeben sind, wird der Zutritt frischer Luft wesentlich erschwert; außerdem sind die dabei gebräuchlichen Federbetten, wenn sie beschmutzt sind oder Keime von ansteckenden Krankheiten aufgenommen haben, schwer wieder zu reinigen und keimfrei zu machen.

Muß der Kranke selbst mit einem *Strohsack* (als Krankenbett) vorlieb nehmen, dann soll die Stroheinlage häufig erneuert werden.

Die *Bettbezüge* sind am besten von ganz weißer Farbe; alles Bunte ist unzweckmäßig, da man auf einem farbigen, gemusterten Grunde Verunreinigungen schwerer erkennen kann.

Beim *Ordnen* des Bettes ist darauf zu achten, daß keine Brotkrumen, Sand und sonstige drückende Gegenstände zurückbleiben, da diese, längere Zeit vernachlässigt, für den Kranken unangenehme und üble Folgen haben können (Durchliegen).

Bei der

Pflege des Kranken selbst

steht wiederum die *Reinlichkeit obenan*. Jeden Morgen wird das Gesicht sorgfältig mit Seife und lauem Wasser gereinigt, der Mund ausgespült[1], die Zähne gebürstet[2] und das Haar geglättet. Selbst bei Schwerkranken sollte man diese Maßregeln niemals unterlassen. Sie werden leider sehr häufig „vergessen". Muß die *Leinwäsche gewechselt* werden, so ist darauf zu sehen, daß sie nicht kalt oder gar noch feucht verwendet werde, sondern möglichst trocken und gut vorgewärmt sei. Schwitzt der Kranke, so soll er zuvor abgetrocknet werden. Schonend läßt sich das Hemd dem liegenden Kranken, ohne ihn zu rütteln, in der Weise ausziehen, daß man es zunächst am Rücken bis zum Hals in die Höhe zieht, darauf den leicht vorgebeugten Kopf des Patienten durchsteckt und nun schließlich die Ärmel abstreift. Beim Anziehen des reinen Hemdes verfährt man umgekehrt. Ein *kranker* Körperteil kommt beim Ausziehen *zuletzt*, beim Anziehen *zuerst* an die Reihe.

---

[1] 1 Teelöffel Kölnisches Wasser, Myrrhentinktur, Odol, Weingeist, Kochsalz oder Borsäurekristalle auf $1/4$ Liter Wasser.

[2] Kann der Kranke selbst es nicht ausführen, so tut es der Pfleger, nachdem er vor den Augen des Kranken seine Hände gründlich gereinigt hat. Er bedient sich der Zahnbürste des Kranken oder eines um den Zeigefinger gewickelten, in das Mundwasser getauchten Gaze- oder Leinenläppchens.

Beim Wechseln des Bettuches geschieht das Aufheben des Kranken, wenn er sich nicht selbst zu heben („lüpfen") vermag, durch 2—3 Helfer, wie es S. 182 u. 183 dargestellt ist. Während diese den Kranken hochhalten oder auch auf das zweite Lager

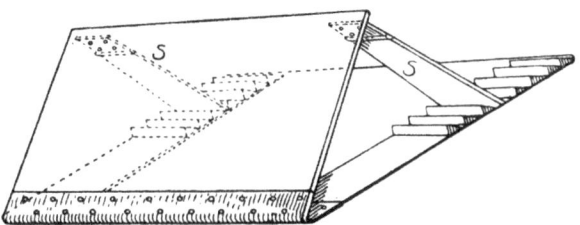

Abb. 234. Not-Stützbrett, verstellbar, angefertigt aus zwei durch einen Lederstreifen verbundenen Brettern. (Durch Unterschieben unter das Keilkissen können Kopf und Oberkörper des Kranken beliebig hoch und niedrig gebettet werden.)

bringen, wird das Bett wieder sorgfältig hergerichtet, die Wäsche nötigenfalls erneuert, glatt gestrichen, Speisereste werden entfernt u. dgl.

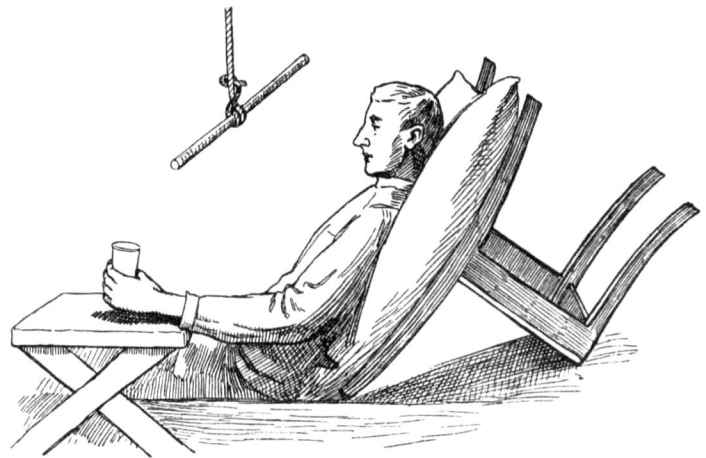

Abb. 235. Not-Rückenstütze und Aufrichter.

Sind aber genügende Hilfskräfte zum Heben nicht vorhanden, oder kann der Kranke selbst sich auf kurze Zeit heben („lüpfen"), so rollt man zunächst das zu wechselnde Bettuch bis an den Körper des Kranken zusammen und hält an derselben Stelle das neue, angewärmte und zur Hälfte der Länge nach zusammengerollte bereit. Während nun der Kranke sich bemüht, seinen Körper

(Rumpf und Gesäß) von der Unterlage zu heben, greift der Pfleger unter ihm hindurch, zieht das alte Bettuch hervor und rollt gleichzeitig mit der anderen Hand das neue nach, das dann in der angegebenen Weise geglättet und befestigt wird.

Wenn der Kranke eine halbsitzende Stellung im Bett einnehmen will oder soll, so packt man hinter das Kopfkissen so viel, bis die gewünschte Höhe erreicht ist, oder stellt einen umgekehrten Stuhl (Abb. 235) oder ein Stützbrett dahinter, wenn

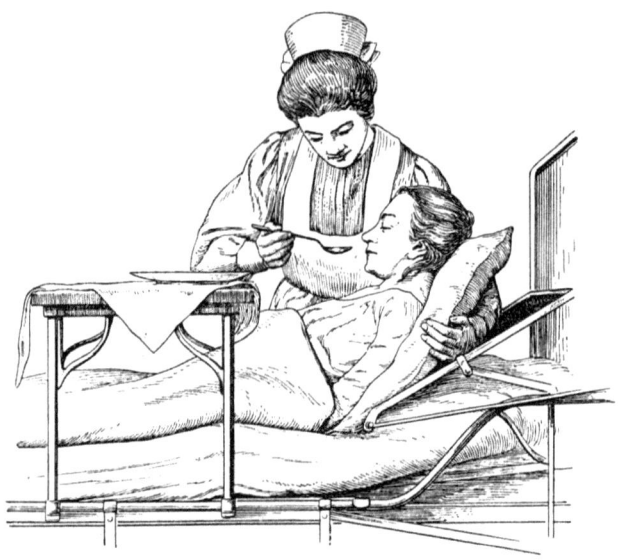

Abb. 236. Aufrichten eines Kranken mit dem Kopfkissen und Zuführung von Arznei und Nahrung.

nicht eine fertige Kopfstütze vorhanden ist. Will man den Kranken für kurze Zeit aufrichten, so schiebt man die flache Hand und den Vorderarm unter das Kopfkissen und hebt *mit* diesen Kopf und Schultern des Kranken hoch (Abb. 236). Ist dieser schon kräftiger, so kann er sich selbst an einem „Aufrichter" erheben, einem Tau, Band, Tuch, das wie eine Pferdeleine an den Bettpfosten des Fußendes oder auch an der Zimmerdecke oder an einer über das Bett gestellten galgenartigen Vorrichtung befestigt ist. Soll der Kranke im Liegen etwas genießen, Arznei nehmen, trinken, so ist eine Schnabeltasse und ähnliches sehr zweckmäßig. Auch eine Milchflasche, wie sie bei Säuglingen gebräuchlich ist, kann gelegentlich gut verwendet werden (s. Abb. 237).

Pflege des Kranken. 187

Wird der *Druck der Bettdecke* unangenehm empfunden, oder soll ein Körperteil von demselben bewahrt bleiben, so kann man dazu die bekannten *Bügelreifen* benutzen (Abb. 238) oder man bildet durch einen Schemel und die darübergelegte Bettdecke eine Art Zelt. Auch mittels zweier Bretter kann man leicht und rasch eine brauchbare Vorrichtung treffen (Abb. 239). Ebenso läßt sich ein Waschkorb verwenden, an dem man die beiden Schmalseiten entfernt und die Schnittränder durch Leinwand oder Lederstreifen verkleidet hat, um Verletzungen des Kranken durch hervorstehende Spitzen zu verhüten.

Bei den *Entleerungen* muß die *peinlichste Sauberkeit* beobachtet werden; finden dieselben öfters statt, so schützt man die Matratze durch eine *unter* das Laken gelegte wasserdichte Unterlage *(Gummituch*, Mosettigbatist).

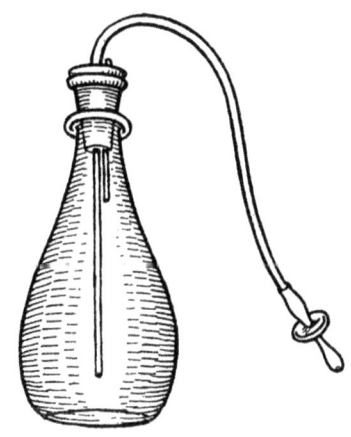

Abb. 237. Kinder-Milchflasche, auch zur Ernährung schwerkranker Erwachsener verwendbar.

Man kann die wasserdichte Unterlage (Gummituch oder Gummistoff[1]), Wachstuch auch *über* das Laken (Bettuch) legen. Dann muß aber

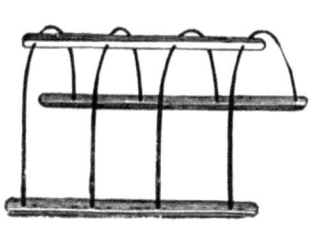 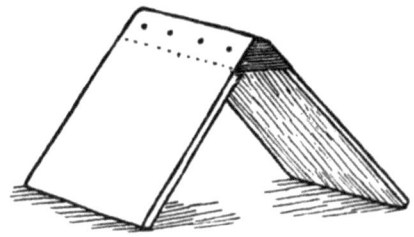

Abb. 238. Bügelreifen.   Abb. 239. Vorrichtung zum Tragen der Bettdecke.

[1] Gummistoff soll nur auf Stäbchen gerollt (nicht zusammengelegt) und kühl aufbewahrt werden, da er an den Umschlagestellen leicht brüchig wird. Zwischen die Lagen des Stoffes streut man beim Aufrollen etwas Mehl oder Talkum. Man *legt* die Rollen nicht, um Druck zu vermeiden, sondern *stellt* sie und umhüllt sie mit Papier, statt sie mit Bindfaden zu umwickeln.

Die leicht aufgeblasenen Luft- und Wasserkissen werden zweckmäßig hängend aufbewahrt, vor Licht geschützt; ebenso Gummischläuche. Es empfiehlt sich, sie alle 4 Wochen zu kneten, walken und *leicht* zu dehnen. Beginnen sie, hart zu werden, so legt man sie — mit Ausnahme der elastischen Binden — in Wasser von 40°, dem 5% Salmiakgeist zugesetzt ist, über den Gummistoff ein mehrfach zusammengelegtes Stück Leinwand gebreitet werden, das man mittels einiger Sicherheitsnadeln auf dem Laken an die Matratze befestigt. Unentbehrlich, zumal bei Schwerkranken, sind die *Steckbecken* (Abb. 241) und *Harnfänger* (Abb. 242) oder „Bettenten".

Beim *Umbetten* ist es sehr bequem, ein zweites Bett zur Verfügung zu haben; fehlt ein solches, muß man sich einen passenden

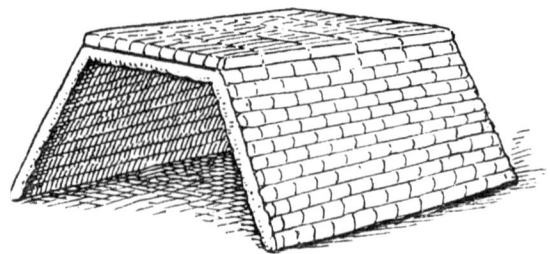

Abb. 240. Korb, von dem die beiden schmalen Seiten beseitigt sind, als Beinschutz zu verwenden.

bequemen Sessel oder ein Sofa bereitstellen, auf dem der Kranke während des Ordnens seines Lagers ruhen kann. Man stellt das zweite Ruhelager am besten in der Verlängerung des Bettes, an dessen Kopf- oder Fußende, oder, wo dies aus räumlichen Gründen

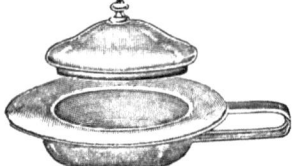
Abb. 241. Steckbecken.

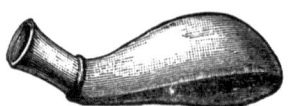
Abb. 242. Harnflasche.

nicht möglich ist, dem ersteren parallel, das Kopfende aber in entgegengesetzter Richtung. Über die Art und Weise des Hebens und Fortschaffens s. Abb. S. 182 u. 183. Es mag hier noch hinzugefügt werden, daß auch verhältnismäßig *schwere* Menschen ganz gut von *einer* Person für kurze Strecken getragen werden können, wenn man geschickt anfaßt: die eine Hand schiebt man unter die Oberschenkel, die andere unter die Kreuzgegend des Kranken,

---

und knetet und walkt sie darin. Nach 15 Minuten bringt man sie in ein anderes Wasserbad von 40°, dem 5% Glyzerin beigefügt ist, und bearbeitet sie in gleicher Weise. Nach dem Bad läßt man die Gegenstände austropfen und völlig trocknen, bevor sie wieder aufgehängt werden. Unmittelbares Sonnenlicht ist dabei zu vermeiden.

der seine Arme um den Nacken des Tragenden schlingt; richtet dieser sich nun auf und biegt sich zugleich hintenüber, so ruht die Last nicht nur auf den Armen, sondern auf dem ganzen Rumpf und läßt sich viel leichter tragen. Auch wenn der Träger und der Kranke zugleich recht tief einatmen, wird das Tragen leichter. Muß beim Ordnen des Bettes der Kranke längere Zeit aufgenommen werden, so erleichtert sich der Helfer die Last ganz bedeutend, wenn er auf seinem hochgestellten Knie den Kranken ruhen läßt (Abb. 243). Ein verletzter Körperteil muß hierbei von einer zweiten Person gestützt werden, die lediglich diesem Teil ihre Aufmerksamkeit zu schenken hat.

Wenn der Kranke im Bett friert oder fröstelt (nach Erschöpfung), so *erwärmt* man ihn durch Decken, Thermophore (s. Abb. 244), Wärmflaschen (Abb. 245) oder durch Wärmsteine, doch darf man sie nicht so heiß machen, daß dadurch Verbrennungen oder Verbrühungen entstehen, oder man muß sie mit einer oder

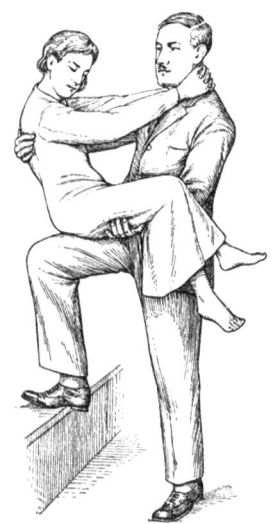

Abb. 243.
Forttragen durch *eine* Person.

mehreren Lagen eines Tuches umhüllen. Das Wasser in verschlossenen Wärmflaschen darf niemals kochen, da dadurch leicht Explosionen entstehen können. Die gleiche Gefahr tritt ein bei Sandkrügen, wenn der Sand feucht war. Auf den Termophoren pflegt angegeben zu sein, wie viele Minuten sie in kochendes Wasser zu legen sind. Hat man sie herausgenommen, so knetet oder schüttelt man sie. Stellt sich gleichwohl die Wärmeentwicklung nicht bald ein, so regt man diese

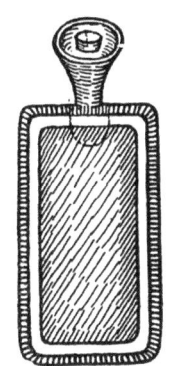

Abb. 244. Thermophor.

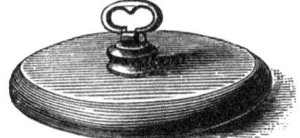

Abb. 245, Wärmflasche.

leicht an, indem man einen Nagel, Bleistift usw. kurz in den Inhalt des Termophors taucht und die Öffnung rasch wieder verschließt.

190   Krankenpflege.

Es gibt auch Gummibettflaschen, die äußerlich der Abb. 244 ähneln, mit heißem Wasser etwa zur Hälfte gefüllt werden und sehr brauchbar sind.

Wenn ein Mensch durch langandauernde hochfieberhafte Krankheit (z. B. Typhus) und durch Säfteverluste (Eiterung) geschwächt oder überhaupt lange bettlägerig ist oder bei getrübtem Bewußtsein immer in derselben Stellung im Bette liegen bleibt, so kann

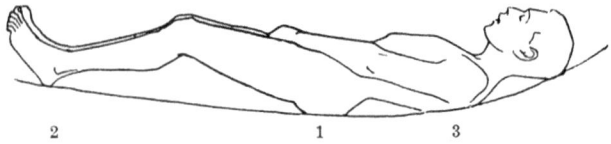

Abb. 246. Gefährdete Stellen für Druckbrand.

bei ihm, zumal wenn er mager ist, sehr leicht an verschiedenen Stellen des Körpers, auf denen er besonders aufliegt, der *Druckbrand (Durchliegen, Dekubitus)* eintreten. Meistens wird die untere Kreuzgegend betroffen; aber auch andere hervorspringende Stellen an der Rückseite (Schulterblätter, Fersen) sind gefährdet (Abb. 246).

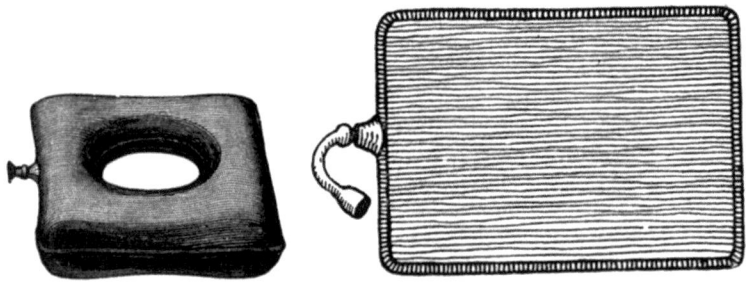

Abb. 247. Luftkranz.   Abb. 248. Wasserkissen.

Es erscheint zuerst nur eine *schmerzhafte* Röte an der gedrückten Stelle; bald aber *stirbt die Haut* in mehr oder weniger großer Ausdehnung ab, und es entsteht ein *Geschwür*, das bis auf den Knochen dringen kann und durch seine *große Schmerzhaftigkeit* und die *starke Eiterung* den Kranken ungemein erschöpft. Wichtig ist, daß der Arzt unverzüglich auf die ersten Erscheinungen eines drohenden Druckbrandes aufmerksam gemacht wird.

Vorgebeugt kann diesem Übel dadurch werden, daß man die gefährdeten Stellen durch Unterschieben eines sog. *Luftkranzes*

(Abb. 247)[1], eines großen Wasserkissens (Abb. 248)[2] oder eines Hirsepreukissens *von dem Druck zu entlasten* sucht. Daneben ist sorgfältigste Abwartung und *Reinlichkeit* notwendig, auch öfteres

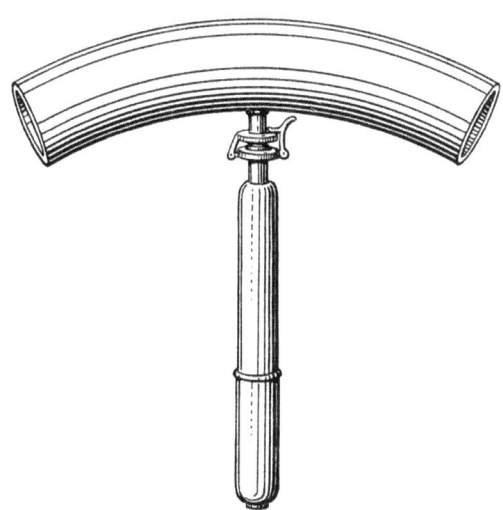

Abb. 249. Verwendung einer Radfahrer-Luftpumpe zum Aufblasen von Luftkissen mittels besonderen Ansatzes.

---

[1] Der Pfleger kann nicht vorsichtig genug sein beim Aufblasen des Luftkranzes oder Luftkissens: Er soll es nie anders tun als mittels eines Blasebalges oder mittels einer Luftpumpe, wie sie bei Fahrrädern (Abb. 249) gebräuchlich ist. Diese kann man durch einfache Behelfsarbeiten (durchlöcherten Gummipfropf, durch den das Ansatzstück des Schlauchs gesteckt wird) leicht verwerten. Bringt man den Mund mit dem meist durch Entleerungsmengen des Kranken verunreinigten Verschlußstück (Verschlußscheibe) des Luftkranzes in Berührung, so kommt man in die Gefahr der Ansteckung. Gar mancher opferfreudige Pfleger ist auf diese scheinbar unbedenkliche Art schon ums Leben gekommen. Der Luftkranz darf nicht zu stark (sondern nur etwa zur Hälfte des Fassungsvermögens!) aufgeblasen werden, da andernfalls der Kranke auf ihm sehr unsicher und unbequem liegt. Man hüllt den Luftkranz in ein leinenes, durch Sicherheitsnadeln geschlossenes Tuch ein. Der bedrohte Teil des Körpers soll über der Kranzöffnung liegen; auch ist darauf zu achten, daß der Verschlußteil des Luftkranzes nicht unter den Körper, sondern frei zu liegen kommt.

[2] Man füllt es mit Wasser von 34—36⁰ C so an, daß die eindrückende Hand die untere Fläche des auf dem Tische liegenden Wasserkissens eben noch berührt. In dem Bette wird es unter das Laken gelegt. Die Körperteile oberhalb und unterhalb des Wasserkissens werden unterpolstert, so daß sie mit dem Wasserkissen eine Ebene bilden. Das Wasser muß öfter gewechselt werden, damit es nicht fault. Man läßt das Wasser, während der Kranke auf dem Kissen liegen bleibt, in einen Eimer abfließen und füllt in derselben Lage neues Wasser nach.

Umlagern des Kranken auf eine Seite, *Glattstreichen aller Falten* im Laken und Hemd, Entfernung von Brotkrümeln usw. Auch nützen Waschungen mit fäulniswidrigen und weingeistigen Lösungen (Sublimatspiritus, Kampferspiritus, Bleiwasser, essigsaure Tonerdelösung, Branntwein, Essig) und Betupfen mit einer Zitronenscheibe. — Ist ein Druckgeschwür entstanden, so kommen neben diesen Schutzmaßnahmen noch die allgemeinen Regeln der Wundbehandlung nach ärztlicher Vorschrift in Anwendung.

Sehr wichtige Dienste kann der Pfleger dem Arzte leisten und ihm durch die *richtige Beobachtung des Kranken* und Mitteilung darüber viel Zeit ersparen.

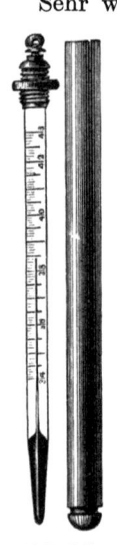

Abb. 250. Fieberthermometer.

Dahin gehört zunächst das *allgemeine Verhalten* des Patienten, ob er ruhig ist oder klagt, sich im Bette herumwirft oder kraftlos daliegt, ob und wie er geschlafen, ob er phantasiert und geschwitzt hat usw. Besondere Aufmerksamkeit ist dann zu richten auf die *Atmung,* den *Puls* und die *Körperwärme,* welche letztere je nach der ärztlichen Vorschrift täglich mehrmals zu bestimmten Zeiten gemessen und aufgezeichnet werden soll, wozu man sich der bekannten „Temperaturbogen" oder Fiebertafeln bedient. Die *Körperwärme* wird gemessen durch das *Thermometer* nach der Einteilung von Celsius (Abb. 250); sie beträgt beim gesunden Menschen gegen 37°, steigt aber im Fieber bis auf 41° und darüber. Zur Messung benutzt man gewöhnlich die Achselhöhle, in die nach vorausgeschickter *Austrocknung* der untere Teil (die Quecksilberkugel) des Thermometers hineingelegt wird. Drückt man darauf den Arm *fest gegen den Rumpf an,* dann hält sich das Thermometer von *selbst* und braucht nicht mit der Hand besonders festgehalten zu werden. Es ist dabei darauf zu achten, daß nicht aus Versehen die Quecksilberkugel hinter die Achselhöhle geschoben wird, oder daß eine Falte des Hemdes zwischen Quecksilberkugel und Haut zu liegen kommt. Nach 10—15 Minuten liest man bei unveränderter Lage des Thermometers an der Zahlenreihe die Höhe der Körperwärme ab und prüft nach weiteren 3 Minuten zum zweiten Male, ob diese Zahl gleich geblieben ist. Trifft dies zu, so bezeichnet sie die wirkliche Körperwärme. Ergibt sich aber bei der zweiten Ablesung gegenüber der ersten eine Steigerung, so warte man noch einmal 3—5 Minuten und stelle dann die endgültige Anzahl der Grade fest. Schneller und sicherer kann man diese auch durch Messung im After bestimmen, und gerade hierbei erweisen sich diejenigen Thermometer, deren Quecksilbersäule auch nach dem Herausnehmen am Ende der Messung auf dem erreichten *höchsten Grade stehen bleibt (Maximalthermometer)*, als sehr bequem. Die Temperatur des Mastdarmes zeigt die innere Wärme viel genauer an und ist etwa einen halben Grad *höher* als die der Achselhöhle. Auch im Munde unter der Zunge läßt sich ohne jede Belästigung die Körperwärme messen[1]. Man darf aber nicht vergessen, vor dem Gebrauch jedes Mal zu prüfen, ob die Quecksilbersäule unter 37° C steht. Ist dieses nicht der Fall, so muß sie vorsichtig durch Schleudern des Thermometers in der Hand nach abwärts bis 35 hinuntergestoßen werden.

Zur Messung der Wärme *im* Körper (Mundhöhle, Mastdarm) genügen 5—7 Minuten. Auch hier sieht man zur Sicherheit nach 2—3 Minuten ein zweites Mal nach, ob nicht noch ein Steigen der Quecksilbersäule stattgefunden hat.

Nach jeder Messung muß das Thermometer abgerieben werden. Nach Benutzung bei ansteckenden Kranken und nach Messungen im After ist es abzuwaschen und mit Sublimatlösung zu desinfizieren. Dann wird es wieder „zurückgeschlagen" auf 36—35°.

In ähnlicher Weise muß auf Verlangen des Arztes die *Häufigkeit der Atembewegungen und der Pulsschläge* nach dem Sekundenzeiger einer Uhr bestimmt und aufgeschrieben werden.

Der gesunde Mensch atmet in der Minute etwa 16—18 mal ein und aus; in Krankheiten kann die Zahl der Atemzüge um das Drei- bis Vierfache vermehrt sein. Es ist dann darauf zu achten, ob sie tief oder nur oberflächlich, ob sie mit Geräuschen (Pfeifen, Rasseln) und mit Schmerzen verbunden sind, ob Husten vorhanden ist, und ob dabei Schleim, Blut, Eiter usw. ausgeworfen werden.

Der *Auswurf* muß stets in einem zum Teil mit Wasser oder einer desinfizierenden Flüssigkeit gefüllten gläsernen Gefäß (Abb. 251) aufgefangen und zur Besichtigung für den Arzt aufbewahrt werden; man sollte nie dulden, daß der Kranke in ein Tuch *oder gar in die Stube* spuckt. Im allgemeinen sind stark riechende Stoffe in den Krankenstuben nach Möglichkeit zu vermeiden. Den Aufnahmegefäßen

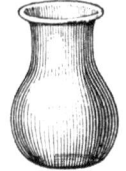

Abb. 251. Speiglas.

---

[1] In der Regel bedient man sich jetzt in Deutschland des Krankenthermometers nach Celsius, das in 100 Grade eingeteilt ist. Bei dem Thermometer nach Réaumur, das früher üblich war und noch jetzt bei Messungen der Zimmer- und Wasserwärme vielfach benutzt wird, ist der Abstand zwischen Siede- und Gefrierpunkt in 80 Teile eingeteilt. 4 Grade Réaumur sind also ebensoviel wie 5 Grade Celsius. Um Réaumur- in Celsiusgrade umzurechnen, dividiert man die Zahl der Grade mit 4 und vervielfältigt das Ergebnis mit 5, z. B. 16° Réaumur = $\frac{16}{4} = 4 \times 5 = 20°$ Celsius.

für Hustende mit infektiösen Krankheiten fügt man aber solche Stoffe (Karbolsäure- oder Kresollösung) bei, weil sie von den Fliegen gemieden werden. Eingetrockneter und in Staub verwandelter Auswurf kann namentlich bei Schwindsucht und Diphtherie die Gesundheit anderer, insbesondere auch des Pflegers, gefährden. Auch muß man so viel als möglich verhüten, daß der Kranke den Auswurf *hinunterschluckt*, weil derselbe dem Magendarmkanal verderblich werden kann. Die Speigläser sind täglich —

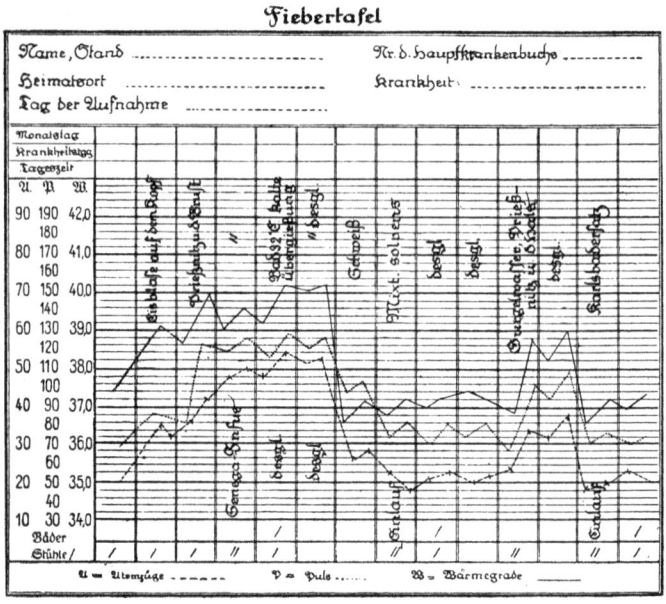

Abb. 252. Fiebertafel.

nach dem Besuch des Arztes — zu entleeren, zu reinigen und mit frischer Flüssigkeit zu versehen.

In jeder Krankenstube sollte eine Schale mit einer desinfizierenden Flüssigkeit — am besten mit einer $1^0/_{00}$igen *gefärbten* Sublimatlösung — zum Abspülen der Hände in der Nähe der Tür stehen, doch wird betont, daß damit die vorherige Reinigung mittels Wasser und Seife nicht entbehrlich wird.

Die *Taschentücher* der Erkrankten bedürfen des täglichen Wechsels. Der Vorzug von Papiertüchern besteht in ihrer leichten Verbrennbarkeit.

Sämtliche an infektiösen Krankheiten leidende Personen müssen eigene Eß-, Trink- und Waschgeräte erhalten.

Der *Herzschlag*, den wir im Pulse kontrollieren, erfolgt in der Minute 60—80 mal in normalem Zustande; in Krankheiten kann er bedeutend schneller (100—200) oder auch langsamer (40—30) werden. Nur eine geübte Hand wird unterscheiden können, ob er voll und kräftig oder leer oder schwach, ob er regelmäßig oder unregelmäßig ist. Bei hochgradigen Schwächezuständen wird er

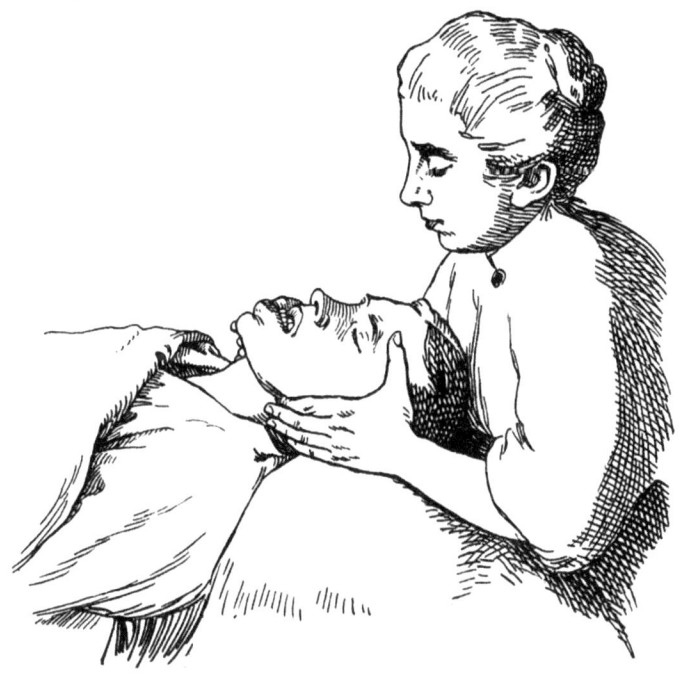

Abb. 253. Haltung des Kopfes bei der Einschläferung (Narkose). Bei eintretendem Erbrechen wird der Kopf nach der Seite gedreht (vgl. Abb. 255).

fast unfühlbar, so daß man nur durch Betasten der Herzgegend die Bewegung des Herzens noch erkennt.

In Krankenhäusern, wie auch in vielen Familien werden Atemzüge, Pulszahlen und Wärmegrade auf Fiebertafeln verzeichnet, wie Abb. 252 zeigt. Die täglich 2—3 mal festgestellten Zahlen werden dort auf den entsprechenden Querreihen durch Punkte vermerkt, und letztere durch verschiedenartige Striche verbunden. Auf diese Weise ergibt sich eine bildliche Darstellung des Krankheitsverlaufs, aus der ein Erfahrener jeder Zeit rasch und sicher die nötigen Anhaltspunkte für sein Urteil gewinnen kann. Die

Verwertbarkeit dieser empfehlenswerten Fiebertafeln wird noch erhöht durch verschiedene andere Angaben über Verabfolgung von Bädern, Arzneien, Gurgelwässern, Vornahme von Operationen u. dgl., wie auch über stattgehabte Darmentleerungen, Blutungen, Erbrechen, so daß eine klare Übersicht über die stattgehabte Behandlung und deren Ergebnisse entsteht, die dem Kranken

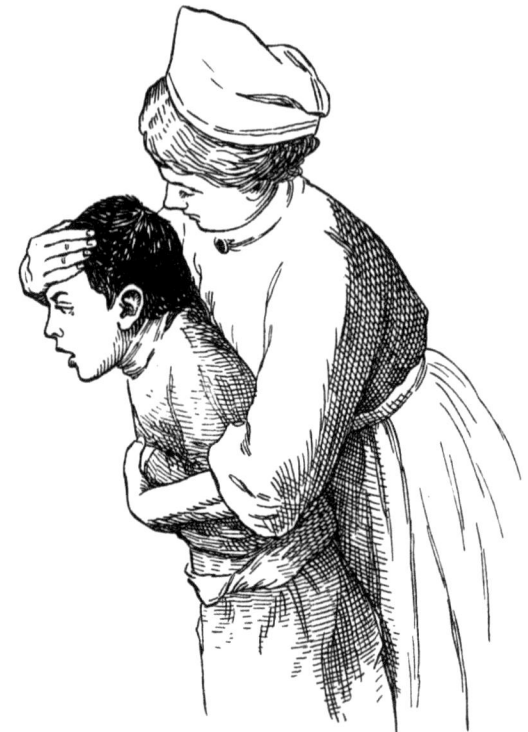

Abb. 254. Unterstützung eines Kranken beim Erbrechen oder bei Keuchhusten-Anfällen.

und Unfallverletzten indirekt wieder durch die daraus sich ergebenden Maßnahmen der Behandlung und Pflege zum Vorteil gereicht.

Der Krankenpfleger muß die Erscheinungen an seinem Pflegebefohlenen ohne Unterlaß sorgfältig im Auge behalten.

Sind bei fieberhaften Kranken die *Lippen* und die *Zunge* trocken, rissig und blutig oder mit einer braunen Kruste bedeckt, so werden die Lippen mit Olivenöl oder Vaseline oder Creme bestrichen, die Zunge aber durch kleine Mengen kühlen Getränks benetzt.

Menge, Farbe, Geruch des *Urins* sind zu beobachten. Man fängt ihn bei Schwerkranken in einer Bettente, bei Beweglicheren in einem Uringlas auf. Auch auf die Zahl und Beschaffenheit der *Darmentleerungen* ist zu achten (Blut, Schaum, schwarze, grüne, farblose Stühle. Verzeichnen auf der Temperaturtafel — Aufbewahren auffallender Stühle im Abort bis zur Ankunft des Arztes). Bei *Erbrechen* stützt der Pfleger den Kopf des Kranken (Abb. 254 u. 255) und hält ein Geschirr zur Aufnahme der erbrochenen Massen bereit. Letztere werden, zumal wenn sie besondere Eigenart zeigen (Blut, Schleim, Galle, Spulwürmer usw.), außerhalb des

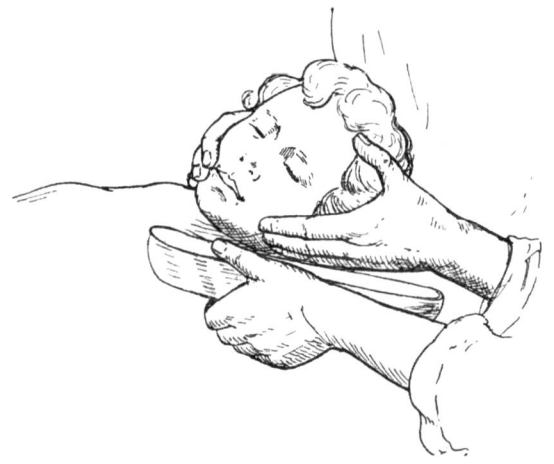

Abb. 255. Hilfeleistung beim Erbrechen z. B. während und nach der Narkose.

Krankenzimmers in bedecktem Gefäß zur Besichtigung durch den Arzt aufbewahrt. Nach jedem Erbrechen muß der Mund des Kranken ausgespült, wenn der Kranke zu schwach ist, vom Pfleger gereinigt werden.

Nach der Narkose tritt sehr häufig Erbrechen ein, während der Kranke noch mehr oder weniger bewußtlos ist. Hier muß der Kopf vom Pfleger auf die Seite gehalten werden.

Zu starkes und lange dauerndes Erbrechen wird durch kühle, säuerliche, kohlensäurehaltige Flüssigkeit, durch Eisstückchen oft gemildert oder behoben. Auch schwarzer Kaffee oder Tee sind zuweilen dienlich.

Zur *Stuhlentleerung* wird der Nachtstuhl vorübergehend im Zimmer aufgestellt, nach der Benutzung sofort wieder hinausgebracht. (Einhüllen des Kranken in wärmende Decken!)

Kranke, die das Bett nicht verlassen können, erhalten das durch heißes Wasser angewärmte Steckbecken. Dieses ist — wenn der Inhalt nicht zur Besichtigung durch den Arzt aufbewahrt werden muß — nach jeder Ausleerung zu reinigen und nötigenfalls zu desinfizieren.

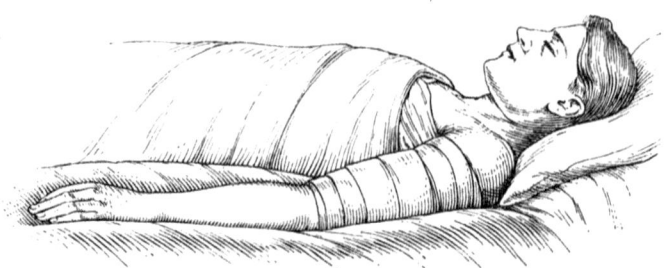

Abb. 256. Lagerung eines kranken Arms.

Bei Verwendung des *Steckbeckens* und bei Kranken, die unwillkürliche Darmentleerungen befürchten lassen, muß eine wasserdichte Unterlage über das Laken (oder unter dasselbe) gebreitet werden. Festhaftender Bodensatz in Harnflaschen oder Bettenten

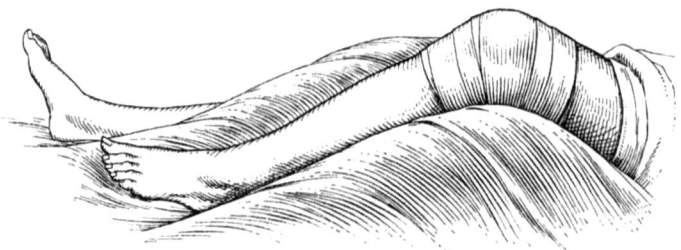

Abb. 257. Lagerung eines kranken Beins auf doppeltgeneigter Ebene.

wird am besten mittels verdünnter Salzsäure oder heißen Wassers entfernt.

Bei *Verletzten, Operierten* muß darauf geachtet werden, ob der Verband in Unordnung geraten oder eine Blutung eingetreten ist. Schon bevor das Blut durch den Verband tritt, können zunehmende Blässe des Kranken, auffallend niedrige Körperwärme, kleiner Puls, Teilnahmslosigkeit den Verdacht auf eine Blutung lenken und Veranlassung geben, den Arzt sofort zu benachrichtigen. Über Lagerung verletzter oder kranker Gliedmaßen geben Abb. 256 u. 257 einen Anhalt.

Hilfeleistungen beim Essen und Trinken sind bei Schwerkranken und bei solchen, die an den Armen operiert oder verbunden sind, unerläßlich. Kranke, die aufgerichtet werden können, werden in eine sitzende Stellung gebracht (vgl. S. 179). Ist dies nicht angängig, so muß das Essen im Liegen verabfolgt und dabei der Kopf etwas gehoben werden (vgl. Abb. 236).

Wird der Kranke gefüttert, so ist darauf zu achten, daß die Speisen fein zerschnitten und vom Kranken gründlich gekaut werden.

Schläft ein Schwerkranker während der Essenszeit, so weckt man ihn nicht, sondern warte und halte die Speisen warm.

Bezüglich der Darreichung von Getränken vgl. S. 186.

Speisen müssen immer in geschlossenen Gefäßen aufbewahrt und insbesondere vor Fliegen geschützt werden, die bekanntlich als Krankheitsvermittler viel Unheil stiften. Speisereste dürfen nicht in den Küchen und Speisekammern herumstehen, sondern müssen bald vernichtet werden.

Bei *Genesenden* gibt die näheren Anordnungen der Arzt. Alle Bewegungen sollen mit großer Vorsicht geschehen. Gespräche sind

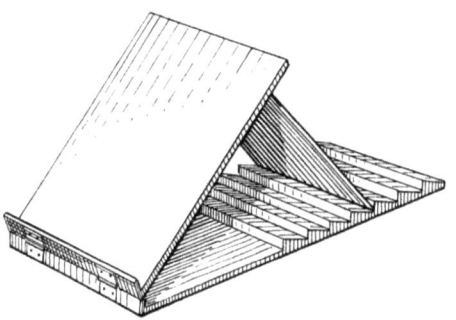

Abb. 258. Improvisiertes Lesepult für Kranke. (In derselben Weise lassen sich auch Rückenstützen [vgl. S. 185] für Schwerkranke herstellen.)

leise und kurz zu führen. Besucher sollen nicht zu lange beim Kranken weilen. Ausgedehntes Lesen ist zu widerraten. Zur Erleichterung dient ein Lesepult, das man bei einiger Geschicklichkeit leicht improvisieren kann (vgl. Abb. 258).

Es empfiehlt sich, daß die Pfleger, zumal wenn sie mehrere Kranke zu gleicher Zeit zu betreuen haben, sich Aufzeichnungen machen, um teils die ärztlichen Verordnungen stets vor Augen zu haben, teils auch dem Arzt über die gesammelten Beobachtungen erschöpfend Aufschluß geben zu können.

Die Ausführung der ärztlichen Verordnungen

erfordert stets große *Umsicht, Gewissenhaftigkeit* und *Pünktlichkeit*; der behandelnde Arzt wird durch gute Pfleger in wirkungsvoller Weise unterstützt.

Arzneien, ob in flüssiger oder fester Form, den Kranken einzugeben ist nicht immer ganz leicht, zumal wenn es störrische Kinder oder widersetzliche Erwachsene sind. Ehe man zu Gewaltmaßregeln greift, versuche man immer erst in *Güte* und mit gemessenem *Ernst*, den Kranken gefügig zu machen, und man wird fast immer Erfolg haben („Zureden hilft"). Kinder kann man dadurch, daß man ihnen die *Nase zuhält*, zwingen, die fest geschlossenen Lippen zu öffnen. Weiß man aus Erfahrung, daß die Arznei im Mund zurückgehalten und hinterher ausgespuckt wird, so läßt man den Kranken nach dem Eingeben sprechen oder zählen.

Für äußerlichen Gebrauch bestimmte Arzneien tragen eine Aufschrift auf rotem Papier (Etikette oder Fahne); die innerlich zu nehmenden erhalten die Aufschrift auf weißem Papier. Arzneigläser für äußerlichen Gebrauch sollen sechseckig sein mit drei glatten und drei längsgerippten Seiten, Gläser für innerlichen Gebrauch sind rund und glattwandig. Beide Arten sollen getrennt aufbewahrt werden. Grundsätzlich lese der Pfleger noch einmal die Aufschrift, bevor er dem Kranken die Arznei reicht. Arzneien mit giftigem oder feuergefährlichem Inhalt werden besonders gekennzeichnet und sollen nur unter Verschluß aufbewahrt werden. Arzneien, die infolge der Einwirkung des Lichts verderben, werden in Flaschen von dunklem Glase verabfolgt.

Gifte und starkwirkende Arzneimittel werden dadurch gekennzeichnet, daß die Gefäße in der rechten oberen Ecke des Aufschriftzettels den Vermerk „Vorsicht" oder „Gift" erhalten. Hierauf ist besonders zu achten.

Flüssige Arzneien gibt man im Löffel (Abb. 236) oder bequemer in einem Gläschen (Abb. 259 u. 260), dessen Inhalt nach Grammen eingeteilt ist; man rechnet:

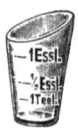
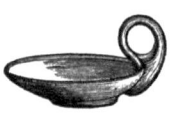

1 Eßlöffel = 15 g
1 Kinderlöffel = 10 „
1 Teelöffel = 5 „

Bei schlechtschmeckenden Flüssigkeiten muß man einen angenehmen Trunk zum Nachspülen bereit halten.

Abb. 259. Einnehmeglas.   Abb. 260. Einnehmelöffel.

Pulver rührt man im Löffel in Wasser an oder hüllt sie in Oblaten ein, wenn sie widerlich schmecken (Chinin, Salizyl). Mit einem Schluck Wasser lassen sie sich dann leicht geschmacklos hinunterspülen.

Große Schwierigkeiten bereiten oft die *Pillen* und Kapseln, die manche Menschen durchaus nicht imstande sind hinunterzuschlucken. Ein jeder erprobt mit der Zeit die Art, wie ihm dies am besten gelingt. Manche legen die Pillen auf die Mitte der hohl gehaltenen Zunge und spülen sie mit einem Schluck Wasser hinunter oder sie werfen sie ganz hinten auf den Zungengrund, wobei die Schluckbewegung fast von selbst erfolgt; will es aber mit dem einfachen Schluck Wasser nicht gelingen, so ist es vorteilhaft, statt dessen lieber etwas Brotkrume, Gelee, eine gekochte Pflaume nach Entfernung des Steins, Marmelade, Honig oder schleimiges Getränk nachzuschicken. Tabletten sind ebenso zu verabreichen.

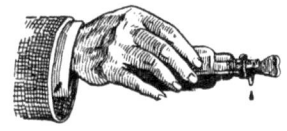

Abb. 261. Tropfglas im Gebrauch.

Wenn *Tropfen* verschrieben sind, so müssen sie sorgfältig abgezählt werden. Damit die Tropfen gleichmäßig fallen, bestreicht man die Öffnung des Fläschchens mit dem nassen Pfropfen. Bedient man sich des sog. *Tropfglases*, so erreicht man durch eine halbe Drehung des eingeschliffenen Stöpsels ganz langsames Austreten der einzelnen Tropfen. Der *Tropfenzähler*, ein Glasröhrchen mit Gummikappe, wird durch leichten Druck auf letztere entleert.

Tropfenarzneien gibt man in Wasser, Wein, Tee oder auf einem Stückchen Zucker; bei flüchtigen Arzneien, welche meist Äther oder Spiritus enthalten, ist die Feuergefährlichkeit zu beachten (nie die Tropfen dicht vor dem Licht abzählen und die Flasche nicht offen neben eine offene Flamme hinstellen!).

Ist das Abzählen mißlungen, so muß die bereits ausgeträufelte Arznei weggegossen, und mit dem Abzählen nochmals begonnen werden.

Einspritzungen von Arzneien unter die Haut oder in die Muskeln vollzieht in der Regel der Arzt.

Umschläge werden in sehr vielen Krankheiten angeordnet.

Einen kalten Umschlag stellt man her aus einem 4—8fach zusammengelegten Stück Leinwand, Kompresse (Taschentuch, Handtuch), die man in möglichst kaltes Wasser taucht, gut ausdrückt und auf den betreffenden Körperteil sanft auflegt; da das kalte Wasser sich am Körper erwärmt, so muß der Umschlag, sobald er anfängt, warm zu werden, *also etwa nach 3—5 Minuten*, erneuert werden. Zweckmäßig ist es, zwei solcher Umschläge in Gebrauch zu haben, von denen der eine im

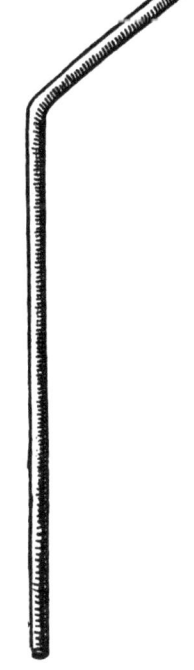

Abb. 262. Glasröhre zum Einnehmen von Getränken, Arzneien u. dgl.

Wasser ruht, während der andere dem Kranken aufgelegt ist, so daß zwischen dem Wechseln möglichst wenig Zeit vergeht. Man kann auch die auf Eis gelegte Kompresse nach oben mit Eis bedecken, so daß sie durchfriert und erheblich nachhaltiger wirkt. Ebenso kann man das Wasser durch Zusatz von Kochsalz und Essig und Salpeter kälter machen, als es gewöhnlich ist (1 Teil Salmiak und 3 Teile Salpeter grob gepulvert, mit einer Mischung von 6 Teilen Essig und 12—24 Teilen Wasser befeuchtet, gibt die SCHMUCKERsche *Kältemischung*).

Wenn man Eis anwenden soll, dann legt man die Umschläge entweder in Eiswasser, oder noch besser, man füllt kleine Eisstückchen (haselnuß- bis walnußgroß) in wasserdichte Beutel *(Schweinsblase)* oder in die bekannten *Eisbeutel* aus *Gummistoff* (Abb. 263 u. 264). Nach der Füllung drückt man sorgfältig alle Luft durch Zusammenpressen heraus, bindet den Hals der Blase um einen Pfropfen fest zusammen oder schraubt den Eisbeutel fest zu und legt ihn, in ein einfach oder mehrfach zusammengelegtes Leinwandstück gehüllt, auf die kranke Stelle. Wirkt die Kälte *zu heftig* ein, so kann Brand durch Erfrierung entstehen: wenn also die Haut schmerzhaft wird und gar eine verdächtige weißliche Färbung annimmt, dann müssen mehr Lagen Leinwand oder Flanell zwischen Eisbeutel und Haut gebreitet werden. Sind Gummibeutel und Schweinsblasen nicht erhältlich, so kann man das Eis auch in ein Stück Makintosch, Guttaperchapapier, Mossetigbatist legen und dieses beutelförmig nach oben zusammenschlagen und zubinden. Besondere Eisbeutel für bestimmte Körperteile (Hals, Herz, Augen) werden im Handel vorrätig gehalten.

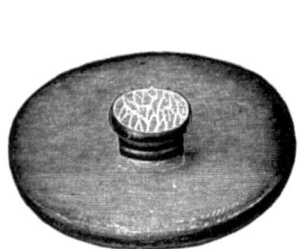
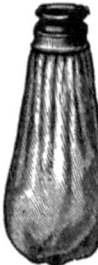

Abb. 263. Eisbeutel.   Abb. 264.

Das Eis zerkleinert man sehr leicht mit einem Pfriemen (Nadel, Nagel, Gabel), den man durch einen leichten Hammerschlag eintreibt: das Zerschlagen mit dem Hammer allein macht zu viel Lärm und liefert sehr ungleiche Stücke.

Das rasche Schmelzen des Eises im Krankenzimmer kann dadurch verhütet werden, daß man den Kübel, in dem es sich befindet, mit schlechten Wärmeleitern (wollenen Decken) umgibt. Einzelne große Stücke packt man ebenfalls in Decken, Stroh, Torfmull oder Sägespäne ein. Eis soll nie in seinem Schmelzwasser schwimmen,

Die Ausführung der ärztlichen Verordnungen.

da es darin sehr bald schmilzt; am besten bringt man es (auch schon zerkleinert) in einen Beutel aus dickem Stoff (Flanell, Decke u. a.) und hängt diesen über dem Eimer frei auf.

In hochfieberhaften Krankheiten sind oft *kalte Einwicklungen* des Kranken nötig: Ein Laken (bei kleinen Kindern genügt ein Handtuch) wird in kaltes Wasser getaucht (Trieftuch) und, gut ausgewrungen, über eine im Bett liegende wollene Decke gebreitet; dann legt man den entkleideten Kranken darauf und schlägt das Laken von beiden Seiten über dem Rumpf zusammen, so daß der Kopf und die Arme freibleiben. Zwischen Rumpf und Arme und ebenso zwischen die Beine wird eine Falte des Lakens

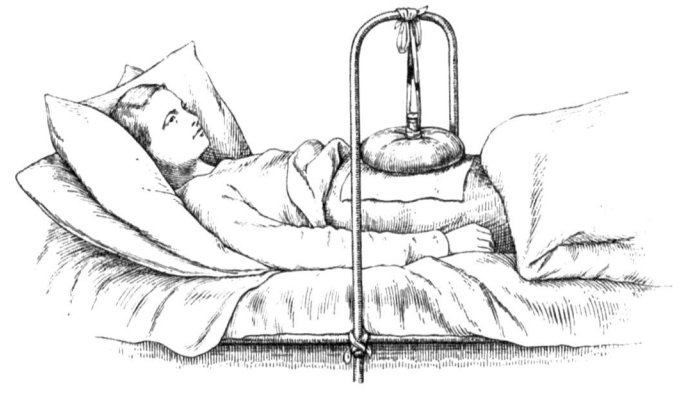

Abb. 265. Befestigung der Eisblase.

gelegt. Neben diesen „ganzen Einpackungen" kommen auch — nach ärztlicher Verordnung — „Teilwickelungen" zur Anwendung. Nach 5—10 Minuten wird der Kranke wieder ausgepackt und, wenn nötig, das Verfahren so lange wiederholt, bis die durch das Thermometer nachzuweisende Herabsetzung des Fiebers erreicht ist. Gleich nachher wird der Kranke gut abgerieben und, mit trockener Wäsche versehen, ins Bett gelegt.

Es empfiehlt sich, die Matratze des Bettes, auf dem die Einwickelungen vorgenommen werden, durch aufgelegten wasserdichten Stoff vor Durchnässung zu bewahren.

Nasse Umschläge, die lange liegen bleiben und sich am Körper erwärmen sollen (PRIESSNITZsche oder hydropathische *Umschläge*) werden folgendermaßen angelegt: Ein in stubenwarmes Wasser getauchtes, gut ausgewrungenes Stück Leinewand wird je nach der Größe des zu bedeckenden Körperteiles mehrfach zusammengefaltet (Kompresse) und aufgelegt, ein Stück *wasserdichten Stoffes*

(Gummituch, Wachstuch, Olleinewand, Firnispapier, Pergamentpapier, Guttaperchapapier, Billrothbatist oder Mosettigbatist), das die Kompresse überall *mehrere Finger breit überragen* muß, darüber gebreitet und das Ganze mit Binden oder wollenen Tüchern befestigt. Erst nach mehreren Stunden (je nach Verordnung) wird der Verband abgenommen, die bedeckt gewesene Haut gut abgetrocknet und trocken umhüllt. Nötigenfalls muß das Verfahren wiederholt werden. Die Entscheidung darüber trifft der Arzt. Lange fortgesetzte Umschläge bringen leicht Eiterbläschen hervor. Man verhütet sie, wenn man die Haut mit frischem Wasser, Bleiwasser, Spiritus, Branntwein abwäscht und die Umschläge einige Stunden aussetzt.

Die früher so beliebten *Breiumschläge* (Kataplasmen) werden wegen ihrer Umständlichkeit und Unsauberkeit vielfach durch die Wasserumschläge ersetzt. Sollen sie dennoch angewendet werden, so kocht man Kräuter, Leinsamen, Kartoffeln, Hafergrütze, Reis, Kamillenblüten, Heublumen, Fangoschlamm, Mineralschlamm, zu einem dicken Brei, streicht ihn fingerdick auf Leinewand in der Ausdehnung des zu bedeckenden Körperteils, bedeckt diesen damit und umhüllt beides mit einem trockenen Tuch. Bei unverletzter, reiner Haut kann man den Brei mehrmals (auf 45⁰ C) erwärmen, doch darf man ihn nicht länger als einen Tag verwenden, da er leicht sauer und übelriechend wird. Bei der Anwendung muß dafür gesorgt werden, daß der Brei nicht zu heiß ist.

Trockene Wärme erzeugt man durch erwärmte Wolldecken, warme Sand-, Kleie- und Kräuterkissen, heiße Teller, Topfdeckel, Wärmflaschen; neuerdings werden die Thermophore und elektrischen Heizkissen hierzu oft benutzt, die äußerst bequem sind. Hat man diese heißen Gegenstände aufgelegt, so breitet man wollene Decken darüber und befestigt sie nötigenfalls mittels Sicherheitsnadeln.

Will man nicht nur auf einen einzelnen Körperteil, sondern auf die Haut des ganzen Körpers einwirken, so kommen die verschiedenen Arten der *Bäder* in Anwendung.

Die Temperatur des Badewassers, die man mit dem in Holz gefaßten *Badethermometer* mißt, bestimmt ebenso wie die Dauer des Bades der Arzt. Im kalten Bade (8—10⁰ R) soll der Kranke in der Regel nicht länger als 5—10 Minuten bleiben, im lauwarmen (20—25⁰ R) bis zu 15 Minuten. Soll das Bad nach besonderer ärztlicher Verordnung eine halbe Stunde oder noch länger dauern (wie bei den sog. permanenten oder Dauerbädern), so wird über die Wanne eine wollene Decke so gebreitet, daß nur der auf einem Luftkissen ruhende Kopf des Kranken freibleibt. Zeitweise muß etwas heißes Wasser hinzugegossen werden (vorsichtig, damit der Badende nicht verbrüht wird!).

Bei der Verabfolgung von Bädern ist zu beachten, daß man den Kranken nicht allein im Bade lassen darf, zumal wenn er sehr schwach oder unbesinnlich oder unruhig ist. Nimmt die Schwäche während des Bades zu, so entferne man den Pflegling aus dem Wasser und reiche ihm Tee oder Kaffee, im Notfall auch etwas Wein. Schwache Kranke, die sich sitzend in der Badewanne nicht zu halten vermögen, senkt man in das Bad auf ihrem Bettlaken, das man an der Badewanne befestigt. In gleicher Weise wird der Kranke aus dem Bade gehoben und auf ein in seinem Bett liegendes Laken und eine wollene Decke gebracht, die über den Körper des Kranken geschlagen werden. Erst dann, wenn der letztere darunter längere Zeit geruht hat und später trockengerieben ist, erhält er frische Leibwäsche.

Da gebrauchtes Badewasser Krankheitskeime enthalten, also ansteckungsfähig sein kann, so muß es vorsichtig behandelt und gegebenenfalls desinfiziert werden. Auch der Krankenpfleger hat die Gefahr im Auge zu behalten, die ihm von dieser Seite droht.

Kalte Übergießungen im warmen Bade wirken sehr vorteilhaft auf die Atmung ein; sie werden auf ausdrückliche ärztliche Anordnung so ausgeführt, daß man aus mäßiger Höhe ($1/2$—1 m) einen mehr oder minder starken Strahl kalten Wassers aus einer Gießkanne, einem Topf od. dgl. auf die Brust des Kranken fallen läßt oder mit einem kleinen Eimer die Nackengegend des Kranken im Schwunge überschüttet (Sturzbad). In Wohnungen mit Badeeinrichtung erweist sich zu diesem Zweck die kalte Brause ebenso wirksam.

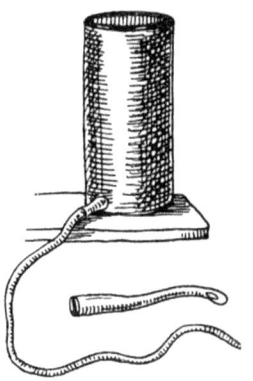

Abb. 266. Dusche (Irrigator).

Einen *Einlauf (Eingießung)* in den Darm macht man mit der Dusche (*Irrigator*, Abb. 266), an deren Schlauch ein weiches Gummirohr angefügt wird. Ist ein Irrigator nicht zur Stelle, so kann man den Gummischlauch mit der Ansatzspitze oder dem Darmrohr auch an einem Trichter oder — mittels einer Behelfsvorrichtung (Federkiel, Glas- oder Metallröhrchen, durch den Kork gesteckt) — an dem Hals einer Weinflasche anbringen, an der man den Boden entfernt hat (Abb. 267 u. 268). Das Darmrohr oder die Ansatzspitze werden gut beölt oder mit Vaseline, Byrolin bestrichen, bei erhöhtem Becken in Rücken- oder Seitenlage des Kranken in einer Richtung, die mit dem Steißbein

206 Krankenpflege.

annähernd gleichläuft, also nach hinten und oben[1] eingeführt, und nun der Irrigator erhoben ($^1/_2$ m hoch); dann läuft die Flüssigkeit *langsam* in den Darm ein. Soll die Flüssigkeit hoch hinauf in den Darm steigen, und erlaubt es der Zustand des Kranken, so

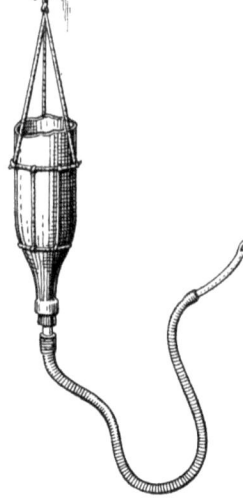

Abb. 267. Noteinlauf (Irrigator), aus einer Flasche (Boden entfernt!), einem Kork, einem Stück Schlauch und einer Glasröhre hergestellt.

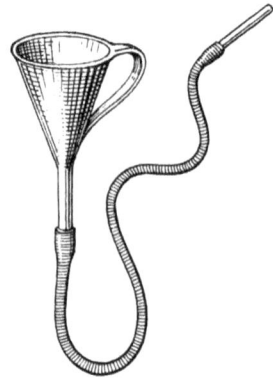

Abb. 268. Noteinlauf (Irrigator), aus einem Trichter, einem Stück Faßschlauch und einer Glasröhre gefertigt.

ist die sog. Knieellenbogenlage zu empfehlen, in die große Mengen eingeführt und lange gehalten werden können (Abb. 270). Der

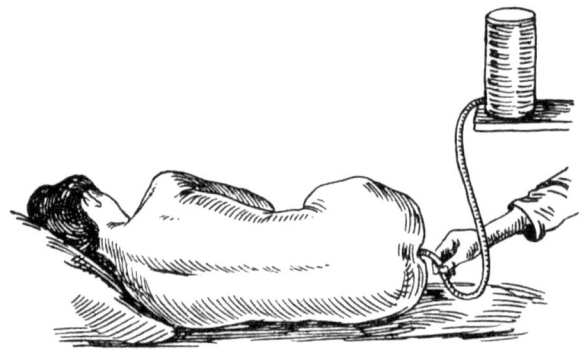

Abb. 269. Ausführung des Einlaufs mittels des Irrigators.

Kranke soll während der Einführung des Darmrohrs und der Flüssigkeit ruhig atmen und darf die Bauchpresse nicht anwenden.

---

[1] Nicht in der Richtung nach vorn, wo die Harnblase liegt.

Nur schwache Kranke und solche, die die Rückenlage beibehalten müssen, sollen in dieser den Einlauf erhalten. Je nach der Wirkung, die erzielt werden soll, wird die Menge und die Beschaffenheit des Einlaufes sich zu richten haben. Will man *entleerend* wirken, so nimmt man reines Wasser von Körperwärme oder auch kälteres; besser wirkt ein Zusatz von Seife (Seifenwasser) und die bekannte Mischung von Wasser, Öl und Kochsalz, oder Öl allein. Für gewöhnlich genügt eine Menge von $1/4$—$1/2$ l (bei Kindern die Hälfte); es können aber für bestimmte Zwecke (nach ärztlicher Verordnung) auch mehrere (2—4) Liter auf einmal eingegossen werden.

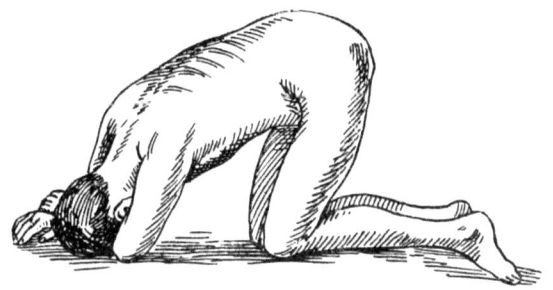

Abb. 270. Knieellenbogenlage.

Stopfende Einläufe bestehen aus Haferschleim oder Stärkelösung (unter Umständen mit Zusatz von Opium) und dürfen nur in geringen Mengen (50—100 g Flüssigkeit) gegeben werden.

Nährklystiere oder nährende Darmeingießungen bestehen aus Wein, Milch, Ei, Fleischsaft, Traubenzuckerlösung und werden nach ärztlicher Anweisung gegeben bei Kranken, die durch den Mund keine Nahrung aufnehmen können oder sollen. Ein Reinigungseinlauf muß stets zuvor gemacht werden.

Immer ist darauf zu sehen, daß der Kranke den Einlauf — zumal wenn er der Ernährung dient — möglichst lange bei sich behält; um so bessere Wirkung hat er. Bei warmen Eingießungen hält der Krankenpfleger zweckmäßig das Gefäß vorher an seine Backe. Empfindet er kein brennendes Gefühl, so ist die Flüssigkeit für den Kranken geeignet. Nährklistiere sollen nicht mehr als 60—120 g enthalten, ausleerende für Erwachsene *im allgemeinen* etwa 300—500 g, für Kinder 50—150—250 g.

Durch das Darmrohr und den Irrigator ist die früher übliche Spritze mit starrem, beinernen Ansatzröhrchen verdrängt worden; sie war weniger einfach zu handhaben und gab bei ungeschickter Anwendung manchmal Veranlassung zu recht schlimmen Verletzungen, zumal bei kleinen Kindern. Sehr bequem zum Selbstgebrauch ist auch die sog. *Klysopompe*.

Zur Herbeiführung des Stuhlgangs verordnet der Arzt zuweilen *Seifenzäpfchen*, namentlich bei Kindern. Zu diesem Zweck werden 2—4 cm lange, kleinfingerdicke Stückchen weißer Kernseife eichelförmig zugeschnitten, mit Öl oder Vaseline bestrichen und vorsichtig in den After eingeführt. Zu gleichem Zweck sind in den Apotheken *Glyzerin-Stuhlzäpfchen* käuflich, die nach Entfernung des sie umgebenden Stanniols mittels des Fingers ziemlich hoch in den Mastdarm hinaufgeführt werden müssen, damit sie nicht wieder herausgleiten.

Bezüglich der

Vorbereitung zu Operationen

findet das, was S. 30—34 gesagt ist, entsprechende Anwendung.

Wenn irgend möglich, werden wohl Operationen in Krankenhäusern vorgenommen, wo alles Nötige in gewohnter Vollständigkeit vorrätig gehalten wird.

Ausnahmsweise müssen aber Operationen auch in Bürgerhäusern ausgeführt werden, und es ist dann für Helfer und Helferinnen von großem Werte, die dringendsten Erfordernisse zu kennen, die im Interesse des Kranken zu berücksichtigen sind. Vor allem ist ein helles, reines und gut erwärmtes Zimmer bereit zu halten. Der darin aufzustellende Operationstisch soll von allen Seiten zugänglich und gut beleuchtet sein. Wo ein Operationstisch improvisiert werden muß, wählt man einen einfachen, sorgfältig gereinigten und desinfizierten Tisch, legt darauf eine tunlichst neue Matratze und auf diese ein frischgewaschenes und unmittelbar vorher gebügeltes leinenes Laken.

Auf einem zweiten reinen Tisch sind die vom Arzt bezeichneten Verbandmaterialien bereitzulegen. Darauf ist auch eine Schale mit einer keimtötenden Flüssigkeit — die auf Befragen der Arzt vorschreibt — aufzustellen. Weiter sind mehrere Schalen mit heißem Wasser, Bürste, Seife, neben Alkohol, vorrätig zu halten.

Keimfreie Handtücher und einige keimfreie Laken zum Bedecken des Kranken sind erforderlich.

Endlich ist an einen entsprechenden Vorrat von Verbandstoffen (Mull, Watte, Binden, Heftpflaster, Drainröhren, wasserdichter Stoff sowie Sicherheitsnadeln) zu denken und sind vom Arzt rechtzeitig bezügliche Weisungen zu erbitten.

Die nötigen Betäubungsmittel, Instrumente, Geräte und Operationsmäntel für den Operateur und seine Gehilfen werden wohl von diesen beigebracht werden.

In welcher Weise der Helfer bei der Operation Beistand zu leisten hat, ordnet der Arzt an. Oberster Grundsatz ist und bleibt für ihn dabei: ein höchster Grad von Reinlichkeit.

Schutz vor Erkrankung.
Desinfektion.

Bei *ansteckenden Krankheiten*, die sehr gefährlich verlaufen können (Diphtherie, Lungenentzündung, Influenza [Grippe], Masern, Blattern [Pocken], Mumps, Keuchhusten, Scharlach, Typhus, Cholera, Rückfallfieber, Fleckfieber oder Flecktyphus, Ruhr, Genickstarre, Tuberkulose), hat man die schwere Aufgabe, nicht nur den Kranken selbst zu pflegen, sondern auch seine Umgebung tunlichst *vor der Ansteckung zu bewahren*. Denn die Pfleger und Pflegerinnen können nicht bloß selbst krank werden, sondern auch die das Krankenzimmer besuchenden Personen können die Krankheitskeime mit sich weiter verschleppen und auf Fremde übertragen, auch wenn sie selbst gesund bleiben. Für die Familienmitglieder ist daher der Besuch beim Kranken möglichst einzuschränken, Kindern ist er ganz zu untersagen. Diese schickt man am besten ganz aus dem Hause fort zu kinderlosen Verwandten. Auch müssen sie *aus der Schule* wegbleiben, damit sie nicht etwa ihre Mitschüler anstecken. Der Arzt bestimmt den Zeitpunkt, wann der Schulbesuch wieder gestattet ist. Der Pfleger selbst hat sich, namentlich vor jeder Mahlzeit, gründlich die Hände und das Gesicht zu waschen und womöglich die Kleidung zu wechseln, wenn er das Krankenzimmer verläßt. Jeder Pfleger sollte zu seinem eigenen Schutz eine weiße, hinten geschlossene, bis über die Knie reichende *Leinenschürze* tragen, die er bei dem Verlassen des Krankenzimmers abzulegen hat. Sie wird außerhalb des Krankenzimmers aufbewahrt. Alles vom Kranken benutzte *Geschirr* darf nicht mit dem der Familie zugleich gereinigt werden, sondern soll *gesondert* für sich bleiben.

Von einigen Krankheiten weiß man, daß der Ansteckungsstoff in gewissen Absonderungen enthalten ist, z. B. bei Typhus, Cholera, und der Ruhr in den Entleerungen (Stuhl, Harn), bei Diphtherie, Tuberkulose, Keuchhusten usw. im Auswurf usw., bei Masern, Scharlach, Pocken in den Hautabsonderungen, Abschuppungen, Ausscheidungen usw.

Die Krankheitskeime sind kleinste Lebewesen, die nur mit dem Mikroskop erkannt werden können. Sie finden sich nicht bloß am Kranken und dessen Ausscheidungen, wie vorerwähnt, sondern auch in der Luft, im Staub, im Wasser, im Boden und sitzen in vielen Fällen an der Oberfläche der Gegenstände in der Umgebung des Kranken fest.

Sie zu entfernen und unschädlich zu machen muß während der ganzen Krankheitsdauer eine Hauptsorge der Krankenpflege sein *(„laufende Desinfektion")*. Nach der Genesung oder der

Überführung in ein Krankenhaus oder nach dem Tode muß eine endgültige gründliche Beseitigung etwa zurückgebliebener Infektionserreger angestrebt werden *(Schlußdesinfektion)*.

Zu diesem Zweck benützt man die Mittel, die nach einem Erlaß des preußischen Ministers für Volkswohlfahrt vom 8. Februar 1921 im allgemeinen anzuwenden sind. Ihre Wahl im Einzelfalle richtet sich nach der Art der Krankheitserreger einerseits und nach der Art der Infektionsträger andrerseits, d. h. derjenigen Gegenstände, an denen die infektiösen Stoffe sitzen oder vermutet werden.

I. Einfache Mittel.

1. *Verbrennen* der gebrauchten Stoffe (wiederholt verwendete Binden, Mullstücke, Watte, wertlose Reinigungsmittel und Kleidungsstücke, altes Schuhwerk u. dgl.).

2. *Ausglühen* metallener Gegenstände (Sonden, Nadeln, Spatel u. dgl.); nur im Notfall anzuwenden.

3. *Auskochen* in Wasser mit oder ohne Sodazusatz in verdeckten Kochgefäßen. Die Gegenstände (Geschirre, Trinkgefäße usw.) müssen von der Flüssigkeit völlig überdeckt sein. Sie werden kalt aufgesetzt und sollen mindestens eine halbe Stunde in kochendem Wasser liegen bleiben.

4. Strömender gesättigter oder gespannter *Wasserdampf* ist sehr wirksam; aber mit einer zuverlässigen Vernichtung der Krankheitskeime kann nur gerechnet werden, wenn er in kunstfertigen Apparaten zur Anwendung kommt, deren Bedienung nicht Sache des Nothelfers oder der freiwilligen Pflegerin ist. Seine Verwendungsweise soll daher hier nicht näher erörtert werden.

5. *Scheuern* mit Wasser und Seife.

6. *Scheuern* mit heißer *Kaliseifenlösung*: 300 g grüne Seife oder Schmierseife in 10 l kochendem Wasser aufgelöst.

7. *Scheuern* mit heißer *Soda*lösung: 1000 g Soda auf 50 l kochenden Wassers).

8. Das Abreiben mit großen Stücken Brot, das später zu verbrennen ist (wird jetzt nur noch selten ausgeführt).

II. Medikamentöse Mittel.

1. *Sublimatlösung* 1 : 1000 (oder $1^0/_{00}$ige) bis 5 : 1000 (oder $5^0/_{00}$ige). Von den käuflichen, rosa gefärbten Sublimatpastillen oder -tabletten werden 1—5 Stück zu je 1 g oder 2—10 Stück zu je $1/_2$ g in 1 l gekochtem Wasser aufgelöst, je nach der Verdünnung oder vielmehr Stärke, die man erreichen will. Ungekochtem Wasser setzt man 1 Teelöffel Essig vorher zu. Man

Schutz vor Erkrankung. (Desinfektionsmittel.)

erhält die Pastillen auf ärztliches Rezept in den Apotheken in Glasröhren zu je 10 Stück. Die Glasröhren sind mit schwarzen Papierstreifen beklebt, die die Aufschrift „Sublimat 1,0 oder 0,5 — Gift" tragen. Es ist dringend zu raten, sie dauernd unter Verschluß zu halten.

2. *Kresolwasser* ($2^0/_0$). 500 ccm Kresolwasser, wie man es in den Apotheken erhält, werden mit 1 l Wasser verdünnt.

Man kann auch *Kresolseifenlösung* herstellen, indem man 2,5 Teile Kaliseife in 95 Teilen heißen Wassers auflöst und dieser Lösung unter andauerndem Umrühren 2,5 Teile rohes Kresol (sog. $100^0/_0$ ige rohe Karbolsäure des Handels) hinzufügt. Auch kann man 50 ccm Kresolseifenlösung (Liquor Cresoli sapon.) oder 500 ccm Kresolwasser (Aqua cresolica), wie sie in den Apotheken verkauft werden, zu 1 l auffüllen. Die Lösung ist vor dem Gebrauch tunlichst auf 40—50° zu erwärmen. (Vorsicht! Gift!)

3. *Karbolsäurelösung* ($3^0/_0$) oder $3^0/_0$ iges Karbolwasser. 30 ccm verflüssigter Karbolsäure (Acid. carbol. liquefact.) werden mit 1 l Wasser gut vermengt. (Vorsicht! Gift! Ätzwirkung! Nicht zu Umschlägen geeignet!) Erst benützen, wenn die letzten Tröpfchen der Karbolsäure auf dem Boden des Gefäßes völlig gelöst sind. Wärme, Zusatz von $0,5^0/_0$ Salz- oder $1^0/_0$ Weinsäure oder $3^0/_0$ Kochsalz erhöhen die Wirkung.

Karbolseifenlösung bereitet man, indem man zu 10 Teilen heißer Seifenlösung 1 Teil einer $100^0/_0$ igen Karbolsäure unter fortwährendem Rühren zusetzt.

[Rohe Schwefelkarbolsäure wird ebenfalls verwendet. Doch werden Holz- und Metallgegenstände von ihr angegriffen, so daß sie für die Hand des Helfers nicht empfohlen werden kann.]

4. Die *Lysollösung*, eine Verbindung von Seife mit einem Teerprodukt, hat vielfach die Karbolsäure verdrängt. Die Lysollösung ist aber auch nicht ungiftig und nicht harmlos. Sie wird in 1—$2^0/_0$ iger Lösung zur Desinfektion verwendet. (1 Kinderlöffel Lysol in 1 l Wasser gibt eine $1^0/_0$ ige Lösung zur Desinfektion der Hände).

5. *Chlorkalk* in Pulverform kann in 1 cm Dicke auf die zu desinfizierenden Gegenstände aufgestreut und mit diesen verrührt werden. Er ist in gut geschlossenen Gefäßen, vor Licht geschützt, aufzubewahren. *Chlorkalkmilch*, die stets vor dem Gebrauch *frisch zu bereiten* ist, wird aus 1 l Chlorkalk und 5 l Wasser unter ständigem Umrühren hergestellt.

6. *Chlorina* ist ein chlorhaltiges Mittel und wird im allgemeinen in $2^0/_0$ iger, bei der Tuberkulose in $5^0/_0$ iger Lösung zur Desinfektion benützt. (Vorsicht bei farbigen Gegenständen!)

7. *Kalkmilch.* Stücke frisch gebrannten Kalkes werden in ein geeignetes Gefäß geschüttet und mit gekochtem Wasser — etwa der halben Menge des Kalks entsprechend — übergossen. Der Kalk zerfällt dann unter Wärmeentwicklung in Pulver. Zu 1 l dieses Kalkpulvers werden allmählich unter beständigem Umrühren 3 l Wasser zugesetzt. Die so entstandene Milch ist sofort verwendbar.

Hat man keinen frisch gebrannten Kalk, so kann man auch 1 l aus der Tiefe einer Grube entnommenen gelöschten Kalk, wie ihn die Maurer verwenden, mit 3 l Wasser gut vermischen.

8. Das *Formaldehydgas,* das in $35^0/_0$ iger wässeriger Lösung in den Apotheken verkauft wird, ist zwar sehr wirksam und wird viel gebraucht, aber in der Regel nur zur Schlußdesinfektion. Da diese nach der angezogenen neuesten ministeriellen Verordnung von Desinfektoren und von besonders ausgebildeten berufsmäßigen Pflegepersonen, also nicht von Nothelfern oder Familienmitgliedern, ausgeführt werden soll, so füge ich lediglich ein Bild der Lampe bei, die zu der Verdampfung des Formaldehyds benutzt zu werden pflegt. Der Nothelfer kommt bei der laufenden Desinfektion kaum zur Verwendung des Formaldehyds in Gasform.

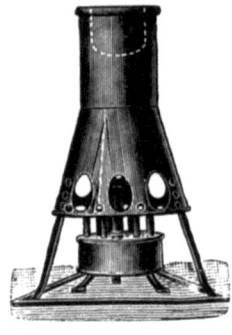

Abb. 271. Formalinlampe.

Der erwähnte Erlaß des preußischen Ministers für Volkswohlfahrt legt einen überwiegenden Wert auf die *laufende* Desinfektion, während früher der *Schluß*desinfektion die größere Bedeutung beigemessen wurde.

Die *laufende* Desinfektion soll, wenn möglich, von einer in einer staatlichen Desinfektorenschule ausgebildeten Pflegeperson durchgeführt werden. Wo eine solche nicht dauernd tätig sein kann, muß die Desinfektion am Krankenbett von einer nach vorstehendem unterwiesenen Pflegeperson vorgenommen, aber von einem Desinfektor fortgesetzt überwacht werden.

Diese Überwachung soll zunächst darin bestehen, daß bei regelmäßigen, etwa in 2—3 tägigen Abständen vorzunehmenden Besuchen des Desinfektors die zur Desinfektion notwendigen Lösungen bereitet und die den Kranken pflegenden Personen über deren Verwendung sowie über die zu beachtenden Vorsichtsmaßnahmen eingehend und immer wieder belehrt werden. Bei Wiederholung der Besuche sind die Vorräte an Lösungen zu ergänzen. Auch soll dabei durch Besichtigung und Befragen festgestellt

Schutz vor Erkrankung. (Desinfektion.)

werden, ob die Desinfektion am Krankenbett nach der Vorschrift einwandfrei durchgeführt wird. Etwaige irrtümliche Auffassungen müssen dabei berichtigt werden.

Die mit der Ausführung der Desinfektion oder deren Beaufsichtigung betrauten Desinfektoren, Schwestern usw. unterstehen in bezug auf ihre Berufstätigkeit der Leitung des Kreisarztes, doch soll, soweit angängig, den Wünschen der behandelnden Ärzte Rechnung getragen werden.

Die *Schlußdesinfektion* — man unterscheidet eine *einfache* und eine *verschärfte* Schlußdesinfektion — ist grundsätzlich von dem in der Desinfektion ausgebildeten Pflegepersonal oder von Desinfektoren nach Verbringung des Kranken in ein Krankenhaus oder nach eingetretener Genesung oder nach dem Tode des Befallenen vorzunehmen. Sie wird um so einfacher und billiger zu gestalten sein, je gewissenhafter während der Krankheit die laufende Desinfektion erfolgt ist. Wo die letztere stets sorgfältig und genau ausgeführt wurde, kann von der Vornahme einer *umfangreichen* verschärften Schlußdesinfektion Abstand genommen werden. Es steht aber dem Kreisarzt frei, sie da, wo er sie für notwendig hält, trotzdem anzuordnen, möglichst im Benehmen mit dem behandelnden Arzt. Wo eine Schlußdesinfektion von der Umgebung des Kranken unterlassen wurde, ist ihre Durchführung von der Ortspolizeibehörde — tunlichst sofort nach dem Eintreffen der Meldung über die Verlegung in ein Hospital oder den Tod eines Kranken — anzuordnen.

In Räumen, die der Desinfektion bedürfen, werden die Lagerstellen, Gerätschaften, Möbel, ferner die Wand in der Umgebung des Krankenbettes bis zu 2 m Höhe, die Türen und Fenster sowie der Fußboden mittels Lappen, die in $1^0/_{00}$ ige Sublimatlösung, $5^0/_0$ iges Karbol- oder $2^1/_2^0/_0$ iges Kresolwasser getaucht sind, gründlich abgewaschen oder doch so befeuchtet, daß die Flüssigkeiten in alle Spalten, Risse und Fugen eindringen können. Handelt es sich um eine Schlußdesinfektion, dann wird mittels heißen Seifenwassers nachgespült und gelüftet. Getünchte Wände versieht man am besten mit neuem Anstrich.

Bei der *Schluß*desinfektion ganzer Räume empfiehlt sich die Anwendung des Formaldehydgases, das in die sorgfältig abgedichteten geschlossenen Zimmer hineingeleitet wird, ohne daß deren Inhalt vorher in der vorstehend angegebenen Weise bearbeitet zu werden braucht. Diese Art der Schlußdesinfektion ist aber vorwiegend Aufgabe der besonders ausgebildeten Desinfektoren.

Während der Krankheit hat das Pflegepersonal der *laufenden* Desinfektion am Krankenbett unablässig sein besonderes Augenmerk zu schenken. Im einzelnen ist dabei folgendes zu beachten;

Federbetten, wollene Decken, Matratzen, (solche ohne Holzrahmen[1]), *Bettvorlagen, Teppiche, Gardinen, Tischdecken u. dgl.* werden am besten einer Anstalt zur Desinfektion mittels strömenden Wasserdampfes oder auch mittels Formaldehydgases überwiesen. Dagegen werden die *Strohsackhüllen,* nachdem das Stroh verbrannt ist, wie andere Wäschestücke nach der später gegebenen Anleitung behandelt.

Gebrauchte Leib- und Bettwäsche, Tücher, die zur Reinigung infizierter Gegenstände oder von Kranken benutzt worden sind, *Bürsten* u. dgl., sowie waschbare, von dem Pflegepersonal gebrauchte Kleidungsstücke sind sofort mindestens 2 Stunden lang in Gefäße mit $1—5^0/_{00}$ iger Sublimatlösung [1] oder mit $2^1/_2^0/_{00}$ igem Kresolwasser zu legen, so daß sie von der Flüssigkeit vollständig bedeckt sind [2].

Nicht waschbare Kleidungsstücke sind an den beschmutzten Stellen mit Sublimat- oder Kresollösung zu tränken und abzureiben. Besser ist es, sie durch Formaldehyddämpfe keimfrei zu machen.

Gegenstände, *die einer Desinfektionsanstalt überwiesen werden,* sind ohne vorherige Desinfektion in Beutel zu stopfen, die mit Sublimat- oder Kresolseifenlösung getränkt sind. Diese Beutel werden dann zur Weiterbeförderung ihres Inhalts in trockne Säcke u. dgl. gesteckt.

Wäsche und Kleidungsstücke, die nicht mit Dampf oder Formaldehydgas behandelt worden sind, soll man *nicht zugleich mit der Familienwäsche reinigen* lassen.

Gegenstände aus *Leder oder Gummi* (Stiefel, Schuhe, Überschuhe usw.) eignen sich nicht zur Desinfektion in strömendem Wasserdampf. Sie sind mit verdünntem Kresolwasser, Karbolsäure- oder Sublimatlösung abzureiben oder abzubürsten.

Pelzwerk wird auf der Haarseite mit den erwähnten Flüssigkeiten oder mit $1^0/_0$ iger Formaldehydlösung feucht gebürstet, zum Trocknen aufgehängt, und, wenn möglich, den Sonnenstrahlen ausgesetzt. Es darf ebenfalls mit dem strömenden Wasserdampf nicht in Berührung kommen.

Wird der *Fußboden* des Krankenzimmers mit Ansteckungsstoffen (Erbrochenem, Darminhalt, Auswurf) beschmutzt, so ist er zunächst sofort mit Sublimatlösung gründlich abzuwaschen.

---

[1] Man beachte, daß *metallene* Behälter usw. von Sublimatlösung angegriffen werden; Sublimatlösung ist daher in Holzeimern aufzubewahren, und metallene Gegenstände sind nicht mittels Sublimat-, sondern mittels Kresollösung abzureiben.

[2] Weiße und bunte Wäsche sollen nicht in das gleiche Gefäß gelegt werden.

Dann folgt die *tägliche* Reinigung, die nicht eindringlich genug empfohlen werden kann. Zu ihrer Durchführung werden *Teppiche, Bettvorlagen, Läufer* über eine durch das Zimmer gezogene Leine gehängt, die *Betten, Schränke, Kommoden* von den Wänden abgerückt, *Stühle, Holzschemel, Kohlenkasten und ähnliches* hochgestellt. Nun schließt sich ein umfassendes Scheuern mit heißer Seifenlösung an und eine Desinfektion mit Sublimat- oder Seifenkresollösung. *Parkettfußböden* werden mit Sublimat- oder Karbolsäurelösung aufgenommen. Bei der täglichen Reinigung sind auch die *Bettstelle, die Matratze, die Decken, der Nachttisch und die Wand*, wenn befürchtet werden muß, daß sie durch Absonderungen des Kranken beschmutzt worden sind, mit Sublimat- oder Kresolseifen-Lösung abzuwaschen. Auch starkes Karbolwasser kann dazu benützt werden.

Der *Auswurf* ist stets in Spucknäpfen, Speigläsern oder Spuckfläschchen aufzufangen.

Die *Spucknäpfe* sollen so beschaffen und aufgestellt sein, daß Berührungen mit ihnen ausgeschlossen sind, und Auswurfteilchen nicht verschüttet werden können. Man füllt sie zweckmäßig mit geringen Mengen von Wasser oder Sand oder feiner Holzwolle, von Sägespänen, Torfmull, Kaffeesatz u. dgl. Um Haustiere und Fliegen fernzuhalten, wird etwas Karbol- oder Kresolwasser zugegossen. Die Reinigung der Spucknäpfe soll mindestens einmal täglich, aber immer erst dann stattfinden, wenn ihr Inhalt den erwähnten Desinfizientien mindestens 2 Stunden lang ausgesetzt war. Im übrigen ist die Behandlung je nach dem Material, aus dem sie verfertigt sind, verschieden: Spucknäpfe aus Kartonpapier werden mit ihrem ganzen Inhalt im Ofen oder Küchenherd verbrannt.

Spucknäpfe aus *Metall* werden mit ihrem Inhalt, dem etwas Soda zugesetzt wird, eine halbe Stunde lang gekocht und dann gereinigt. Bestehen sie nicht aus hitzebeständigem Stoff, mischt man ihren Inhalt mit der gleichen Menge $3^0/_0$iger Karbolsäurelösung und läßt sie 4 Stunden stehen. Dann erst werden sie gereinigt. Natürlich muß für diesen Fall für Auswechselung durch einen zweiten Napf gesorgt werden.

Speigläser sind ebenso zu desinfizieren und zu reinigen wie Spucknäpfe.

Spuckfläschchen sollen, wenn sie hitzebeständig sind, vor der Reinigung eine halbe Stunde in Wasser gekocht werden. Vertragen sie die Hitze nicht, so müssen sie durch vierstündiges Einlegen in $5^0/_{00}$ ige Sublimat- oder $3^0/_0$ige Karbolsäurelösung desinfiziert und dann gereinigt werden.

Sitzbrett und Deckel der Aborte und, soweit sie verunreinigt sind, auch *die Wand und der Fußboden* sind nach jeder Benützung durch den Kranken mittels Lappen, die mit Sublimatlösung, verdünntem Kresolwasser oder Karbolsäurelösung getränkt sind, gründlich abzuwaschen. *Griffe* an der Wasserspülung und *Türklinken,* die von den Kranken berührt wurden, sind in derselben Weise zu desinfizieren. (Vorsicht bei Metallteilen!) *Abortkübel, Tonnen* und *Eimer* sind täglich mit Kalkmilch zu versetzen und nach der Entleerung auch außen mit Kalkmilch zu bestreichen. *Gruben* sollen während der Dauer einer Erkrankung nicht entleert werden. *Badewasser,* das nicht in die Kanalisation ablaufen kann, muß vor der Beseitigung einen Zusatz von soviel Chlorkalkmilch erhalten, daß das Gemisch stark nach Chlor riecht.

Stuhlentleerungen sind in einem Steckbecken oder einem sonstigen geeigneten Gefäß aufzufangen und mit der gleichen Menge Kalkmilch oder starker Karbolsäurelösung zu übergießen und zu verrühren.

Auch der *Harn* ist bei einzelnen Krankheiten, z. B. bei Typhus, Ruhr, Cholera und Nierentuberkulose, so zu behandeln. Die beschmutzten Geschirre, insbesondere auch deren Ränder, sind mit Sublimatlösung, metallene mit Kresolwasser, auszuscheuern.

Verbandstücke mit den Absonderungen der Kranken sind, wenn sie gewaschen werden sollen, vorher mindestens 2 Stunden lang in Sublimat- oder Kresollösung zu legen. Stark beschmutzte Stücke oder wertlose sind zu verbrennen. Hierher gehören *Wattebäusche, Leinwandstücke oder Mulläppchen,* mittels deren *Blut, Wund- und Geschwürsabsonderungen, Nasenschleim, Eiter, Ausscheidungen aus Mund und Nase, Hautabgänge* u. dgl. aufgefangen worden sind.

Die von den Kranken gebrauchten *Waschbecken* und *Badewannen,* soweit sie nicht aus Metall hergestellt sind, sollen mit Sublimatlösung ausgescheuert werden. *Metallene* Becken und Wannen erfordern eine Reinigung mittels Kresolwassers oder Karbolsäurelösung.

Haar-, Zahn- und *Nagelbürsten* sind eine halbe Stunde in $1^0/_0$ ige Formaldehydlösung zu legen und dann mit Wasser abzuspülen.

Der Kranke erhält grundsätzlich ein *besonderes Eß- und Trinkgeschirr,* das im Krankenzimmer zu verbleiben hat und mit $2^0/_0$ iger heißer Sodalösung zu reinigen ist. Bevor es wieder von anderen, gesunden Personen benutzt werden darf, ist es 30 Minuten lang in Wasser oder Sodalösung auszukochen. Messer, Gabeln und sonstige Geräte, die das Auskochen nicht vertragen, sind 2 Stunden lang in Karbolwasser oder $1^0/_0$ ige Formaldehydlösung zu legen und dann mit Wasser abzuspülen.

Spielsachen sind, soweit sie nicht verbrannt werden können, mit Sublimatlösung abzureiben und dann mit Wasser gründlich abzuwaschen. Auch die von den Kranken gebrauchten *Bücher und Bilderbücher* werden mit Sublimatlösung abgerieben. Wertvolle Bücher soll man statt dessen 8 Wochen lang verschlossen halten, bevor man sie wieder benützen läßt. Auch Formalindesinfektion kommt hier in Frage.

Leichen sind in Tücher zu hüllen, die mit desinfizierenden Flüssigkeiten durchfeuchtet sind. Sie werden in diesen Tüchern in Särge gelegt, auf deren Boden eine dicke Schicht Sägemehl, Torfmull oder andere aufsaugende Stoffe gestreut sind.

Bei der großen Wichtigkeit der Krankheits*verhütung* soll im folgenden eine Darstellung der Entstehungsursachen, der Verbreitungsweise und der Schutzmaßnahmen bei den schwersten und häufigsten ansteckenden Krankheiten gegeben werden, die nach den neuesten Forschungsergebnissen zu empfehlen und zu beachten sind.

Verhalten bei der Tuberkulose.

Die *Erreger* der Tuberkulose werden hauptsächlich durch Kranke verbreitet, die an Lungen- oder Kehlkopf-Tuberkulose (Schwindsucht) leiden. Bei *Hustenstößen* (auch beim Niesen) werden von ihnen kleine Schleimtröpfchen in die Luft geschleudert, die von den in der nächsten Umgebung des Kranken lebenden Gesunden durch den Nasenrachenraum oder die anderen Luftwege in den Körper aufgenommen werden können.

Der Kranke muß daher veranlaßt werden, daß er sich bei Hustenstößen stets auf doppelte Armlänge von den Gesunden, namentlich von seinen Kindern, fernhält, mit der Hand oder dem Taschentuch den Mund verdeckt und den Kopf abwendet. Angehörige und Pfleger sollen während der Hustenstöße Annäherungen unterlassen und, wenn der Kranke der Hilfe bedarf, von rückwärts an ihn herantreten.

Ferner ist eine Übertragung dadurch möglich, daß frische oder angetrocknete kleine Teilchen des Auswurfs durch gemeinsames *Eß-* und *Trinkgeschirr*, namentlich aber durch die *Finger* in den Mund eines Gesunden gelangen. Insbesondere besteht diese Gefahr für Kinder, die von Taschentüchern, von der Kleidung oder vom Bett des Kranken, von dessen Händen oder — bei unvorsichtigem Umgehen mit dem Auswurf — vom Fußboden solche Teilchen an die Finger bekommen und dann in den Mund einführen. Der Kranke soll daher seinen Auswurf nie auf den Fußboden, sondern stets in sein Spuckfläschchen oder in einen Spucknapf oder in ein Speiglas entleeren.

Die *Taschentücher*, mit denen am Munde haftende Reste des Auswurfs abgewischt werden, oder in die gelegentlich größere Mengen des Auswurfs gelangen, sollen nur kurze Zeit getragen werden und bis zur erfolgten Desinfektion nicht frei umherliegen. Die *Kleider* sollen da, wo sie mit Auswurf beschmutzt sind, mit $5^0/_{00}$iger Sublimatlösung abgewaschen werden. Bezüglich der waschbaren Kleider vgl. S. 214. Die *Hände* des Kranken sind häufig mit Seife und Wasser zu reinigen und mit Sublimatlösung nachzuspülen.

Zuweilen können auch kleinste Mengen des an Taschentüchern, Kleidern, Betten oder am Boden angetrockneten Auswurfs mit abgelösten Fasern und Staubteilchen in die Luft aufgewirbelt und dann in *Staubform* eingeatmet werden. Dieser Gefahr läßt sich dadurch begegnen, daß eine Beschmutzung der genannten Gegenstände mit tuberkelbazillenhaltigem Auswurf vermieden, sowie daß ein Antrocknen und Aufwirbeln von Staub (vor allem beim Reinigen der Kleider, beim Zurechtmachen der Betten und beim Gebrauch des Taschentuchs) verhütet wird.

Schließlich ist noch zu beachten, daß Tuberkelbazillen nicht selten in der *Milch* tuberkulöser Kühe enthalten sind, und daß durch den Genuß solcher Milch die Krankheit auf Kinder übertragen werden kann. Sorgfältiges aber nicht zu langes Abkochen der für Kinder bestimmten Milch ist unerläßlich.

Die Ansteckung durch den kranken Menschen ist aber die viel häufigere Übertragungsform, die besonders schwer ins Gewicht fällt, weil sie sich auf verschiedenen Wegen — Anhusten, Berührung, Staubeinatmung — vollzieht.

Was S. 209 über die Unterbringung ansteckender Kranker und über die Verhütung der Übertragung von Bazillen auf andere gesagt ist, sei hier nochmals besonders hervorgehoben.

Der Kranke soll vor allem ein *eigenes Eß- und Trinkgeschirr* und ebenso besonderes *Waschgerät* und *Handtuch* benutzen. (Über die Behandlung dieser Gegenstände, vor allem auch ihre Reinigung enthält S. 216 das Nötige.)

Bei *Büchern* und *Akten* ist das Umblättern mit Fingern, die mit Speichel befeuchtet sind, unbedingt untersagt.

Unnötige Ausstattungs- und *Gebrauchsgegenstände* sollen aus dem Krankenzimmer entfernt werden.

Im Krankenzimmer muß eine Sublimatlösung (1 : 1000) für die Desinfektion stets bereit sein. (Vorsicht bei Kindern!)

Wo die Durchführung der unerläßlichen Maßnahmen in der Wohnung des Tuberkulösen auf allzugroße Schwierigkeiten stößt, ist die Überführung in ein Krankenhaus im Interesse der Gesunden anzustreben.

Laufende Desinfektion.

1. Der *Auswurf* ist genau nach den Weisungen S. 215 zu behandeln. Dasselbe gilt von den Spucknäpfen und Speifläschchen.
2. *Taschentücher* werden ebenfalls entweder in 1—5$^0/_{00}$ iger Sublimatlösung desinfiziert oder in Wasser gekocht, ehe sie in die Wäsche gegeben werden. Taschentücher aus Papierstoff sind nach kurzer Benützung zu verbrennen.
3. Bei benutzten *Kleidungsstücken* sind nicht bloß die sichtlich beschmutzten Stellen, sondern auch die Tascheneingänge zu berücksichtigen, die mit 3—5$^0/_{00}$ iger Sublimatlösung zu befeuchten sind.

Am zweckmäßigsten ist es aber, Kleider, die der Kranke lange Zeit getragen hat, in eine Desinfektionsanstalt zu bringen.

Für *Bettteile* (Bettstelle, Matratzen, Decken, Kissen), *Fußboden, Bettwäsche, Hemden* und *Handtücher* gelten die S. 214—215 erteilten Ratschläge.

Auch hinsichtlich der *Eß- und Trinkgeräte* kann man nicht vorsichtig genug sein.

Beim Reinigen der von Kranken benutzten *Wohnräume* darf kein Staub aufgewirbelt werden. Der Fußboden ist nur feucht aufzuwischen, auch Möbel und sonstige Gegenstände sind mit schwach feuchten Tüchern (Sublimatlösung!) abzureiben.

Der *Fußboden* ist bei Verdacht einer stärkeren Verunreinigung durch Auswurf mittels Sublimatlösung nachhaltig zu desinfizieren.

Bücher und andere Dinge, die der Kranke mit beschmutzten Fingern berührt hat — und beschmutzt sind sie immer, wenn der Kranke in die vorgehaltene Hand hustet — sind mit 5$^0/_{00}$ iger Sublimatlösung abzuwischen. (Vorsicht bei Metallbeschlägen.)

Eine Schlußdesinfektion

muß vorgenommen werden, wenn der Kranke in ein Krankenhaus oder Sanatorium verbracht worden oder verstorben ist. Sie hat sich auf alle Gegenstände zu erstrecken, die mit Auswurfteilchen verunreinigt sein können, ausgenommen die Dinge, die während der letzten Zeit der Krankheit bereits zuverlässig desinfiziert worden sind. Über den Umfang der Schlußdesinfektion trifft der Kreisarzt Bestimmung. Die Ausführung legt man zweckmäßig in die Hände derjenigen Personen, die bereits während der Erkrankung die Überwachung der laufenden Desinfektion ausgeübt haben.

Wechselt der Kranke seine Wohnung und hinterläßt nur leere Räume, so kann sich die Desinfektion im wesentlichen auf ein ausgiebiges Scheuern des Fußbodens mit nachfolgendem Aufwischen mit 5$^0/_{00}$ iger Sublimatlösung in den von den Kranken benutzten Räumen beschränken. Im Schlafzimmer sind auch die an die Betten angrenzenden Teile der Wand, insbesondere wenn sie Spuren von Verunreinigung tragen, mit Sublimatlösung zu befeuchten. Nach frühestens sechs darauf folgenden Stunden hat eine eingehende Reinigung mit Seife und heißer Sodalösung zu geschehen, die auch auf die übrigen Wohnungsteile auszudehnen ist und in diesen als ausreichende Desinfektion überhaupt angesehen werden kann. Auch Formalindesinfektion kann hier in Betracht kommen.

Bekämpfung der Diphtherie.

Der *Ansteckungsstoff* ist bei der Diphtherie in den entzündeten Teilen und in den Absonderungen des Rachens und der Nase enthalten. Die *Übertragung erfolgt* auf ähnliche Weise wie bei der Tuberkulose durch Verschleudern keimhaltiger Tröpfchen beim Husten und Schreien und ferner durch Verunreinigung von Fingern, Taschen-, Handtüchern, Trinkgläsern, Eßgeräten usw. Danach müssen die Pfleger, wie bei Tuberkulösen, ihr Verhalten gegenüber den Kranken einrichten und vor allem auf ihre Hände achten, unnötige Berührungen unterlassen, es auch vermeiden, mit den Fingern ihren Mund oder ihre Nase zu betasten.

So oft sie ihre Hände mit den Absonderungen der Kranken in Berührung gebracht haben, müssen die Hände in $1^0/_{00}$ iger Sublimatlösung gereinigt werden. Eine Schüssel mit dieser Flüssigkeit soll stets im Krankenzimmer stehen. (Kinder fernhalten!)

Nur wenn Sublimat nicht vorhanden ist oder wegen großer Empfindlichkeit nicht vertragen wird, sind schwächer wirkende Desinfektionsmittel, wie verdünntes Kresolwasser, zu verwenden.

Was S. 209 über die Anlegung eines *Schutzkleides* (Schürze usw.) gesagt ist, trifft auch hier zu.

Auf die große Ansteckungsgefahr durch *Küsse* sei besonders aufmerksam gemacht.

Der Kranke ist häufig noch einige Zeit nach der Genesung ansteckungsfähig; ja nicht selten beherbergen sogar scheinbar gesunde Personen in der Umgebung des Kranken die Krankheitskeime in Rachen und Nase. Durch solche „*Bazillenträger*" kann die Krankheit in derselben Weise übertragen werden wie durch Kranke. Bei Erwachsenen und älteren Kindern wird in der Regel eine eingehende und wiederholte Belehrung genügen, um durch einfache Vorsichtsmaßnahmen, häufiges Waschen der Hände, Vermeiden des Küssens und unnötiger Berührungen, Gebrauch von eigenen Eß-, Trink- und Waschgeräten, durch Desinfektion der Taschentücher einer Ansteckung vorzubeugen.

"Bazillenträger" sind nur durch bakteriologische Untersuchungen zu erkennen. Eine solche sollte daher in jedem Falle bei *allen Wohnungsgenossen* des Kranken sowie nach der Genesung bei dem letzteren selbst vorgenommen werden.

Benutzte Krankentransportmittel sind — wie bei *allen* Transporten ansteckender Kranken — durch waschbare Tücher vor Verunreinigungen mit Absonderungen des Kranken zu schützen. Wenn trotzdem Beschmutzungen vorgekommen sind, müssen die betroffenen Stellen mit 1—5$^0/_{00}$iger Sublimatlösung, Metallteile mit verdünntem Kresolwasser desinfiziert werden. Die verwendeten Tücher sind so zu behandeln, wie S. 214 vorgeschrieben ist. Droschken und andere Personenfahrzeuge sind, wenn ihre Benützung unvermeidlich war, in gleicher Weise zu reinigen.

Die laufende Desinfektion

hat während der ganzen Krankheit sich auf den Auswurf und alle sonstigen Absonderungen aus Mund und Nase zu erstrecken, und zwar sofort nach der Entleerung. Die Wäsche ist unmittelbar nach ihrem Wechsel, die anderen Gegenstände sind tunlichst bald nach ihrer Verunreinigung zu desinfizieren. Über die Maßnahmen im einzelnen geben die Anweisungen S. 214—216 Aufschluß.

Die Schlußdesinfektion

hat alle Gegenstände zu umfassen, die vermutlich mit Absonderungen des Kranken verunreinigt sind. Zweckmäßig und zufolge den ministeriellen Vorschriften ist sie, wenn möglich, den geprüften Desinfektoren und den Pflegepersonen anzuvertrauen, die während der Krankheit die Kontrolle der laufenden Desinfektion ausgeübt haben. Einzelheiten können also hier übergangen werden.

Desinfektionsverfahren bei Scharlach.

Die *Übertragungsweise* der Krankheit ist noch nicht sicher bekannt, erfolgt aber wahrscheinlich ebenso wie bei anderen Krankheiten, die mit Entzündungen im Rachenraum und in den Luftwegen einhergehen, vom Rachen und von den oberen Luftwegen aus. Möglicherweise sind gegen Ende der Krankheit auch die Hautschuppen, die dann meist reichlich auftreten, Träger der Erreger.

Das Verhalten der Personen in der Umgebung des Kranken gegenüber diesem regelt sich daher in derselben Weise wie bei Tuberkulose- und Diphtheriekranken. Die Pflegepersonen sollen schon bevor sie den Kranken, seine Wäsche, das Speigefäß oder andere Gegenstände, die mit Absonderungen verunreinigt sein können, berühren, die Hände mit Sublimatlösung oder, wenn jenes nicht verwendbar oder erhältlich ist, mit verdünntem Kresolwasser waschen; ebenso jedesmal, wenn die Hände mit Absonderungen des Kranken in Berührung gekommen sind. Über die *Schutzkleidung* ist das S. 209 Geschriebene nachzulesen. Krankenbesuche sind zu vermeiden.

Die Desinfektion der Krankentransportmittel hat nach den S. 221 erteilten Ratschlägen zu geschehen.

Für *die laufende und die Schlußdesinfektion* gelten die gleichen Vorschriften, wie sie bei der Diphtherie beschrieben sind.

Personen, die die Wäsche Scharlachkranker zu waschen, auszubessern oder die Kleider zu reinigen haben, sollen während der Arbeit weder essen, noch trinken und nach der Arbeit sich sorgfältigst desinfizieren. Dasselbe gilt von solchen Personen, die mit Scharlachleichen zu tun hatten.

Maßnahmen bei Genickstarre.

Der *Ansteckungsstoff* der Genickstarre ist in den Absonderungen des Rachens und der Nase enthalten. Seine Verbreitung geht ebenso vor sich, wie bei der Diphtherie. Es erkrankt indessen nicht jeder, der die Krankheitskeime in sich aufgenommen hat. Insbesondere sind Erwachsene viel widerstandsfähiger gegen die Erreger als Kinder; jene bleiben oft nur Keimträger, während sie selbst sich vollkommen wohl fühlen. Durch solche unbekannten „Keimträger" oder „Bazillenträger" werden aber, wie schon ausgeführt, die Ansteckungsstoffe viel häufiger übertragen als durch die offensichtlich Kranken. Die Keimträger sind nur durch bakteriologische Untersuchungen nachzuweisen. Es müssen daher in jedem einzelnen Falle alle Wohnungsgenossen des Kranken über die Ansteckungsweise aufgeklärt werden, um eine Weiterverbreitung der Erreger zu verhüten.

Als *Vorsichtsmaßregeln* sind zu beachten: Bei Hustenstößen hat der Kranke den Kopf abzuwenden und ein Taschentuch vorzuhalten. Seine Umgebung muß das Küssen und unnötige Berührungen vermeiden. Häufiges Händewaschen, Gebrauch von eigenen Hand- und Taschentüchern, Desinfektion der letzteren muß den Pflegern zur Pflicht gemacht werden.

Bezüglich der *Desinfektion der Krankentransportmittel* sowie der *laufenden und der Schlußdesinfektion* sei auf das verwiesen, was bei Tuberkulose und Diphtherie im vorstehenden dargelegt ist.

Desinfektionsverfahren bei Typhus.

Der *Ansteckungsstoff* des Typhus — der Typhusbazillus — ist in den Stuhlentleerungen, oft auch im Urin des Kranken und im Badewasser enthalten. Die Übertragung erfolgt dadurch, daß Teile vom Stuhlgang, Harn oder Badewasser durch beschmutzte Finger, Nahrungsmittel, Eßgeräte oder andere Gegenstände in den Mund gesunder Personen gelangen. Daher sind von Beginn bis zum Ende der Erkrankung die erwähnten Ausscheidungen wie auch das Badewasser sorgfältig zu desinfizieren.

Deshalb sollen auch die mit der Wartung des Kranken beschäftigten sowie die sonst mit ihm unmittelbare Berührung tretenden Personen die Hände häufig in Sublimatlösung waschen, besonders dann jedesmal, wenn die Hände durch Stuhlgang oder Urin verunreinigt sind (Schüssel mit $1^0/_{00}$ iger Sublimatlösung — gegebenenfalls mit verdünntem Kresolwasser — dauernd im Krankenzimmer aufstellen!).

Über die *Schutzkleidung* und die gebotene Zurückhaltung gegenüber dem Kranken vgl. S. 209. Die Krankenpfleger sollen Berührungen des Kranken nach Möglichkeit vermeiden und darauf achten, daß sie nicht mit dem Finger an Mund oder Nase gelangen.

Für das Berühren der *Leiche* gilt das Gleiche wie für das des Kranken.

Typhuskranke sollen ein *Steckbecken* oder ein sonst geeignetes Gefäß benutzen. Wenn *Genesende* den *Abort* besuchen, sollen sie Verunreinigungen des Sitzbrettes und des Fußbodens vermeiden. Sie sollen nach der Entleerung ihre Hände mit Seife und Wasser und dann mit Sublimat gründlich waschen. Es ist dafür zu sorgen, daß der Abort gut beleuchtet und reichlich mit Papier versehen ist.

Die *Genesenen* sind häufig noch längere Zeit *ansteckungsfähig*; ja zuweilen siedeln sich die Krankheitserreger auf lange Dauer im Körper der Genesenen an und werden dann jahrelang mit Stuhlgang, seltener mit dem Harn ausgeschieden. Durch solche „Bazillenträger" kann, wie bereits erwähnt, die Krankheit ebenso verbreitet werden wie durch Kranke. Auch scheinbar gesunde Personen aus der Umgebung des Kranken können zu Bazillenträgern werden. Bazillenträger sind auch hier nur durch wiederholte bakteriologische Untersuchungen von Stuhl und Harn festzustellen. Solche Untersuchungen sind daher in jedem Falle bei allen Wohnungsgenossen des Kranken sowie nach der Genesung bei ihm selbst zu veranlassen.

Die Bazillenträger sind eingehend und wiederholt über ihren Zustand zu belehren und dazu anzuhalten, daß sie sich unmittelbar nach jeder Stuhl- und Urinentleerung die Hände gründlich mit

Seife im eigenen Waschgerät (Waschschüssel, Handtuch, Seife, Bürste) reinigen und hinterher mit Sublimatlösung nachspülen. Ihre Wäsche muß getrennt von anderer Wäsche behandelt werden.

Sie dürfen *nicht als Köchinnen, Melker* oder *Angestellte in Nahrungsmittelbetrieben*, insbesondere in Molkereien und Milchhandlungen, tätig sein.

Bei der

Desinfektion von Krankentransportmitteln

sind alle Regeln zu beachten, die bei den bisher aufgeführten Krankheiten auseinandergesetzt worden sind. Nach jedem Transport sind die benutzten *Tücher* und *Kissenbezüge* durch Auskochen oder im Dampf, sowie die Decken und Kissen, die nicht durch Tücher oder Bezüge gegen Verunreinigungen geschützt waren, im gespannten Dampf zu desinfizieren. Der *Fußboden* ist ähnlich zu reinigen wie der eines Krankenzimmers.

Was S. 212—213 über die *laufende* Desinfektion gesagt ist, verdient auch beim Typhus peinlichste Beachtung.

Insbesondere sind der Fußboden des Krankenzimmers, Bettvorleger u. dgl., die Bettstelle, Matratzen, Bettdecken, Strohsäcke, der Nachttisch und die Wand in der Nähe des Bettes ausgiebig mit Sublimat zu befeuchten.

Auch die Aborte sind nach jeder Benützung sorgfältig mit Sublimat abzuwaschen. Das Badewasser wird nach der Anweisung S. 216 behandelt.

Die Schlußdesinfektion

ist auf alle Gegenstände auszudehnen, die vermutlich mit Ausscheidungen des Kranken verunreinigt sind. Da die Schlußdesinfektion von ausgebildeten und erfahrenen Desinfektoren und Pflegepersonen ausgeführt werden soll, so kann ich es unterlassen, im einzelnen hier darauf einzugehen. Im allgemeinen genügt es, wenn die laufende Desinfektion fortdauernd gewissenhaft erfolgt ist, eine *beschränkte* Schlußdesinfektion vorzunehmen. Unter Umständen kann aber der Kreisarzt auch eine gründlichere Schlußdesinfektion anordnen, wenn die Gefahr einer Weiterverbreitung der Krankheit nach seiner Ansicht ungewöhnlich groß ist, wie in Lebensmittelbetrieben, in Pensionaten sowie in überfüllten und besonders unsauberen Wohnungen.

Desinfektionsanleitung bei Ruhr.

Der *Ansteckungsstoff* dieser Krankheit ist ausschließlich in den Stuhlentleerungen enthalten. Die Übertragung vollzieht sich ähnlich wie beim Typhus. Deshalb sind auch bei der Ruhr im ganzen die gleichen Vorsichtsmaßregeln am Platze wie dort.

Häufig wird Ruhr auch durch *Fliegen* verbreitet, die sich auf die Stuhlentleerungen der Kranken und danach auf Nahrungsmittel setzen. Daher sind die Fliegen aus den Krankenstuben möglichst fernzuhalten. Wo dieses nicht gelingt, sind die Steckbecken, mit Stuhlgang verunreinigte Wäsche usw. sowie die Nahrungsmittel durch Bedecken möglichst vor Fliegen zu schützen. *Nahrungsmittel*, die nicht sogleich verzehrt oder nicht vor dem Genuß noch gekocht werden, sind in verschließbaren Schränken aufzubewahren oder mit fliegendichten Drahtnetzen zu bedecken.

Was bei dem Typhus über die Verwendung von Steckbecken für Kranke und über die Maßnahmen in den Aborten für Genesende gesagt ist, findet auch bei der Ruhr sinngemäße Anwendung. Von Aborten, die nicht mit Wasserspülung versehen sind, sollen Fliegen durch einen Deckel und auf sonstige Weise sorgfältig abgehalten werden. Dies trifft auch für Abortgruben, Tonnen, Kübel und Müllgruben zu.

Die Desinfektion von Krankentransportmitteln

soll in ähnlicher Weise vorgenommen werden wie nach der Beförderung von Typhus- und anderen ansteckenden Kranken.

Die laufende Desinfektion

hat während der ganzen Krankheitsdauer die Stuhlgänge (sogleich nach deren Entleerung), die Wäsche (bei deren Wechsel) und die anderen Gegenstände, die verunreinigt worden sein könnten, zu umfassen. Die Anweisungen im einzelnen, wie sie S. 214—217 gegeben sind, haben auch hier Beachtung zu finden.

Bezüglich

der Schlußdesinfektion

wird auf das bei Typhus Dargelegte verwiesen.

Bekämpfung der Körnerkrankheit.

Der *Ansteckungsstoff* ist in den Absonderungen der Augen des Kranken enthalten. Die Übertragung geschieht durch direkte Berührung: die Finger werden mit Absonderungsmengen verunreinigt und bringen kleine Teile beim Jucken und Reiben in ein gesundes Auge. Auch auf indirektem Wege, durch gemeinsame Benutzung von Gebrauchsgegenständen, besonders von Waschgeräten, Hand- und Taschentüchern, können die Erreger in gesunde Augen gebracht werden.

Der Kranke sollte deshalb ein eigenes Bett, jedenfalls aber eigene Waschgeräte, Hand- und Taschentücher benutzen. Öffentliche Badeanstalten darf er nicht besuchen. Er selbst wie seine

Umgebung sollen unnötige Betastungen der kranken Augen unterlassen. Auch vor Berührung der eigenen Augen kann die Umgebung des Kranken nur gewarnt werden. Ist es unvermeidlich, daß die kranken Augen, Verbandläppchen, Handtücher u. dgl. mit den Händen angefaßt werden, so sollen schon vorher die Hände in Sublimatlösung gewaschen werden, ebenso jedesmal, wenn die Hände durch die Absonderungen des Kranken verunreinigt worden sind. Wegen Bereitstellung einer Sublimat- oder Kresollösung im Krankenzimmer vgl. S. 218.

Laufende Desinfektion.

Während der ganzen, oft recht lange sich hinziehenden Krankheitsdauer ist auf die Desinfektion der Hände der größte Wert zu legen. Des weiteren soll die Desinfektion alle Gegenstände treffen, die mit den Absonderungen in Berührung gekommen sind. *Schleimige* und *eitrige Ausscheidungen* der Augenbindehäute und Nasenschleimhaut sind in Wattebäuschen, Leinen- oder Mullläppchen aufzufangen. Diese sind am besten sofort zu verbrennen, oder, wenn dies nicht angängig, in Gefäße zu legen, die mit Sublimat- oder verdünnter Kresollösung gefüllt sind. Sie müssen von der Flüssigkeit vollständig bedeckt sein und dürfen erst nach 2 Stunden beseitigt, gekocht und gewaschen werden. Für Verbandstücke empfiehlt sich die gleiche Behandlung. Die von den Kranken benützten *Hand-* und *Taschentücher* sowie seine *Bett-* und *Leibwäsche* sind 2 Stunden lang in Gefäße mit Sublimatlösung oder verdünntem Kresolwasser zu legen und dann zu kochen.

Die von dem Kranken benutzten *Waschgeräte* sollen, wenn sie ausnahmsweise von andern benutzt werden müssen, mit den vorerwähnten Flüssigkeiten ausgescheuert werden.

Nagelbürsten sind $^1/_2$ Stunde in $1^0/_{00}$ige Sublimatlösung zu legen und später in reinem Wasser nachzuspülen.

Die Schlußdesinfektion

kann unterbleiben, wenn die laufende Desinfektion regelrecht und regelmäßig ausgeführt worden ist. In anderen Fällen ist mit Hand- und Taschentüchern, Bett- und Leibwäsche noch einmal so zu verfahren, wie vorstehend empfohlen. Das gleiche gilt von der Behandlung der Waschgeräte und der Nagelbürsten.

Bei

Masern

sind die Maßnahmen im allgemeinen so wie bei dem Scharlach. Der Erreger kann ohne Mikroskop nicht wahrgenommen werden. Er ist in den katarrhalischen Ausscheidungen der Luftwege des

Kranken enthalten und wird durch Sprechen, Spucken, Niesen mit feinsten Tröpfchen in die Luft geschleudert. So gerät er mit der Atemluft in die Luftwege der Gesunden. Auch durch die Hände, Taschentücher und andere Gebrauchsgegenstände kann der Erreger übertragen werden.

Am meisten ist die Absperrung — Isolierung — zu empfehlen, die solange dauern muß, als katarrhalische Erscheinungen, besonders Husten, vorhanden sind. Solange der Masernrekonvaleszent hustet, kann die Übertragung auf andere stattfinden.

Die Leib- und Bettwäsche des Masernkranken sowie seine Taschentücher sind in einem Beutel, Sack, Kopfkissenbezug usw. zu sammeln und vor dem Waschen $1/2$ Stunde zu kochen.

Der Kranke muß besonderes Eß- und Trinkgeschirr erhalten, das gesondert von dem der Familie zu reinigen ist.

Die Grippe

wird durch ein mikroskopisch-kleines Lebewesen hervorgerufen. Es wird in ähnlicher Weise verbreitet, wie vorstehend bei Masern und Genickstarre beschrieben. Daher sind im allgemeinen auch die Regeln zu beachten, die zum Schutze gegen die Übertragung dieser Krankheiten im vorausgehenden angeführt sind. Hierher gehört vor allem auch die Behandlung der Bett-, Leib- und Gebrauchswäsche der Kranken, die Verwendung besonderer Eß- und Trinkgeräte und die laufende Desinfektion des Fußbodens.

Im allgemeinen empfiehlt es sich, in Grippezeiten größere Menschenansammlungen zu meiden, sich von ,,erkälteten" Menschen nicht anhusten zu lassen, vor jeder Mahlzeit sorgfältig die Hände und den Mund zu waschen und häufig im Tage mit Wasserstoffsupperoxyd-, hypermangansauren Kalilösungen u. dgl. zu gurgeln.

Auch bei

der Kopfgrippe

oder epidemischen Gehirnentzündung findet die Ansteckung so statt, wie bei der Schilderung der Masern- und Genickstarreinfektion dargelegt worden ist. Dementsprechend sind auch die Vorschriften zu beachten, die hinsichtlich der Verhütung und Bekämpfung dieser Krankheiten angegeben sind.

In ganz ähnlicher Weise wie bei Masern und Genickstarre wird der Erreger

des Keuchhustens,

ein kleinstes Kurzstäbchen, auf Gesunde übertragen. Er ist, besonders in der ersten Zeit der Krankheit, in den katarrhalischen Ausscheidungen des Befallenen aus dessen Luftwegen enthalten.

Die Übertragung findet in derselben Weise statt wie dort ausgeführt. Soweit bei der meist langen Dauer des Keuchhustens es möglich ist, sollen Kranke abgesondert werden, und zwar in allen Familien, in denen Kleinkinder vorhanden sind, durch Überführung in ein Krankenhaus. Im übrigen empfehlen sich alle Maßnahmen, die im Vorstehenden bei der Bekämpfung von Masern und Genickstarre erwähnt sind.

Andere Infektionskrankheiten wie Aussatz, Cholera, Fleckfieber, Pest und Pocken sind in Deutschland nicht heimisch und bedürfen daher einer besonderen Besprechung nicht.

Ganz allgemein sei zum Schlusse nochmals die große Verantwortung hervorgehoben, die *jeder* Pfleger sowohl gegen andere (Übertragung) wie gegen sich selbst hinsichtlich der Erkrankung übernimmt. Häufig, vor allem unmittelbar vor der Nahrungsaufnahme, müssen Finger, Hände und Vorderarme bis zu den Ellenbogen hinauf in sehr warmem Seifenwasser, das oft zu wechseln ist, gewaschen und dann mittels ausgekochter oder in Sublimatlösung (1—5:1000) aufbewahrter Handbürste fünf Minuten lang tüchtig abgebürstet werden. Hierbei sind die Hemdärmel bis zur Mitte des Oberarms aufzustülpen. Die Fingernägel und den Nagelfalz säubert man mittels eines Nagelreinigers (nicht des Taschenmessers!). Wer so vorbereitet ist, kann beruhigt zur Nahrung greifen. Er hüte sich aber, zwischen Waschung und Nahrungsaufnahme wieder Gegenstände, auch scheinbar gleichgültige, anzufassen.

Verbandübungen.

Auch hier gilt der Satz: „Übung macht den Meister". Je mehr Verbände der Samariter anlegt, desto einfacher wird er sie nach und nach zu gestalten wissen, desto mehr wird er verstehen lernen, Entbehrliches fortzulassen. Die oft bewunderten „Umschläge" (S. 231 u. 235) z. B. erscheinen vielen als das Meisterstück eines Samariters. Der Erfahrene wird sie als zeitraubend nur da ausführen, wo sie unbedingt notwendig sind, im übrigen aber mit gewöhnlichen, leichter und rascher herzustellenden Bindengängen, die ihren Zweck ebensogut erfüllen, abwechseln. Das Endziel jedes Verbandes ist die tunlichst sichere Befestigung des auf die Wunde zu legenden Materials ohne Beeinträchtigung des Blutkreislaufes.

Folgende Winke können für den Übenden von Nutzen sein:
1. Nimm die Binde nicht zwischen Daumen und Zeigefinger wie

einen Nippgegenstand, sondern fasse sie mit der ganzen Hand, die Rolle nach oben (vgl. Abb. 288 u. 289), fest an.
2. Die Führung der Binde fällt dem Daumenballen zu. Von ihm wird auch hauptsächlich die Stärke des Zuges bemessen (Muskelgefühl), der erforderlich ist, um der Binde den unerläßlichen Halt zu geben, während andererseits jede Einschnürung vermieden wird.
3. Bewege — entrolle — die Binde möglichst nahe der Haut; lasse sie beim Abwickeln, wo immer möglich, auf der Haut laufen. Vermeide es, die Binde zu weit zu entrollen. Dieses wäre ebenso

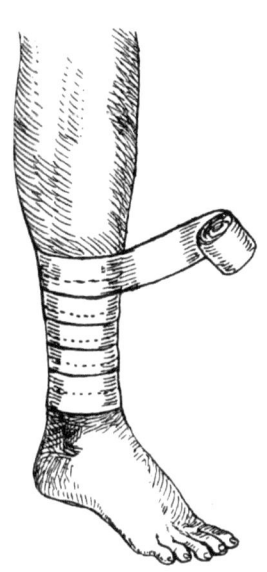
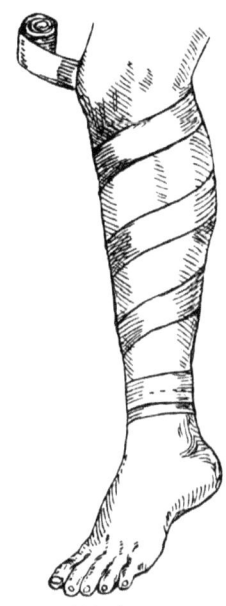

Abb. 272.   Abb. 273.
Einfache Hobel- oder Spiralgänge.   Kriechende Hobel- oder Spiralgänge.

fehlerhaft, wie wenn der Schneider zu lange Zwirnfäden in seine Nadel zöge.
4. Merke: Der Verband „sitzt" um so sicherer, je enger sich die Bindenstreifen an die Haut anschmiegen. Die Binde nimmt im großen ganzen selbst den richtigen Weg, wenn man ihr keinen Zwang antut, sondern sie so weiterrollen läßt, daß sie in all ihren Teilen an dem zu bedeckenden Körperteil aufliegt (keine Falten!) (vgl. Abb. 273 u. 290).
Das Hauptverbandmittel ist die Binde. Das dreieckige Tuch, so nützlich seine Anwendung auch werden kann, bleibt immer nur ein Notbehelf. Wenn daher auch Übungen mit dem letzteren

immer wieder vorgenommen werden sollen, so wäre es fehlerhaft, darüber den Gebrauch der Binden zu vernachlässigen.

Seitdem es so außerordentlich zweckmäßige, gegen Verunreinigung wirksam geschützte Verbandpäckchen gibt, sollte der Samariter deren mehrere stets bei sich tragen. Aber er muß auch die Fähigkeit besitzen, sie sachgemäß anzuwenden.

I. **Die Binden werden in der Weise angelegt,** daß man dem einzuwickelnden Körperteil möglichst nahetritt und zwar so, daß man ihn zu seiner Rechten hat. Das verletzte Glied wird von einem oder mehreren Helfern in einer bequemen Stellung so gehalten, wie es nach Fertigstellung des Verbandes gelagert werden soll.

Die Gliedmaßen werden grundsätzlich in der Richtung gegen das Herz verbunden. Zu feste Einwickelung bringt Stauung und damit Schmerzen und unter Umständen völliges Absterben des abgeschnürten Gliedes hervor (vgl. Abb. 62, S. 51).

Die Binde wird fest in die rechte Hand genommen, wie vorstehend angeraten. Die linke Hand — Daumen und Zeigefinger — erfaßt das freie Ende der Binde und legt es quer über das einzuwickelnde Glied, nach Möglichkeit so, daß mit einem der ersten Bindegänge der Verbandstoff (Mull usw.) schon befestigt wird. Das freie Ende der Binde wird mit der linken Hand so lange gehalten, bis es nicht mehr rutschen kann. Dann werden je nach Bedarf die zweckmäßigsten Bindengänge (Touren) ausgeführt; das letzte Ende wird durch eine Sicherheitsnadel festgesteckt. Man kann aber auch das Ende — je nach der Dicke des Gliedes — 15—20—30 cm einschneiden, so daß zwei Zipfel entstehen, die man um das Glied herumführt und knotet.

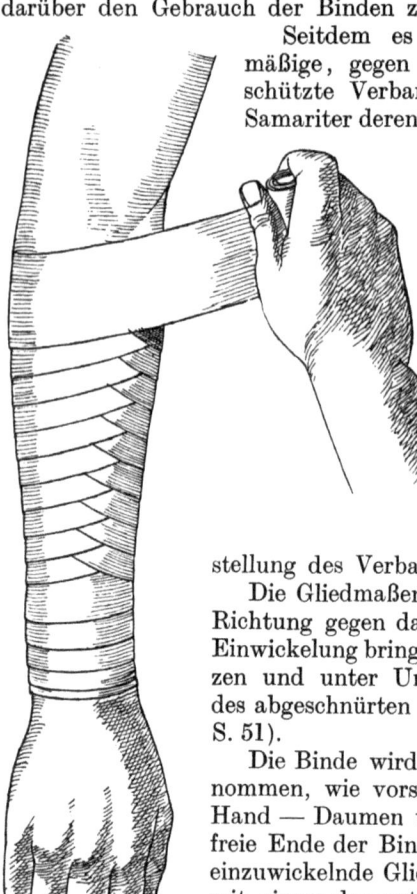

Abb. 274.
„Kreisgänge und Kornähre" am Vorderarm.

Man unterscheidet im ganzen fünf Bindengänge:

1. Den *Kreis*- oder *Zirkel*gang, so angelegt, daß ein Gang den vorausgehenden deckt. Er wird in der Regel nur zu Beginn der Einwickelung behufs Befestigung des Verbandstoffes ausgeführt und zu dessen Abschluß.
2. Den *Hobel*- oder *Spiral*gang, bei dem die parallel zueinander um das Glied herumlaufenden Gänge sich jedesmal um die Hälfte

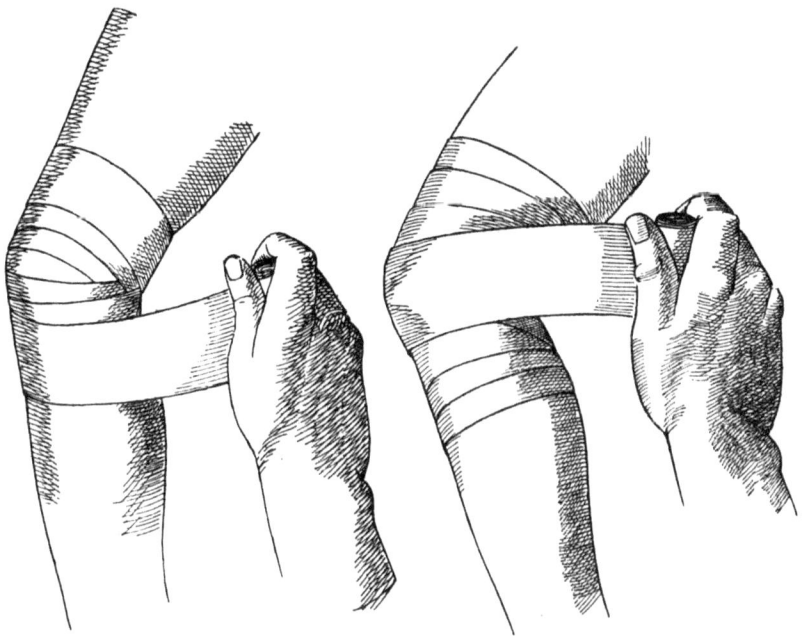

Abb. 275. Kreuz- und Achtergänge (Schildkrötenverband) am Kniegelenk (in der Mitte begonnen, am Unterschenkel beendet).

Abb. 276. Kreuz- und Achtergänge (Schildkrötenverband) am Kniegelenk (am Unterschenkel begonnen, in der Mitte beendet).

ihrer Breite decken. Man geht gewöhnlich von dem Kreisgang bald in den Hobelgang über.

3. Den *Schlangen*gang oder *kriechenden* Gang, der ohne Rücksicht auf den Abstand der einzelnen Gänge untereinander sich um das Glied herumwindet, bald in der Richtung nach dem Körpermittelpunkt, bald in umgekehrter Richtung.
4. Den *Umschlag*, der überall da angelegt wird, wo der Umfang des Gliedes rasch zu- oder abnimmt, so daß — wenn man nicht gerade den Schlangengang wählt — die Binde leicht klafft und abgleitet. Man legt den linken Daumen auf die Stelle der Binde,

232 Krankenpflege.

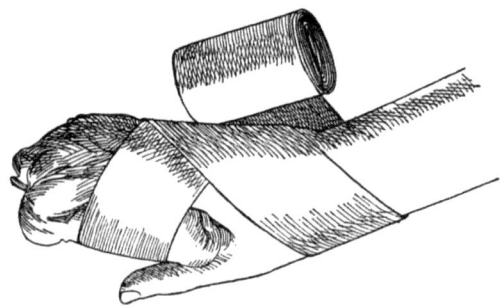

Abb. 277. Handverband, Wunde auf der Streckseite der Finger und am Handrücken. Beginn der Bindengänge (I).

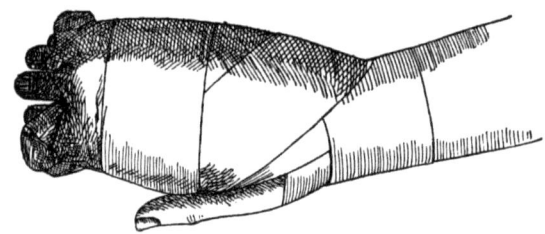

Abb. 278. Handverband, Wunde auf der Streckseite der Finger und am Handrücken. Weiterer Verlauf der Bindengänge (II).

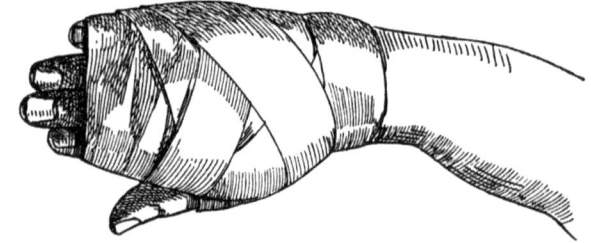

Abb. 279. Handverband, Wunde auf der Streckseite. Fertiger Verband (III).

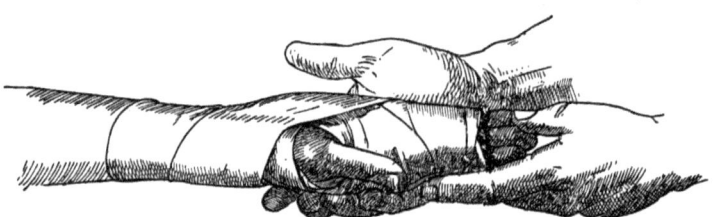

Abb. 280. Handverband. Wunde in der Hohlhand.

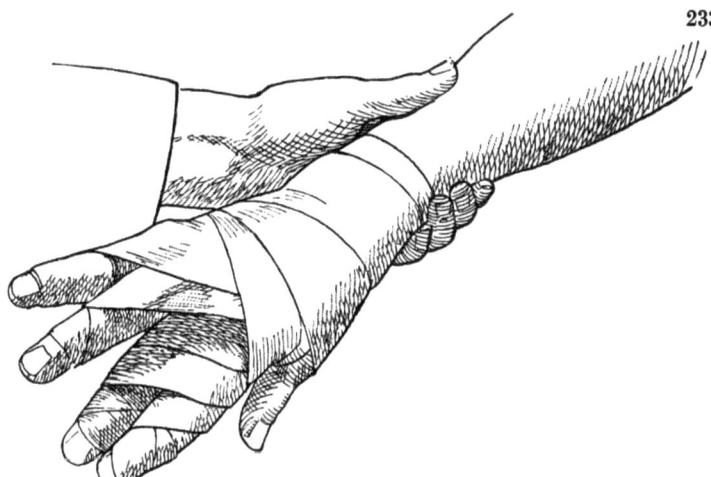

Abb. 281. Fingerverband (von der Streckseite gesehen).

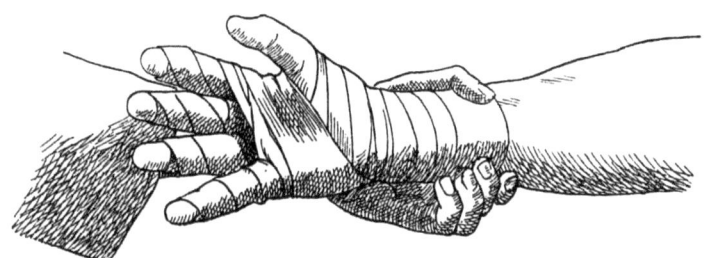

Abb. 282. Verband der einzelnen Finger, der Hand und des Vorderarms (Beugeseite).

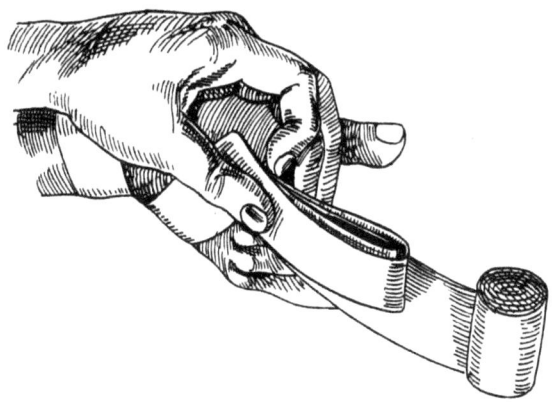

Abb. 283. Einwickelung der einzelnen Finger (I). Nach einigen Kreisgängen am Handgelenk, Herüberführen der Binde zum Finger, dort die vorgeführten Umschläge senkrecht zur Längsrichtung des Fingers.

die als Spiralgang sich eben um das Glied windet, hält sie dort fest, mäßigt den Zug mit dem Bindenkopf um ein Geringes, so daß das zwischen letzterem und dem Glied liegende Bindenstück

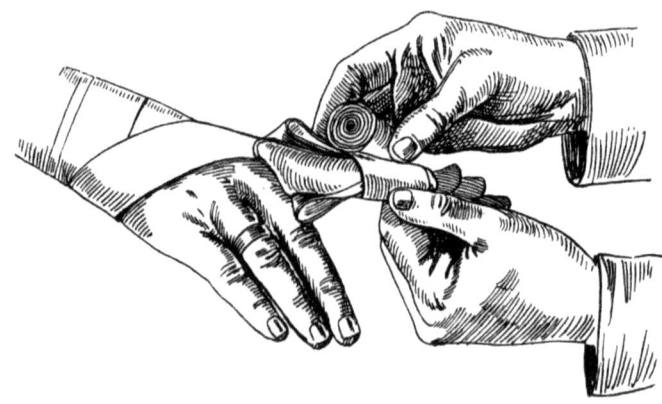

Abb. 284. Einwickelung der einzelnen Finger.
Einwickelung von der Fingerkuppe her gegen das Grundglied (II).

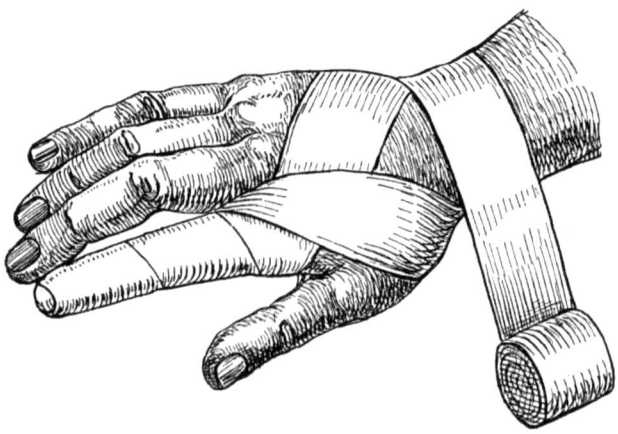

Abb. 285. Einwickelung der einzelnen Finger. Das Endbild, nachdem die Binde das Handgelenk wieder erreicht hat (III).

gelockert wird, und dreht den Bindenkopf einmal um seine Achse, so daß er nach unten gerichtet ist. Dann führt man ihn in dieser Lage mit leicht verstärktem Zuge um das Glied herum, nimmt ihn vorübergehend in die linke Hand und leitet ihn an die Stelle des

Verbandübungen. 235

vorangehenden Umschlages. Hier wiederholt man das Verfahren, bis man an einer gleichmäßig dicken Stelle des Gliedes angelangt ist.

5. Die *Kreuz-* und *Achtergänge* werden an den großen Gelenken

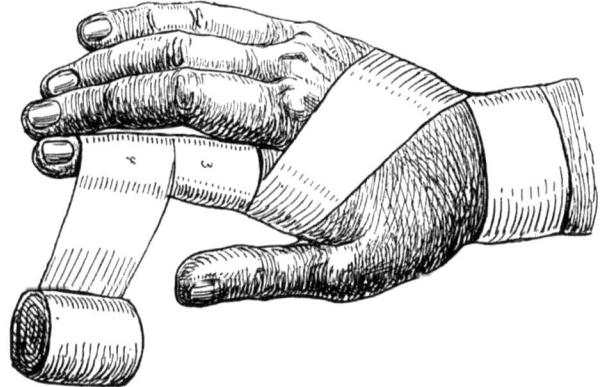

Abb. 286.
Fingerverband ohne die Umschläge. (Die Fingerspitze bleibt hier unbedeckt.)

angelegt; die Bindengänge kreuzen sich in der Gelenkbeuge an der gleichen Stelle, werden aber an der Streckseite immer so

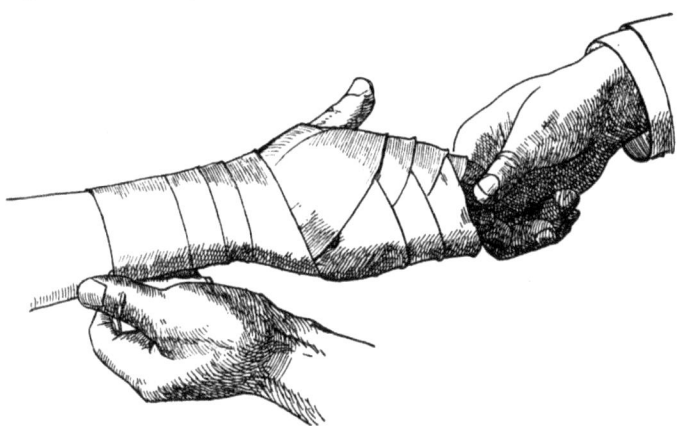

Abb. 287. Kornährenverband an der Hand, der sich am Vorderarm in einen Hobel- oder Spiralverband fortsetzt.

herumgeführt, daß wechselnd ein Gang oberhalb, der andere unterhalb des Gelenkes herumläuft. Legt man an der Kreuzungsstelle den folgenden Gang immer etwas höher oder tiefer als den vorausgehenden — am Handrücken, auf der Schulter, in der Leistengegend — so entsteht das Bild einer Kornähre. Dementsprechend wird diese Form der Bindenführung auch „Kornähre" genannt.

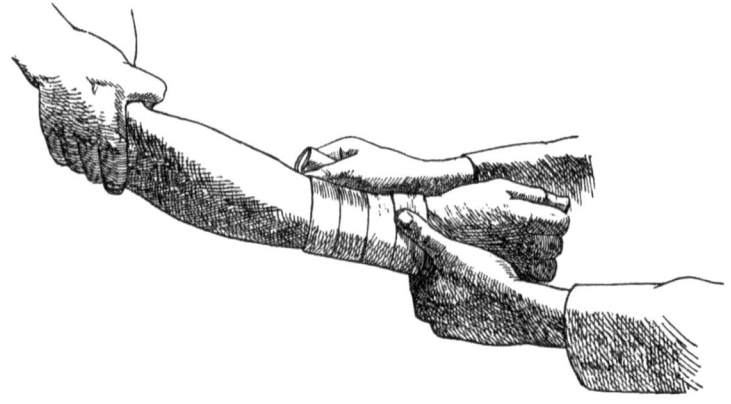

Abb. 288. Hobel- oder Spiralgang.

Es ist Sache der Übung und des Geschickes, immer diejenigen Gänge zu wählen, die im gegebenen Augenblick die zweckmäßigsten

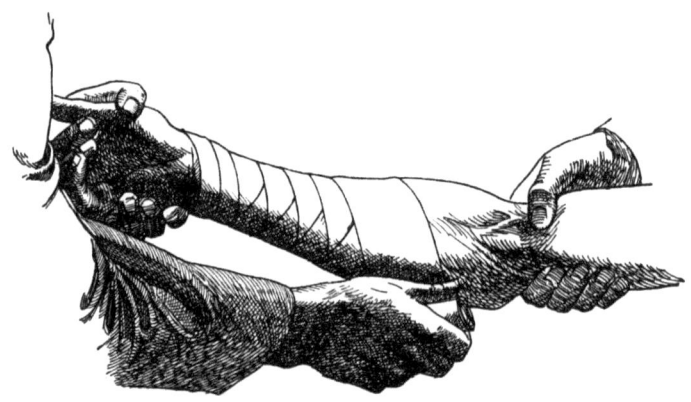

Abb. 289. Kreisgänge und „Kornähre" am Vorderarm.

sind. Bestimmte Regeln, wo einer der unter 1—5 aufgeführten Bindengänge jeweils angezeigt ist, und wo der andere, sind nicht aufstellbar. Für den Erfahrenen ergeben sie sich von selbst, wenn er vor allem im Auge behält, daß er den Verbandstoff auf der

Wunde unverrückbar zu befestigen hat, ohne daß die Binde den Umlauf des Blutes stört und die Bewegung des verletzten Gliedes mehr als erforderlich hemmt.

Bei *Finger*verbänden beginnt man im allgemeinen mit einigen Kreisgängen am Handgelenk, führt die Binde mit Schlangengang über den Handrücken und wickelt dann die Finger, soweit nötig, einzeln ein. Man bedient sich für die Finger ganz schmaler Binden. Die Fingerspitze wird dadurch gedeckt, daß man sie — ebenso wie beispielsweise den Stumpf abgerissener oder abgeschnittener Gliedmaßen (Amputationsstümpfe) — durch mehrere mit der Längsachse des Gliedes gleichlaufende Streifen überzieht und dann wieder durch Schlangengänge befestigt, bis man wieder über die Hand hinweg „kriechend", am Vorderarm (Handgelenk) angelangt ist. Will man mehrere Finger hintereinander einwickeln, ohne die Binde jedesmal abzuschneiden, so ergeben sich Bilder wie Abb. 281 u. 282.

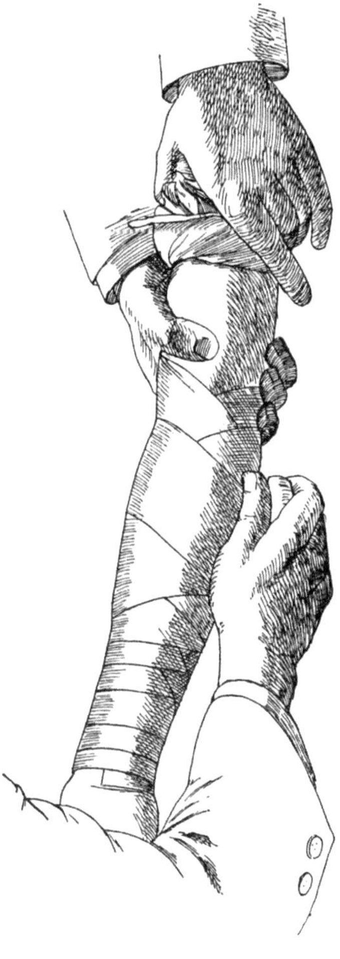

Bei Einwickelung der *Hand* beginnt man mit einem Kreisgang in der Nähe der Fingerspitzen und schreitet dann, die Bindengänge auf dem Handrücken kreuzend, zum Handgelenk vor (Abb. 287). Dort werden einige Kreis- und Hobelgänge ausgeführt und, sobald der Umfang des *Vorderarmes* erheblich zunimmt, mit Umschlägen begonnen. Ist man in die Nähe des *Ellenbogens* gelangt, so beginnt der Schildkrötenverband (vgl. Abb. 288—291). Man kann aber auch die Einwickelung der Hand am Handgelenk beginnen und von hieraus in der Form der „Kornähre" allmählich Handwurzel, Mittelhand und

Abb. 290. Kreisgänge und Kornähre am Vorderarm, übergehend in Achtergänge am Ellenbogen.

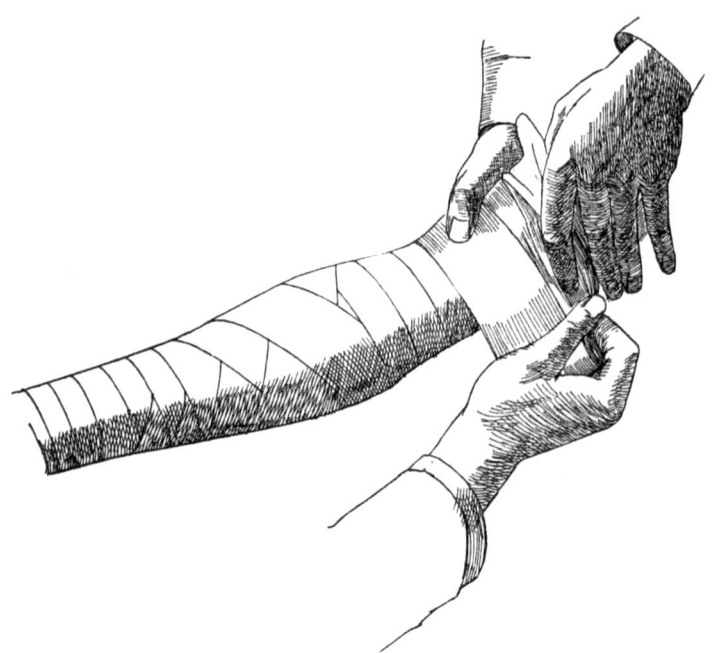

Abb. 291. Kreisgänge, Kornähre, Achtergänge und Kreisgänge an Vorderarm, Ellenbogen und Oberarm.

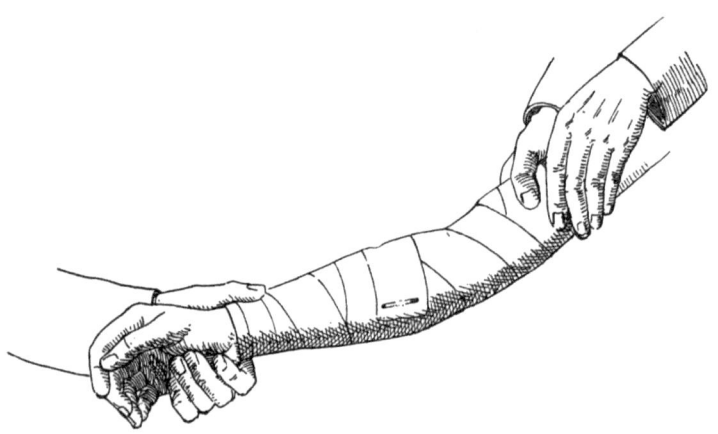

Abb. 292. Verband am Vorderarm — mittels Kreis- und auf- und absteigender Spiralbindengänge hergestellt — also ohne die umständlicheren Umschläge.

Finger bedecken. Am *Oberarm* sind Spiralgänge am Platze, an der *Schulter* kommt die „Kornähre" in Frage. Man beginnt mit einem Kreisgang am kranken Oberarm und geht von hier mit der Binde über die Schulter fort schräg über den Rücken zur gesunden

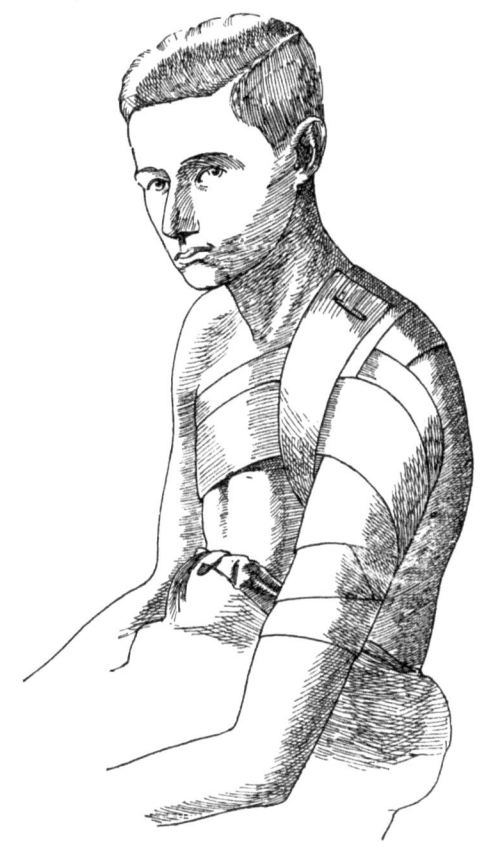

Abb. 293. Bindenverband um Oberarm und Schultergegend.

Achselhöhle, durch diese hindurch, schräg über die Brust wieder zur kranken Schulter. Hier kreuzen sich wieder die Gänge (vgl. Abb. 293).

Am *Bein* wird in ähnlicher Weise verfahren. Der Achtergang oder die „Kornähre" des *Fußes* beginnt oberhalb der Knöchel (Kreisgang) oder in der Mitte des Fußes. Die Kreuzung liegt auf dem Fußrücken. Am *Unterschenkel* wechseln Kreis- und Achtergänge mit „Umschlägen", am *Knie* beginnt die „Schild-

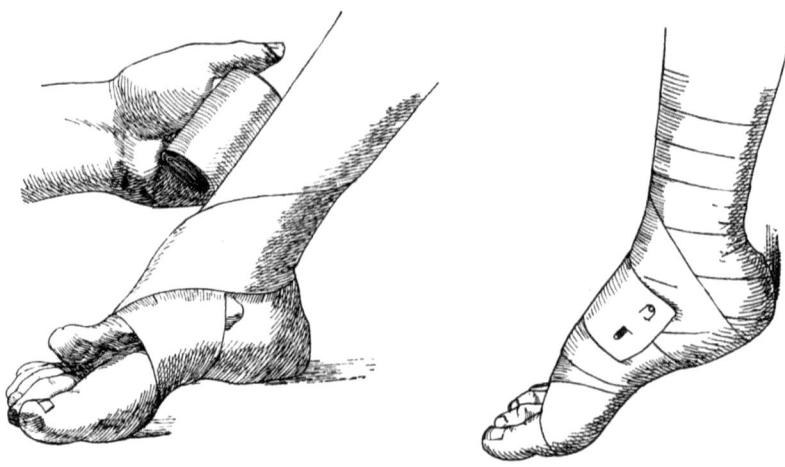

Abb. 294. Bindenverband (I) am Fuße (Wunde am Fußrücken). Beginn der Bindengänge.

Abb. 295. Bindenverband (II) am Fuße (Wunde am Fußrücken).

krötenbinde" unterhalb des Gelenks. Von einem Kreisgang ausgehend nimmt die Binde ihren Weg schräg durch die Kniebeuge

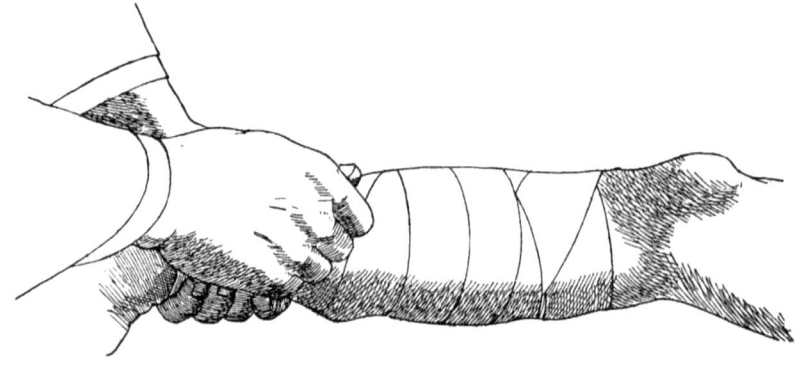

Abb. 296. Verband am Unterschenkel, vorwiegend mittels Spiralbindengänge. — auf- und absteigenden — angelegt.

zum Oberschenkel, beschreibt hier, etwas oberhalb der Kniescheibe, einen zweiten Kreisgang und kehrt dann schräg durch die Kniebeuge zum ersten zurück. So fährt man auf und absteigend

Verbandübungen.

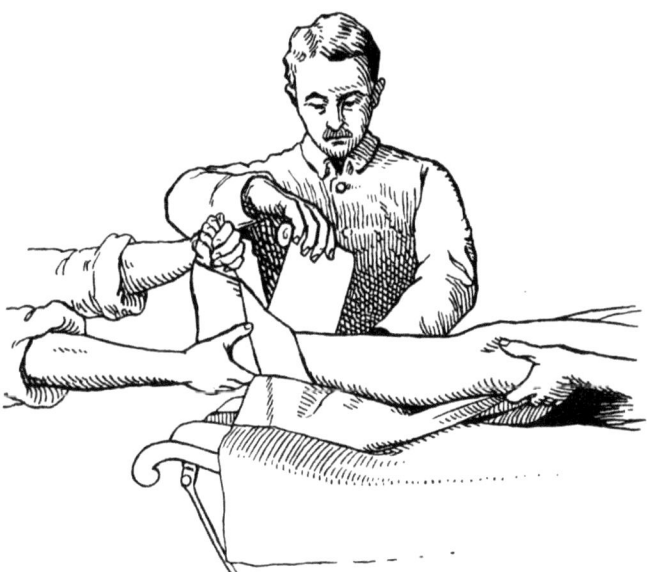

Abb. 297. Anlegung eines Verbandes unter Beistand zweier Helfer.

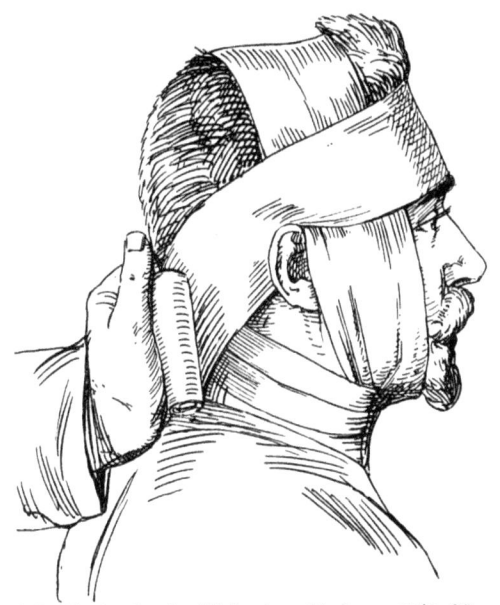

Abb. 298. Kopfverband mittels einer Binde — erste Gänge —.

v. Esmarch-Kimmle, Erste Hilfe, 50. Aufl.

fort, bis das ganze Kniegelenk bedeckt ist, und endet schließlich mit einem Kreisgang quer über die Kniescheibe (vgl. Abb. 275 u. 276).

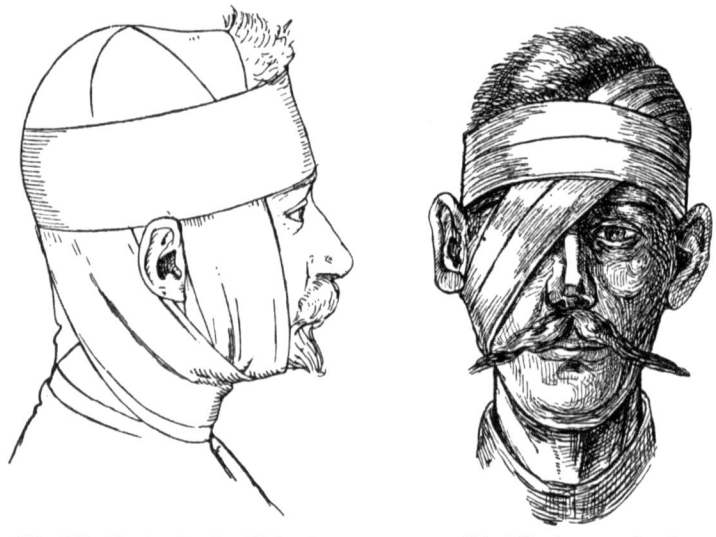

Abb. 299. Kopfverband mittels einer Binde — fertiger Verband —.

Abb. 300. Augenverband.

Bei der *Hüfte* liegt der Kreisgang am Leibe, in der Nabelgegend, die Kreuzung des Achterganges gewöhnlich in der Schenkelbeuge;

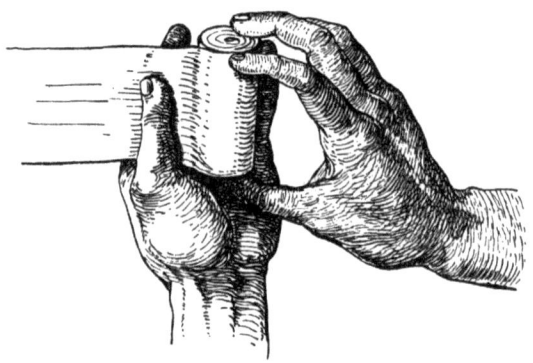

Abb. 301. Aufwickeln einer Binde.

doch läßt sie sich, je nach der Lage der Wunde, auch an anderer Stelle anbringen. Am *Leib* und an der *Brust* werden die

Kreis- und Hobelgänge ausgeführt; nur darf man dabei nicht übersehen, hin und wieder einen Achtergang um das Hüft- bzw.

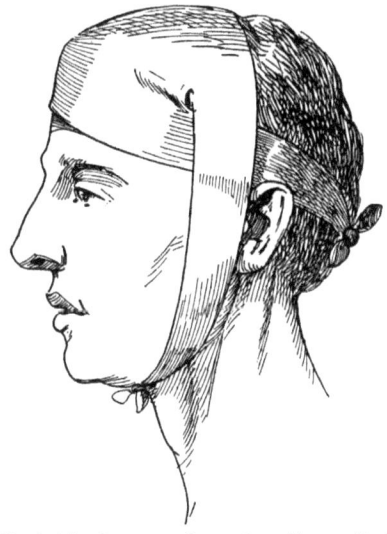

Abb. 302. Kopfschleuder, aus einem gespaltenen Tuch verfertigt.

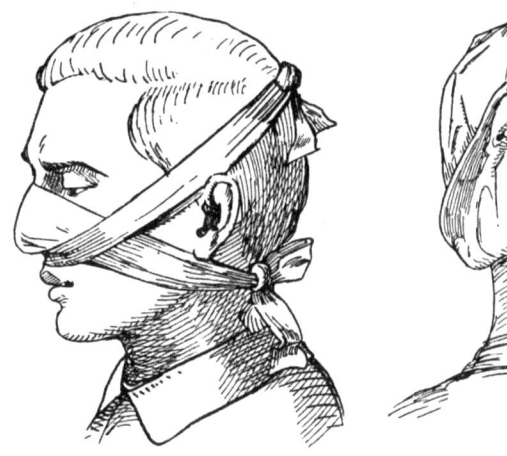
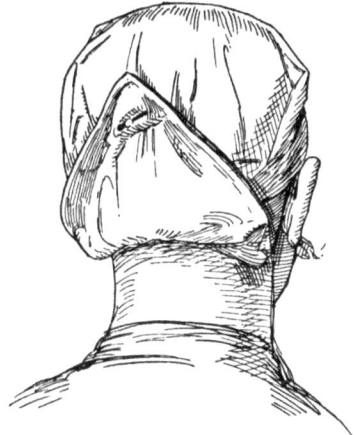

Abb. 303. Doppelgespaltene Binde, als Nasenschleuder verwendet.

Abb. 304. Deckverband am Kopfe, mittels dreieckigen Tuches hergestellt.

Schultergelenk auszuführen, um ein Rutschen der Binden nach oben oder unten zu verhüten.

244 Krankenpflege.

Über die *Kopf*verbände belehren die Abb. 298—300. Auch hier gilt als sicherste Regel, daß man die Binde dahin führen muß,

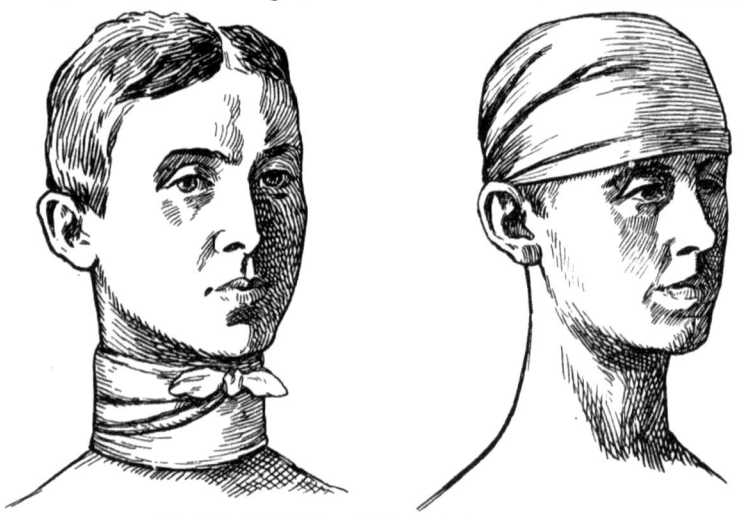

Abb. 305. Verbände mittels dreieckiger Tücher.

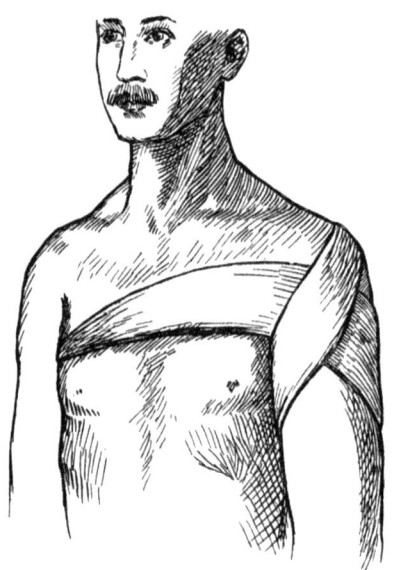

Abb. 306. Verband an der linken Schulter (Oberarm) mittels eines zusammengefalteten großen dreieckigen Tuches.

wo sie tunlichst in ihrer ganzen Breite sich an den Körperteil anschmiegt.

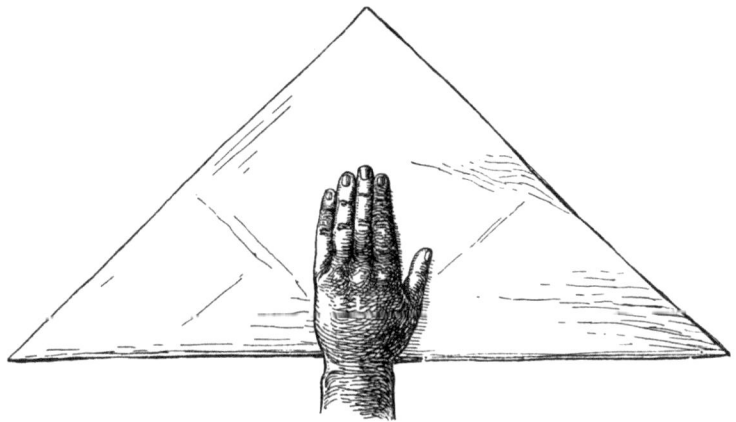

Abb. 307. Deckverband der Hand mittels dreieckigen Tuches (I. Akt).

Dasselbe gilt von der *Augen*binde. Sie soll das kranke Auge verdecken, ohne das gesunde in der Sehfähigkeit einzuschränken und darf nicht abgleiten. Um das Abgleiten zu verhindern, führt man schließlich einen Kreisgang um Stirn und Hinterkopf.

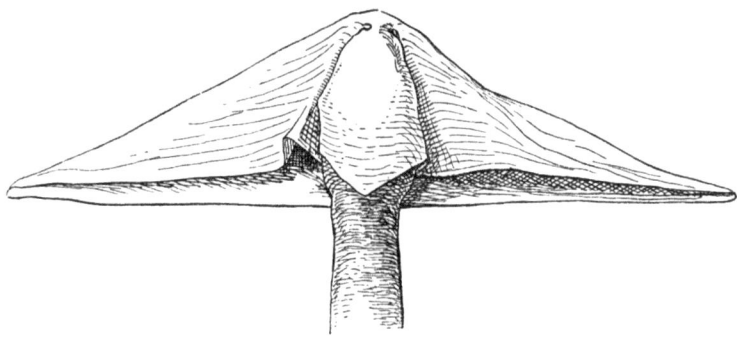

Abb. 308. Deckverband der Hand mittels dreieckigen Tuches (II. Akt).

II. Bezüglich der **Anwendung der dreieckigen Tücher** sei unter anderem auf Abb. 302—305, 307—312 u. 313—314 verwiesen. Den Gebrauch der *vier*eckigen Tücher zu üben ist nicht unbedingt nötig. Man kann jedes große viereckige Tuch durch Zusammenlegen leicht in ein großes dreieckiges verwandeln und sich seiner wie des letzteren bedienen. Ein *kleines dreieckiges* Tuch erhält man aus einem großen dadurch, daß man letzteres von der Mitte seiner langen Seite zur gegenüberliegenden Spitze durchschneidet. Ähnlichen Erfolg erzielt man durch einfaches Zusammenlegen.

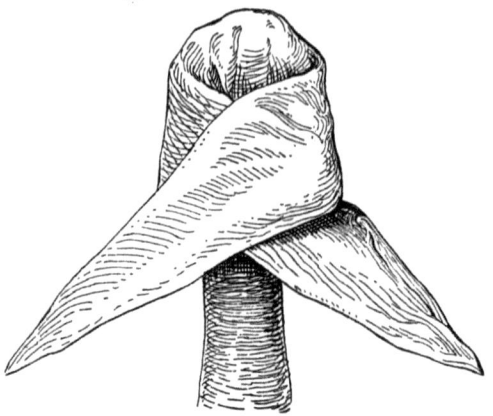

Abb. 309. Deckverband der Hand mittels dreieckigen Tuches (III. Akt).

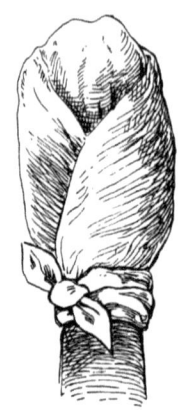

Abb. 310. Fertiger Deckverband der Hand (IV. Akt).

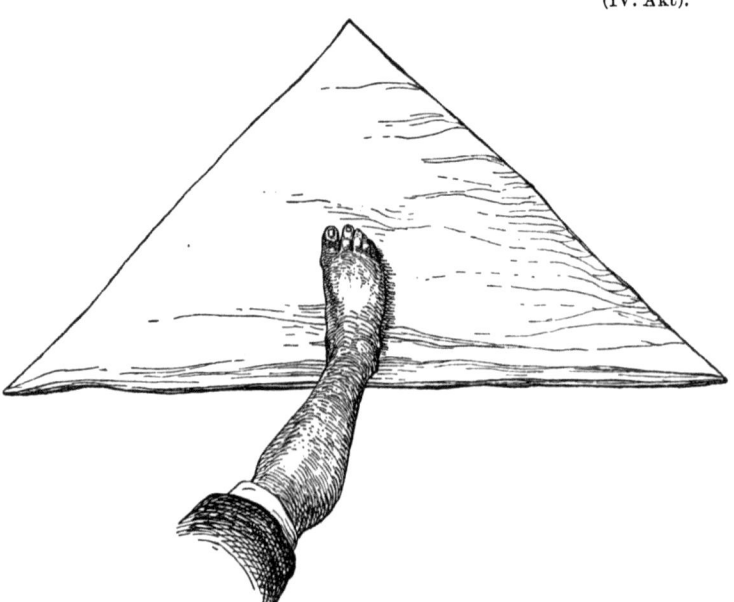

Abb. 311. Deckverband am Fuße mittels dreieckigen Tuches (I. Akt).

Verbandübungen. 247

Die Verwendung der *großen dreiec*kigen Tücher zu Armtragetüchern oder „Armschleudern" ergibt sich aus den Abb. 316—319. Der Samariter steht *vor* dem Verletzten, hält mit der einen Hand den oberen, langen und mit der anderen den kurzen Zipfel, während

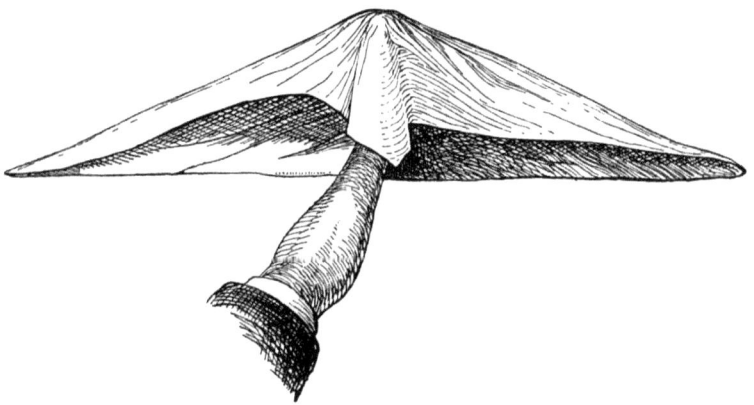

Abb. 312. Deckverband am Fuß mittels dreieckigen Tuches (II. Akt).

der lange untere frei herabhängt. Darauf legt er den oberen langen Zipfel auf die Schulter der gesunden Seite, den kurzen unter den

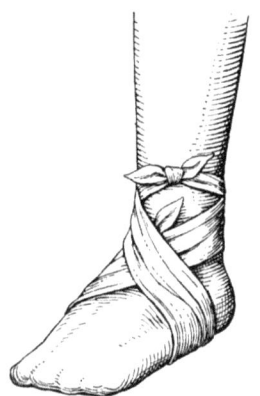 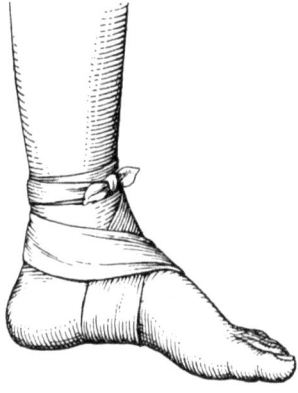

Abb. 313. Deckverband am Fuß mittels dreieckigen Tuches (III. Akt).   Abb. 314. Fußverband mittels eines zusammengelegten dreieckigen Tuches.

„kranken" Ellenbogen, schlägt den unteren langen Zipfel über den kranken Arm hinweg nach oben und knüpft auf der Schulter oder im Nacken zusammen. Der kurze Zipfel wird um den Ellenbogen herumgeschlagen und festgesteckt. Es sei dazu bemerkt,

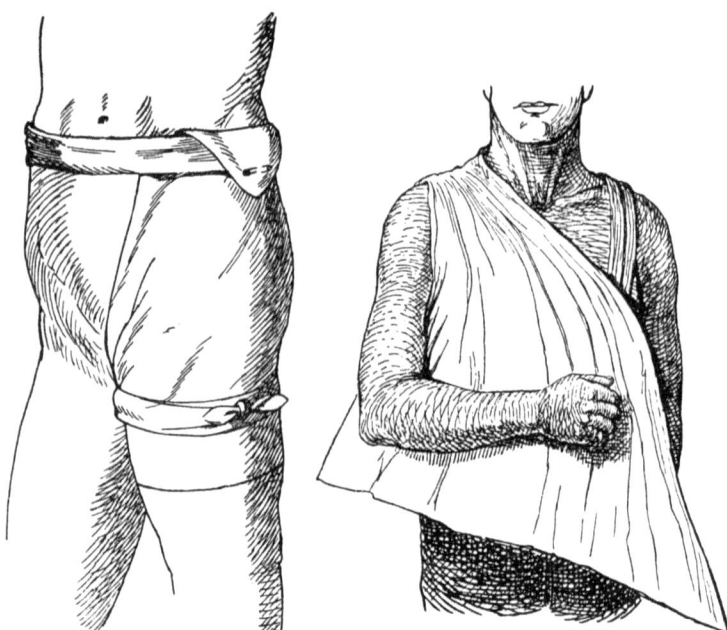

Abb. 315. Schutzverband mittels zweier großer dreieckiger Tücher am Oberschenkel.

Abb. 316. Anlegen des großen dreieckigen Tuches als Armschleuder (Mitella). (I. Akt).

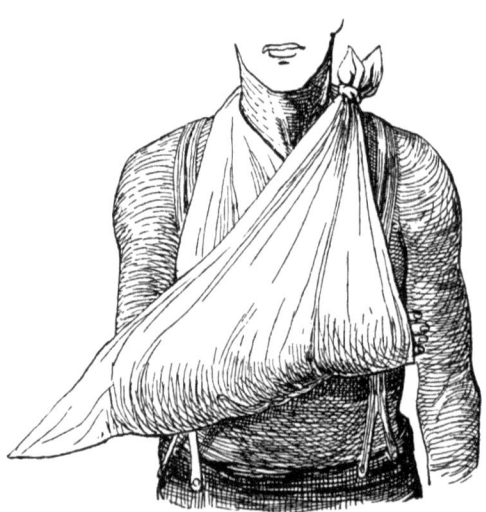

Abb. 317. Anlegen eines großen dreieckigen Tuches als Armschleuder (Mitella) (II. Akt).

Verbandübungen.

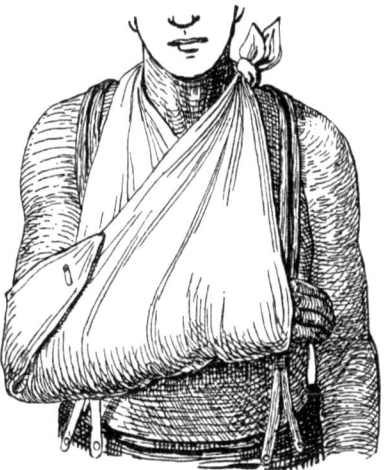

Abb. 318.
Anlegen eines großen dreieckigen Tuches als Armschleuder (Mitella) (III. Akt).

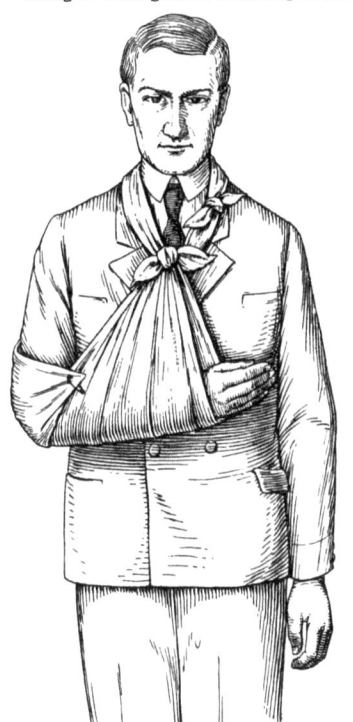 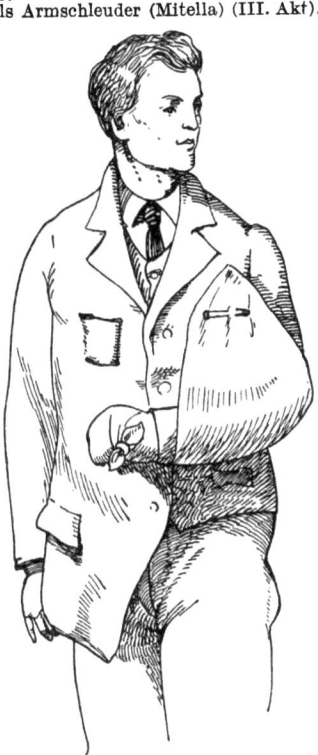

Abb. 319. Zwei kleine dreieckige Tücher, als Armschleuder verwertet.

Abb. 320. Verwendung des Rockschoßes als Armschleuder (Mitella).

daß der kurze Zipfel stets unter den Ellenbogen der kranken Seite zu liegen kommt. Dagegen wird der obere Zipfel je nach Gewöhnung des Samariters bald auf die Schulter der gesunden, bald auf die der kranken Seite gelegt. Der Unterschied im Erfolg besteht nur darin, daß dann, wenn man den ersten Zipfel über die gesunde Schulter führt, der Knoten und mit ihm auch der Druck hinter die kranke Schulterseite zu liegen kommt und unter Umständen lästig wirkt. Der Arm, der bis zur Fertigstellung des Tragetuches von einem tüchtigen Helfer am Oberarm, oberhalb des Ellenbogens, und an der Hand angefaßt und ruhig gehalten wird, muß so eingelegt werden, daß der Verletzte in die Handfläche hineinsieht. Ein Blick auf das Knochenbild wird den Grund dafür rasch erkennen lassen: Sieht die Handfläche nach oben (vgl. rechten Vorderarm der Abb. 1), dann laufen die beiden Vorderarmknochen in gleicher Richtung (parallel): Das sie verbindende Zwischenknochenband wird also so auseinandergespannt, daß es bei etwa stattgefundener Zerreißung durch Vernarbung sich nicht verkürzen kann. Dreht man die Hand so, daß die Hohlhand nach unten gerichtet ist, dann kreuzen sich die beiden Vorderarmknochen, wie am linken Arm der Abb. 1 zu sehen ist. In diesem Falle kommt es leicht zu Verwachsungen und Verkürzungen des verletzten Zwischenknochenbandes und dementsprechend zu Hemmungen bei der Drehung des Vorderarmes um seine Längsachse.

III. Als eine dritte bemerkenswerte Form der Verbände verdienen die sog. *Schnell- oder fertigen Not*verbände hier erwähnt zu werden. Sie sind zum Teil bereits S. 35 beschrieben worden. Hierher gehört die von UTERMOEHLEN angegebene Form, die sich aus den nachstehenden Abbildungen ergibt. Und ferner das deutsche Armeeverbandpäckchen, das S. 36 Erwähnung gefunden hat.

Sachverzeichnis.

Die Zahlen hinter den Stichwörtern geben die Seiten an.

Aborttrichter-Desinfektion 215, 216.
Aborttüren zu desinfizieren 215, 216.
Achselhöhlen-Schlagader-Blutung 41.
Achter- oder Kreuzgang 231, 235.
Adern 16.
Aderpressen 43, 44, 45.
Ansteckung 209.
Antiseptisch 30.
Antiseptische Lösungen 32, 34.
Aorta 17.
Arm 7.
Arterien 16, 17.
Arzneigläser 200.
Arzneikennzeichnung 200.
Arzneizufuhr 200—201.
Atembewegungen 193.
Atmung 21, 22, 23.
Atmung, künstliche 99—114.
— — mittels Atmungsapparates (Pulmotor) 111—114.
— — mittels Sauerstoffkoffers 113.
— — Sauerstoffs 111.
— — nach HOWARD 104, 106, 107.
— — — LABORDE 108.
— — — SCHAEFER 107.
— — — SILVESTER 102—104.
Aufheben eines Verletzten von der Erde 155.
Aufladen und befördern auf der Trage 137—138.
Aufrichten eines Kranken 186.
Aufwickeln der Binden 242.
Augen 6, 54—55.
Augenhöhle 2.
Augenverbände 242.
Ausätzung der Wunden 53.
Ausbrennen der Wunden 53.
Ausglühen der Wunden 210.
Auskochen 210.
Ausscheidungen zu desinfizieren 215 bis 217.
Auswurf 193, 194, 215.
— Lungen- und Kehlkopf- 215, 218, 219.
Ausziehen der Kleider und Stiefel 64.
Axttrage 152.

Bäder 204—205.
Badethermometer 204.
Badewannen-Desinfektion 216.
Badewasser-Desinfektion 205, 216.
Bakterien 30, 209.
Bandeisentrage 151.
Bänder 7, 8, 9, 10.
Bauchaorta 25.
Bauchfellentzündung 56.
Bauchspeicheldrüse 10, 26.
Baumstämmchentrage 148, 149, 153.
Bazillen 30, 209.
Bazillenträger 220, 221.
Becken 7.
Beckenknochen 9.
Befingern der Wunden 33.
Bein 7.
Beinschutz, improvisiert, 187—188.
Bett 181—184.
Bettbestandteile zu desinfizieren 215.
Bettuchwechsel 185—186.
Bettwäsche 214.
Bewegung 13.
Bewußtlosigkeit 122—126.
— bei Epilepsie 123, 124.
— Ursachen der Bewußtlosigkeit 122.
— Verhalten bei 123—125.
Bindengänge 230—245.
Bißwunden 53, 54.
Blase 10.
Blinddarm 10, 21.
Blinddarmentzündung, Verdacht auf, 57.
Blitzschlag 126—128.
Blut 18, 19, 20.
Blutadern 18.
Blutbeulen 27.
Bluterbrechen 52.
Blutergüsse 27.
Blutkörperchen 18, 19, 20.
Blutkreislauf 15.
Blutschorf 33.
Blutstillung 40—52.
Blutstillungsmittel 49—51.
Blutsturz 51.
Blutungen 38—40, 198.

Blutungen, innere 51, 52.
Blutvergiftung 30—32.
Blutwasser 18.
Brandbinde (Bardella) 84.
— (Vasenol-) 84.
Brandblasen 81.
Brandsalbe 84.
Brauschen 27.
Breiumschläge 204.
Bretter, federnd, zum Transport verwendet 161.
Brettertrage 150.
Brucheinklemmung 57, 80—81.
Brustbein 2, 6.
Brusthöhle 6.
Brustkorb (Brustkasten) 6.
Brustmuskel, großer 10.
Brustwirbel 2, 5.
Bücher-Desinfektion 217.
Bügelreifen 187.
Bürsten zu desinfizieren 216.
Byrolin 84.

Celsius 193.
Charpie 33.
Chlorina 211.
Chlorkalk 211.
Chylus 25.

Dachlattentrage 149.
Darmentleerungen 197.
Darmbein 2, 7.
Darmkanal 25.
Darmrohr 205—208.
Deckentrage 145—146.
Deckverband am Kopfe 243.
Decubitus 190.
Desinfektion 30, 209—228.
— Anweisung im einzelnen 214 bis 217.
— einfache Hilfsmittel 210.
— laufende 209, 212.
— medikamentöse Mittel 210—212.
— Schluß- 210, 213.
Dickdarm 10, 21, 25.
Diphtheritis-Desinfektion 220—221.
Dornfortsätze 5, 13.
Draht-Notschiene 65.
Dreieckige Tücher 37, 38, 245—250.
Druck auf Gefäße 40—51.
Druckbrand, Durchliegen 190.
Düngergruben zu desinfizieren 216.
Dünndarm 10, 21.
Durchfall 56.

Eingeweide 10.
Eingießungen 205—207.
Einklemmung von Brüchen 57, 80 bis 81.
Einladen in die Eisenbahn 171—172.
Einlauf 205—207.
Einnehmegläser für Arzneien 200.
Einnehmelöffel für Arzneien 200.
Einschnürende Binde 51.
Einwicklungen, kalte, 203.
Eis 202.
Eisbeutel 202, 203.
Eisbeutel-Improvisationen 202.
Eisenbahntransport 166—172.
— Hohmannsche Lagerungsvorrichtung 170.
— Hundsdieckersche Federbefestigung 169.
— Linxweilersche Lagerungsvorrichtung 170.
— Notgestell aus Rundholz 170.
— Unterlagen, federnde 171.
— Untersätze aus Klötzen 168.
Eiterung 29, 30.
Elastische Binde 46—48, 53.
Elektrische Schläge 128—131.
— — „Erdung" der elektr. Leitung 128—130.
— — Hilfeleistung 128—131.
— — Wirkung 128.
Elle 2, 7, 8.
Ellenbogengelenk 2, 3, 8.
Ellenbogen-Verbände 237, 238.
Empfindung 13.
Entleerungen (Darm-) 216.
Entzündung 30.
Entzündungserreger 30.
Epileptischer Anfall 123, 124.
Erbrechen 56, 57, 197.
Erbrochenes zu desinfizieren 216.
Erfrierung 115—116.
— Entstehung 115.
— Kennzeichen 115.
— Wiederbelebungsversuche 115 bis 116.
Erhängte, Verhalten bei, 121.
Ernährung 13.
Erschütterung des Gehirns 27.
— der Lunge 27.
— des Unterleibs 27.
Erstickung 116—122.
— Entstehung 116.
— durch verschluckte Bissen 121 bis 122.
— Rettungsversuche 116—122.

Erstickung, Verschüttung 121.
Ertrinken 87—114.
— künstliche Atmung 99—114.
— Rettung 87—99.
— Tod durch 99
— Wiederbelebungsversuche allgem. 99—114.
Essen und Trinken, Hilfeleistung dabei 199.
Eß- und Trinkgeschirr 216.

Fahrbahnen 135.
Fahrräder, als Nottransportmittel vorbereitet 160, 165, 166.
Falsche Gelenke 61.
Feldbahnwagen-Transport 170—171.
Fersenbein 2, 9.
Fertige Notverbände 250.
Fettpolster 24.
Fieberkurve 19 :.
Fiebertafel 194.
Fieberthermometer 193.
Finger 2, 7, 8.
Fingerglieder 2, 8.
Fingerstreckmuskel 10.
Fingerverbände 233—235.
Formaldehydgas 212.
Formalinlampe 212.
Fortschaffen Verunglückter 134 bis 172.
Forttragen durch eine Person 155.
Fremdkörper im Auge 54—56.
— im Ohr 56.
— in der Nase 56.
— in der Speiseröhre 56.
— in Wunden 54.
Fuß 7, 9.
Fußböden zu desinfizieren 214—215.
Fußknochen 9.
Fußverbände 229—231, 240—241.
Fußwurzel 2, 7, 9.

Galle 10, 21, 26.
Gallenblase 21, 25.
Gallengang 24.
Ganglien-Nervensystem 15.
Gasbrand 29.
Gasschutz 119—120.
Gaumen 12.
Gebirgskraxe 154.
Gebirgsschritt 141.
Gefäße-Desinfektion 34.
Gegengifte 131—133.
Gehirn 12, 13.
Gehirnhäute 12.

Gehirnverletzung 12, 13.
Gehirnwindungen 12.
Gekröse 25.
Gelenke 7.
— falsche 61.
Gelenkkapsel 7, 9.
Gelenkknorren 9.
Gelenkschmiere 7.
Genickstarre-Desinfektion 222.
Gerippe 4.
Gerüst (Knochen-) 2, 3, 4.
Gesicht, Gesichtsteil 6.
Gesichtsnerv 13.
Gewehrschienen 74.
Gifte, Arten von 131—133.
Gipsverband 62.
Gitterdrahttrage 150.
Glasröhren zum Einnehmen von Arznei 201.
Glieder 7.
Glyzerin-Stuhlzäpfchen 208.
Grätenfortsatz des Schulterblattes 8.
Granulationen 29.
Grippe-Desinfektion 227.
Großhirn 12.
Grubeninhalt-Desinfektion 215—216.
Gummibinde 44—45.
Gummihandschuhe zur Operation 31.
Gummistoff, Gummituch, Behandlung desselben 187, 188.
Gurttrage 150.
Güterwagen-Transport 171.

Haargefäße 15, 17.
Halsmark 13.
Halsschlagader 10.
Halsschlagaderblutung 40, 41.
Halswirbel 2, 5.
Hand 7, 8.
Handgelenk 2.
Händereinigung 31—32.
Handverbände 235, 245, 246.
Handwurzel 2, 8.
Hängemattentrage 146.
Harnblase 21.
Harnfänger 188.
Harnflasche 188.
Harnstoffausscheidung 23.
Haut 8.
Heftpflaster 34.
Heilserum gegen Hundswut 54.
— — Schlangengift 54.
Heizkissen 204.
Herz 6, 10, 15, 16, 17.
Herzkammern 15, 17.

Herzmassage nach MAASS 114.
Herzschlag 195.
Hiebwunden 80.
Hilfe beim Essen und Trinken 199.
Hindernisse für die Träger 140.
Hinterhauptbein 3.
Hitzschlag:
— Entstehungsursachen 125.
— Erscheinungen bei 125.
— Hilfeleistung 126.
Hobel- oder Spiralgang 229.
Hohladern 15.
Hohlvene 25.
Höcker, großer, des Oberarmkopfes 8.
HOHMANNsches Lagerungssystem 170.
Holzstäbe für Schienung 65—68.
Hosenträger, elastischer 45, 47, 48, 53.
HOWARDsche künstliche Atmung 104 bis 106.
Hüftbeine 7.
Hüftgelenkpfanne 7, 9.
Hüftverbände 242.
HUNDSDIECKERsche Federn 169.
Hydropathischer Umschlag 203 bis 204.

Inhabad-Apparat 108—111.
Insektenstiche 54.
Instrumente-Sterilisation 30, 31.
Irrigator 205—207.

Jackentrage 145, 149.
Jodierung der Wundumgebung 32, 36—38.
Jochbogen 2.
Jodtinktur 32.

Kaliseifenlösung 210.
Kalkmilch 212.
Kapillaren 17.
Kapselband des Schultergelenkes 8.
Karbolsäurelösung 211.
Karbolseifenlösung 211.
Kastenwagen zum Verwundetentransport 167.
Kataplasmen 204.
Kautschukspritze 16.
Kehldeckel 12, 21.
Kehlkopf 12.
Keimfreiheit 30.
Kennzeichen des Todes 133.
Keuchhusten-Desinfektion 227.
Klappen (Herz-) 17.
Kleidungsstücke-Desinfektion 214, 219.

Kleinhirn 12, 13, 14.
Klinken zu desinfizieren 216.
Klysopompe 207.
Knebelpresse 48, 50.
Knieellenbogenlage 207.
Kniegelenk 2, 9, 10.
Kniescheibe 2, 9, 10.
Kniescheibenband 2, 9.
Kniestreckmuskel 10.
Knieverbände 231.
Knochenbrüche 58—77.
— Behandlung durch den Arzt 62, 63.
— Behandlung durch den Laien 63 u. ff.
— einfache 58, 60.
— Heilung, 60, 61.
— Kennzeichen 59.
— komplizierte, offene 58, 59.
Knochengerüst 2, 5.
Knorren des Oberarmknochens 8.
Knorpel 7.
Kohlensäure 22.
Kontusionen 27, 28.
Kopf 6.
Kopfschleuder 249.
Kopfverbände 241—244.
Korbtrage 153.
„Kornähre" 230, 236, 238.
Körnerkrankheit-Desinfektion 225 bis 226.
Körperwärme 192—193.
Körperschlagader, große 15.
Kot in Gruben zu desinfizieren 216.
Krampfader-Blutungen 39, 40.
Krankenautomobile 136.
Krankenbett 181—184.
Krankenpflege 173—228.
Krankentragen 134—137.
Krankentransportbette 166.
Krankentransportmittel-Desinfektion 221.
Krankenwagen mit Pferdebespannung 136.
Krankenzimmer 174—181.
— Beleuchtung 174, 181.
— Feuchtigkeit 175, 180.
— Heizung 180.
— Krankentisch 176, 178, 179.
— Lüftung 177—180.
— Reinlichkeit 175—176.
— Ruhe 174, 175.
— Vorzimmer 175.
— Wärme 177.
Kreis- oder Zirkelgang 231, 236, 238.
Kresolseifenlösung 211.

Kresolwasser 211.
Kreuzbein 2, 5, 6, 7.
Kreuzgang 235.
Kriechender oder Schlangengang 229, 231.
Kronenfortsatz 8.
Krummdarm 25.
Künstliche Atmung 101—114.
— nach SILVESTER 102—104.
— — — HOWARD 104—107.
— — — SCHÄFER 107.
— — — SCHÜLLER 107.
— — — LABORDE 108—109.
— — mittels Inhabad-Apparates 108—110.
— — mittels Pulmotors 111—114.
LABORDEsche künstliche Atmung 108 bis 109.
Lagerung des Armes 198.
— — Beines 198.
Lakentrage 146.
Laufende Desinfektion 209, 212—213.
Leber 10, 15, 21.
Leberzerreißung 52.
Lebewesen, kleinste 30.
Leibschmerzen 56.
Leibwäsche-Desinfektion 214.
Leibwäschewechsel 184.
Leichen 217.
Leinewand zum Verband 33.
Leiterwagen, zum Verwundetentransport hergerichtet, 161, 162, 163, 165, 167.
Lendenwirbel 2, 5, 6.
Lesepult, improvisiertes 199.
Liegestuhl auf Planwagen 160.
Liegestuhltrage 150.
LINXWEILERsche Lagerungsvorrichtung 170.
Lippen 196.
Luftkranz, Luftkissen 190.
— — Aufblasen derselben 191.
Luftröhre 21, 22, 23.
Lüftung 177—179.
Lungen 6, 21, 22, 23, 24.
Lungenbläschen 22.
Lungenblutung 51.
Lungenblutader 15.
Lungenschlagader 15.
Lungenspitzen 10.
Lymphdrüsen 18, 20.
Lymphgefäße, Lymphadern 18, 20, 25.
Lysollösung 211.

Magen 10, 21, 24, 25.
Magenblutung 51—52.
Magengeschwüre, Verdacht auf 51, 52.
Magensaft 25.
Magenschleimhaut 24.
Magenpumpe 133.
Magenzerreißung 52.
Mandeln 24.
Manteltrage 145.
Mark, verlängertes 12.
Masern-Desinfektion 226—227.
Massage der Gelenke 79.
Mastdarm 26.
Mastisol 32.
Maximalthermometer 193.
Messungen der Körperwärme 192, 193.
Mikroben 30.
Milch 218.
Milchflasche für die Krankenernährung 187.
Milz 25.
Mittelfuß 2, 9.
Mittelhandknochen 2, 7, 8.
Mosettigbatist 187, 188.
Mull 33.
Mundhöhle 24.
Muskeln 7, 10.

Nachtgeschirr-Desinfektion 216.
Nährklystiere 207.
Nahrung 24.
Narbenbildung 28—29.
Narkose-Erbrechen 197.
Nase 6.
Nasenbein 2, 5.
Nasenbluten 52.
Nasenhöhle 12.
Nasenschleuder 243.
Nerven 13—15.
Nervenstränge 11, 12—15.
Nervensystem 12, 13—15.
Nervenverletzung 14.
Nieren 23, 25.
Notaderpresse 47, 50.
Notbettschirm 178.
Noteinlauf 206, 207.
Not-Kochapparat 181.
Notkrankentisch 178.
Notkraxe 152, 154.
Notlagerung bei gebrochenem Oberschenkel 140.
— — Verletzungen des Knies, Unterschenkels und Fußes 142.

Not-Nachtlicht 180—181.
Not-Rückenstütze 185.
Notschienenmaterial 65 u. ff.
Notschröpfkopf 53.
Not-Stützbrett 185.
Nottragen 143—154.

Oberarmbein 2, 7, 8.
Oberarmschlagader 10.
Oberarm-Schlagaderblutung 10, 42, 43.
Oberkiefer 2, 5.
Oberschenkelkopf 9.
Oberschenkelknochen 2, 7, 9.
Oberschenkelnerv 10.
Oberschenkel-Schlagaderblutung 10, 47.
Oberschenkelvene 10.
Ohnmächtige 123.
Ohrblutungen 52.
Ohren 6.
Operationen, Vorbereitungen dazu, 208.
Operierte, Beobachtung derselben, 198.

Pankreas 26.
Personenwagen-Transport 168—172.
Pflege der Kranken 184—199.
Pförtner 24, 25.
Pfortader 15.
Pillenverabfolgung 200—201.
Polsterung der Schienen 65—68.
PORTsches Oberschenkelbett 143.
PRIESSNITZscher Umschlag 203—204.
Pulmotor 111—114.
Puls 16.
Pulsadern 16, 17.
Pulsschläge 195.
Pulververabfolgung 200.
Pyämie 29.

Querfortsätze 5.
Quetschungen 27, 79.

Rabenschnabelfortsatz 8.
Rachenschleim-Desinfektion 221.
Radfahrerpumpe zum Aufblasen von Luftkissen 191.
RÉAUMUR 193.
Reduktionsventile 111.
Reflex 13.
Reinlichkeit 30.
Rettungsball 95.
Rettungsboote 95—96.
Rettungskränze 95.

Rettungsringe 95.
Rettungsversuche auf dem Eise 96 bis 99.
Riementrage 150.
Rinde, graue 12.
Ringband des Speichenköpfchens 8.
Rippen 2, 6.
Rippenbogen 6.
Rißwunden 34.
Rocktrage 145.
Rolle des Oberarmbeins 8.
Rollhügel, großer 9.
Rückenmark 6, 13.
Rückenmarkskanal 12, 13.
Rückenmarksnerven 13.
Rückenmarksverletzung 14.
Rückenstütze, Not-, 185.
Rückgrat 6.
Ruhr-Desinfektion 224, 225.
Rumpf 6.

Sacktrage 146.
Samariter-Schulen 4.
Sauerstoff 22.
Sauerstoffkoffer 113.
Saugadern 20.
Schädel 2, 3, 5.
Schädelhöhle 5, 12.
Schädelknochen 2, 3, 5, 6, 12.
SCHÄFERsche künstliche Atmung 107.
Scharlach-Desinfektion 221—222.
Scheitelbein 3.
Scheuern 210.
Schienbein 2, 7, 9.
Schienenbefestigung 71—72.
Schienenverbände 62—77.
Schilddrüse 25.
Schildkrötenverband 231.
Schläfenbein 5.
Schlagadern 10, 15, 39.
Schlangengang 231.
Schlangengift in Wunden 53—54.
Schleifentrage 162, 166.
Schlittenkufen zur Rettung auf dem Eise 96, 99.
Schlitten-Transport 162.
Schlund 24.
Schlüsselbein 2, 7.
Schlüsselbein-Schlagaderblutung 40, 41.
Schlußdesinfektion 209, 210, 213.
Schmierseifenwasser 210.
SCHMUCKERsche Kältemischung 202.
Schmutzwässer und Badewasser zu desinfizieren 216.

Sachverzeichnis.

Schnellverbände 35—38, 250.
Schnittwunden 28, 80.
Schorf 33.
Schröpfköpfe 53.
Schubkarren-Transport 163.
SCHÜLLERsches Verfahren 107.
Schulterblatt 2, 3, 7.
Schultergelenk 2.
Schulterverbände 239.
Schußverletzungen 28, 80.
Schweiß 24.
Schweißdrüsen 24.
Schwellung 27.
Schwertfortsatz 6.
Selbstrettung auf dem Eise 96.
Sehnen 7, 10.
Seifenzäpfchen 208.
Seitenwandbein 2.
Sepsis 29.
SILVESTERsche künstliche Atmung 102—104.
Sinnesorgane 6, 13.
Sitzbein 2, 3.
Sitzbretter zu desinfizieren 215—216.
Sitzknorren 2, 3.
Skelet 2, 3, 6, 7.
SMITHsche Trage 148.
SMITHscher federnder Wagentransport 161—162.
Sonnenstich 126.
Speiche 2, 7, 8.
Speichel 24.
Speiglas 193
Speigläser-Desinfektion 215.
Speisebrei 25
Speiseröhre 21, 24.
Spielsachen-Desinfektion 216—217.
Spiral- oder Hobelgang 229.
Sprache 6.
Sprunggelenk 2.
Spucknäpfe 215.
Staub 176.
Steckbecken 188, 198.
Steckbecken-Desinfektion 216.
Steißbein 5, 6.
Sterilisieren 30—32.
Stich- und Schußwunden 28, 34, 79, 80.
Stiefel zur Schienung 71—72.
Stillung der Blutungen 34—49.
Stirnbein 2.
Stopfende Einläufe 207.
Strecksehnen der Finger und Zehen 10.
Stricktrage 148.

Strohkeile 73.
Strohkranz 76, 157.
Strohmatten 74—75.
Strohmattentrage 147.
Strohrollen 73—74.
Strohroste 73—74.
Strohschienen 76.
Strohseile 73, 76.
Strohseiltrage 147.
Strohverbände 73—76.
Stuhlentleerungen 197, 198, 216.
Stuhltrage 143, 144.
Stuhlzäpfchen 208.
Stützbrett, Not-, 185.
Sublimatlösung 210—211.
Sublimattabletten 210—211.
Sympathisches Nervensystem 15.

Taschentücher 194.
Tassen-Desinfektion 216.
Teelöffel-Desinfektion 216.
Teller-Desinfektion 216.
Temperaturmessungen 192, 193.
Thermometer 193.
Thermophore 189, 192.
Todeskennzeichen 133.
Tornistertrage 150.
Tourniquets 43.
Trage-Beförderung durch Tiere 167.
Trage nach NICOLAI 142.
Tragen, gewerblich hergestellte 134 bis 137.
Tragtuch 158.
Transport auf Tragen, Regeln dafür 137—143.
Transpiration 24.
Trockene Wärme 204.
Tropfenglas 201.
Tropfenzähler 201.
Tuberkulose-Desinfektion 217—220.
Tuchverbände 243—250.
Typhus-Desinfektion 223—224.

Übergießungen, kalte 205.
Ullo-Jodverband 36—37.
Umbetten 183.
Umschlag (Binden-) 228, 231.
Umschläge 34, 201, 202.
Unterkiefer 2.
Unterkiefer-Schlagader-Blutungen 44.
Unterleibsblutungen 52.
Unterleibsbrüche 57, 80—81.
Unterschenkelknochen 7.
Unterschenkelverbände 240, 241.

Unterstützung eines gehfähigen Kranken 155.
Unverbrennliche Stoffe 82.
Urin 197.
Urinflasche (Harnflasche) 188.
UTERMOEHLEN-Verband 35.

Venen 13, 18, 33.
Ventilation 177, 180.
Verband 33—38.
Verbandpäckchen 36—38.
Verbandschere 63.
Verbandstoff-Sterilisation 31.
Verbandübungen 228—250.
— allgemeine Regeln 228—230.
Verblutung, innere 52.
Verbrennen infizierter Stoffe 210.
Verbrennung 81—86.
— Grade 81.
— Haus- und Volksmittel 85.
— mit Kalk 85.
— mit Petroleum 81.
— Rettungsverfahren 83.
— Veranlassung 81.
— Warme. Bäder 85.
Verbrühung 85.
Verdauungskanal 24.
Verfärbung 27.
Vergiftete Wunden 53—54.
Vergiftungen 131—133.
Verkürzung nach Knochenbrüchen 61.
Verrenkung 77—78.
Verschränkte Arme als Transportmittel 155—157.
Verschüttung, Ersticken durch 121.
Verstauchung 79.
Verunreinigung der Wunden 29, 30.
Vivisektionen 14.
Volksheilmittel 49.
Volksschutz-Halbhaube 120.
Volksschutz-Maske 120.
Vorbereitung zur Operation 30—32, 208.
Vorderarm 7.

Vorderarmverbände 230, 235, 236, 237, 238.
Vorkammern des Herzens 15.
Vorschieben des Unterkiefers 102.

Wadenbein 2, 7.
Wärme, trockene 204.
Wärmflasche 189.
Waschbecken-Desinfektion 216.
Wasserausscheidung 23.
Wasserdampf-Desinfektion 210.
Wasserkissen, seine Behandlung 190.
Wassertransport 162.
Wasserdichter Stoff 203.
Wechsel des Bettuches 185—186.
Wiederbelebungsversuche bei Ertrunkenen 99—114.
Wildes Fleisch 29.
Wirbel 6.
Wirbelkanal 12, 13.
Wirbelkörper 12.
Wirbelsäule 5, 6.
Wunden 28—38.
Wundarten 28.
Wundbehandlung 32—38.
Wundheilung 28—32.
Wundkrankheiten 29.
Wundrose 29.
Wurmfortsatz 10.

Zähne 24.
Zahnreihen 12.
Zehen 7, 9.
Zehengliedergelenke 2, 9.
Zeltbahntrage 151.
Zerreißungen, Zerquetschungen 27.
Zirkelgang 231.
Zufuhr von Flüssigkeiten 186, 187.
Zunge 6, 12.
Zweigschienen 67.
Zweiköpfiger Muskel 11.
Zwerchfell 6, 21.
Zwischenwirbellöcher 5.
Zwischenwirbelscheiben 6.
Zwölffingerdarm 21, 24, 25.

If you have any concerns about our products,
you can contact us on
ProductSafety@springernature.com

In case Publisher is established outside the EU,
the EU authorized representative is:
**Springer Nature Customer Service Center GmbH
Europaplatz 3, 69115 Heidelberg, Germany**

Printed by Libri Plureos GmbH
in Hamburg, Germany